全国中医药行业高等教育"十二五"规划教材
全国高等中医药院校规划教材（第九版）

预防医学

（供中医学类、护理学、中西医临床医学专业用）

主　编　张雪飞（湖北中医药大学）

副主编　（以姓氏笔画为序）

　　　　王泓午（天津中医药大学）

　　　　史周华（山东中医药大学）

　　　　伍参荣（湖南中医药大学）

　　　　李国春（南京中医药大学）

　　　　李俊伟（浙江中医药大学）

　　　　黄品贤（上海中医药大学）

主　审　申　杰（河南中医学院）

中国中医药出版社

·北　京·

图书在版编目（CIP）数据

预防医学/张雪飞主编 . —北京：中国中医药出版社，2012.7
全国中医药行业高等教育"十二五"规划教材
ISBN 978 - 7 - 5132 - 0935 - 9

Ⅰ . ①预… Ⅱ . ①张… Ⅲ . ①预防医学 - 中医药院校 - 教材 Ⅳ . ①R1

中国版本图书馆 CIP 数据核字（2012）第 109467 号

中 国 中 医 药 出 版 社 出 版
北京市朝阳区北三环东路 28 号易亨大厦 16 层
邮政编码 100013
传真 010 64405750
北京泰锐印刷有限公司印刷
各地新华书店经销 ·

＊
开本 787×1092 1/16 印张 18.75 字数 418 千字
2012 年 7 月第 1 版 2012 年 7 月第 1 次印刷
书 号 ISBN 978 - 7 - 5132 - 0935 - 9
＊
定价 29.00 元
网址 www.cptcm.com

全国中医药行业高等教育"十二五"规划教材
全国高等中医药院校规划教材（第九版）
专家指导委员会

名誉主任委员 王国强（卫生部副部长兼国家中医药管理局局长）

邓铁涛（广州中医药大学教授 国医大师）

主 任 委 员 李大宁（国家中医药管理局副局长）

副主任委员 王永炎（中国中医科学院名誉院长 教授 中国工程院院士）

张伯礼（中国中医科学院院长 天津中医药大学校长 教授
中国工程院院士）

洪 净（国家中医药管理局巡视员兼人事教育司副司长）

委 员（以姓氏笔画为序）

王 华（湖北中医药大学校长 教授）

王 键（安徽中医学院院长 教授）

王之虹（长春中医药大学校长 教授）

王北婴（国家中医药管理局中医师资格认证中心主任）

王亚利（河北医科大学副校长 教授）

王国辰（全国中医药高等教育学会教材建设研究会秘书长
中国中医药出版社社长）

王省良（广州中医药大学校长 教授）

车念聪（首都医科大学中医药学院院长 教授）

石学敏（天津中医药大学教授 中国工程院院士）

匡海学（黑龙江中医药大学校长 教授）

刘振民（全国中医药高等教育学会顾问 北京中医药大学教授）

孙秋华（浙江中医药大学党委书记 教授）

严世芸（上海中医药大学教授）

李大鹏（中国工程院院士）

李玛琳（云南中医学院院长 教授）

李连达（中国中医科学院研究员 中国工程院院士）

李金田（甘肃中医学院院长 教授）

杨关林（辽宁中医药大学校长 教授）

吴以岭（中国工程院院士）

全国中医药行业高等教育"十二五"规划教材
全国高等中医药院校规划教材（第九版）

《预防医学》编委会

前　言

全国中医药行业高等教育"十二五"规划教材是为贯彻落实《国家中长期教育改革和发展规划纲要（2010－2020 年)》、《教育部关于"十二五"普通高等教育本科教材建设的若干意见》和《中医药事业发展"十二五"规划》，依据行业人才需求和全国各高等中医药院校教育教学改革新发展，在国家中医药管理局人事教育司的主持下，由国家中医药管理局教材办公室、全国中医药高等教育学会教材建设研究会在总结历版中医药行业教材特别是新世纪全国高等中医药院校规划教材建设经验的基础上，进行统一规划建设的。鉴于由中医药行业主管部门主持编写的全国高等中医药院校规划教材目前已出版八版，为便于了解其历史沿革，同时体现其系统性和传承性，故本套教材又可称"全国高等中医药院校规划教材（第九版)"。

本套教材坚持以育人为本，重视发挥教材在人才培养中的基础性作用，充分展现我国中医药教育、医疗、保健、科研、产业、文化等方面取得的新成就，以期成为符合教育规律和人才成长规律的科学性、先进性、适用性的优秀教材。

本套教材具有以下主要特色：

1. 继续采用"政府指导，学会主办，院校联办，出版社协办"的运作机制

在规划、出版全国中医药行业高等教育"十五"、"十一五"规划教材时（原称"新世纪全国高等中医药院校规划教材"新一版、新二版，亦称第七版、第八版，均由中国中医药出版社出版)，国家中医药管理局制定了"政府指导，学会主办，院校联办，出版社协办"的运作机制，经过两版教材的实践，证明该运作机制符合新时期教育部关于高等教育教材建设的精神，同时也是适应新形势下中医药人才培养需求的更高效的教材建设机制，符合中医药事业培养人才的需要。因此，本套教材仍然坚持这个运作机制并有所创新。

2. 整体规划，优化结构，强化特色

此次"十二五"教材建设工作对高等中医药教育 3 个层次多个专业的必修课程进行了全面规划。本套教材在"十五"、"十一五"优秀教材基础上，进一步优化教材结构，强化特色，重点建设主干基础课程、专业核心课程，加强实验实践类教材建设，推进数字化教材建设。本套教材数量上较第七版、第八版明显增加，专业门类上更加齐全，能完全满足教学需求。

3. 充分发挥高等中医药院校在教材建设中的主体作用

全国高等中医药院校既是教材使用单位，又是教材编写工作的承担单位。我们发出关于启动编写"全国中医药行业高等教育'十二五'规划教材"的通知后，各院校积极响应，教学名师、优秀学科带头人、一线优秀教师积极参加申报，凡被选中参编的教师都以积极热情、严肃认真、高度负责的态度完成了本套教材的编写任务。

4. 公开招标，专家评议，健全主编遴选制度

本套教材坚持公开招标、公平竞争、公正遴选主编原则。国家中医药管理局教材办公室和全国中医药高等教育学会教材建设研究会制订了主编遴选评分标准，经过专家评审委员会严格评议，遴选出一批教学名师、高水平专家承担本套教材的主编，同时实行主编负责制，为教材质量提供了可靠保证。

5. 继续发挥执业医师和职称考试的标杆作用

自我国实行中医、中西医结合执业医师准入制度以及全国中医药行业职称考试制度以来，第七版、第八版中医药行业规划教材一直作为考试的蓝本教材，在各种考试中发挥了权威标杆作用。作为国家中医药管理局统一规划实施的第九版行业规划教材，将继续在行业的各种考试中发挥其标杆性作用。

6. 分批进行，注重质量

为保证教材质量，本套教材采取分批启动方式。第一批于2011年4月启动中医学、中药学、针灸推拿学、中西医临床医学、护理学、针刀医学6个本科专业112种规划教材。2012年下半年启动其他专业的教材建设工作。

7. 锤炼精品，改革创新

本套教材着力提高教材质量，努力锤炼精品，在继承与发扬、传统与现代、理论与实践的结合上体现了中医药教材的特色；学科定位准确，理论阐述系统，概念表述规范，结构设计更为合理；教材的科学性、继承性、先进性、启发性及教学适应性较前八版有不同程度提高。同时紧密结合学科专业发展和教育教学改革，更新内容，丰富形式，不断完善，将学科、行业的新知识、新技术、新成果写入教材，形成"十二五"期间反映时代特点、与时俱进的教材体系，确保优质教育资源进课堂，为提高中医药高等教育本科教学质量和人才培养质量提供有力保障。同时，注重教材内容在传授知识的同时，传授获取知识和创造知识的方法。

综上所述，本套教材由国家中医药管理局宏观指导，全国中医药高等教育学会教材建设研究会倾力主办，全国各高等中医药院校高水平专家联合编写，中国中医药出版社积极协办，整个运作机制协调有序，环环紧扣，为整套教材质量的提高提供了保障机制，必将成为"十二五"期间全国高等中医药教育的主流教材，成为提高中医药高等教育教学质量和人才培养质量最权威的教材体系。

本套教材在继承的基础上进行了改革与创新，但在探索的过程中，难免有不足之处，敬请各教学单位、教学人员以及广大学生在使用中发现问题及时提出，以便在重印或再版时予以修正，使教材质量不断提升。

国家中医药管理局教材办公室

全国中医药高等教育学会教材建设研究会

中国中医药出版社

2012年6月

编写说明

　　本书系"全国中医药行业高等教育'十二五'规划教材"之一，是由国家中医药管理局统一规划、宏观指导，由全国中医药高等教育学会、全国高等中医药教材建设研究会具体负责，全国高等中医药院校（含综合院校及西医院校的中医药学院）联合编写的供本科教学使用的教材。

　　本书绪论部分阐述该学科的概念、理念、健康观、医学模式转变、三级预防策略、简史与发展趋势、教学目标等起导入和引领作用；第一篇环境与健康，包括第一章至第四章，作为基本理论知识，探讨各种环境因素与疾病和健康的辩证关系；第二篇疾病预防与控制，即防病促健康，包括第五章至第十四章，作为各论分述生物、社会、心理等因素对健康的影响及如何针对性地开展预防工作；第三篇流行病学研究方法，包括第十五章至第二十章，介绍探索病因或危险因素逻辑思维、研究方法及对策与措施效果评价等。借鉴和吸收了国内外有关教材、新近资料和网络信息，结合教学对象特点编写了适量实习内容，且每章后附有思考题。通过教学使学生树立预防为主的思想，具备承担防病促健康责任的知识、技能和实践能力，为进一步学习和实际工作应用奠定基础。

　　全书内容包括绪论在内共三篇二十一章和七次实习，绪论由主编执笔；第一章由李俊伟编写；第二章、第七章、实习二由张胜利编写；第三章由孔丽娅编写；第四章、第九章由李潞编写；第五章由黄品贤编写；第六章由伍参荣编写；第八章、实习三由齐宝宁编写；第十章由翟华强编写；第十一章、第二十章由王泓午编写；第十二章由王劲松编写；第十三章由王晓波编写；第十四章由杨海军编写；第十五章由李尚丽编写；第十六章由史周华编写；第十七章由闫国立编写；第十八章由李国春编写；第十九章、实习六由毛淑芳编写；实习一、实习七由武松编写；实习四和实习五由徐刚编写。特别聘请河南中医学院申杰教授作本书的主审。

　　限于水平及时间仓促，书中难免不妥之处，请使用本教材的教师、学生及读者提出宝贵意见，以便重印再版时修订提高。

张雪飞

2012 年 6 月

目　录

第一篇　环境与健康

第二篇　疾病的预防与控制

第三篇　流行病学研究方法

附　篇

绪　　论

医学（medicine）是研究人类生命现象及其规律的科学，旨在防制疾病和促进健康。由于地域文明和哲学思辨的发展趋向及进程差异，医学发展到 21 世纪的今天，主要形成了传统医学、现代医学和未来医学三大体系。现代医学根据其研究对象和任务不同主要分为基础医学、临床医学、预防医学等。预防医学是医学的重要组成部分，是人类高瞻远瞩、未雨绸缪和防患于未然的谋略智慧在医学实践中积累起来的理论、知识和方法体系。

第一节　预防医学概述

一、预防医学的概念

预防医学（preventive medicine）是以人群作为研究对象，以"环境 – 人群 – 健康"作为工作模式，运用现代科学理论和方法，探索环境因素对人群健康的影响及其规律，制定其预防策略和措施，消除和控制危险因素，达到防制疾病、促进健康、提高生命质量和延年益寿目标的一门学科。

公共卫生（public health）是以预防医学的观念、理论和技能为基础，针对疾病预防和健康促进而采取的社会性实践的总称，这些社会性实践可称为公共卫生措施。美国公共卫生先导者、耶鲁大学教授 Winslow 早在 1923 年就提出：公共卫生是通过有组织的社会努力，达成预防疾病、延长寿命、增进健康的一门科学和艺术。

公共卫生带有明显的行政管理特色，因其需要动员社会各部门的力量，并由政府直接采取行动。公共卫生融合了各种人文社会科学及工程技术学科的知识和技能。公共卫生的使命是：预防疾病、保护环境、预防意外伤害、健康促进、灾难事故的应急处理、保证卫生服务的有效性和可及性。公共卫生与预防医学密不可分，目标一致且相互促进。

二、预防医学的内容

预防医学作为一门相对独立的学科，具有完整的理论体系。

1. 基本理念 ①预防为主——是最基本、最鲜明且贯穿于本学科始终的理念，疾病是可以预防的，就疾病的治疗与预防而言更强调预防，因其意义更大效率更高；②大卫生——强调预防措施和效果的实现，既可针对个体也可针对群体，群体更重要，从而强调全社会参与；③生态平衡——认为人类健康的动态过程维系受制于大环境的生态平衡；④多因多果——认为致病因素与疾病可表现为单因多果、多因单果或多因多果的非单一性因果关系形态；⑤宏观与量化研究——因研究对象是群体，以致应用宏观与微观相结合的研究方法同时强调宏观，应用定量与定性方法相结合的同时强调定量；⑥其他如社会与经济效益评价以及法治观念等。

2. 研究内容 预防医学研究的内容和涉及的范围十分广泛，按《中华人民共和国国家标准GB/T13745 – 2009》分类，预防医学与公共卫生学（代码为330）是一级学科，其包含的二级学科有：营养学、毒理学、消毒学、流行病学、传染病学、媒介生物控制学、环境医学、职业病学、地方病学、社会医学、卫生检验学、食品卫生学、儿少与学校卫生学、妇幼卫生学、环境卫生学、劳动卫生学、放射卫生学、卫生工程学、卫生经济学、卫生统计学、计划生育学、优生学、健康促进与健康教育学、卫生管理学、预防医学与卫生学其他学科等。

归纳起来主要研究内容有如下几个方面。

（1）描述疾病分布与健康水平的动态变化：采用人群健康研究的医学统计学和流行病学方法，描述和分析特定人群的疾病谱、死亡谱的变化趋势，了解疾病的分布、发生条件和消长规律，阐明并评价健康危险因素。

（2）探讨健康影响因素：采用宏观与微观相结合的研究方法，阐明人类生活环境、工作环境、社会环境、心理行为及生物遗传因素对人群健康和疾病的作用规律，改善和利用有益的环境因素，控制和消除有害的环境因素。

（3）制定预防疾病、促进健康的策略和措施：针对健康危险因素制定防制对策，提出有效的个体和群体预防策略及控制危险因素的具体措施，并对其效果进行考核与评价。

（4）研究卫生保健和疾病防制工作的组织和管理方法：探究如何充分利用、合理配置卫生资源和科学管理卫生服务系统，为卫生工作决策提供科学依据和咨询建议，通过临床预防服务和社区预防服务，达到预防疾病、促进健康、防止残疾和早逝、提高生命质量和延年益寿的目的。

3. 研究方法 预防医学除运用常规性分类的科学研究方法，而且运用基础医学、临床医学、环境卫生学、卫生经济学、卫生管理学等以及现代科学技术和医学信息，但主要应用的是医学统计学方法和流行病学方法。医学统计学方法包括统计描述和统计推断，为健康影响因素研究提供了量化指标、效果差异比较的假设检验、多因素分析系列方法及高效率统计软件应用等方法。流行病学方法包括观察法、实验法、理论与方法研究，为探讨危险因素和病因提供了严密的逻辑思维路径、系统的方法和评价的标准，具体内容见第三篇各章。

三、预防医学的特点

预防医学相对于临床医学和基础医学显示有如下特点：

1. 研究对象是人群，包括个体和群体，以群体为主，主要着眼于健康和无症状患者；

2. 突出预防为主观念，实施三级预防策略和措施；

3. 研究重点是健康影响因素与人群健康的关系；

4. 重视与临床医学结合，将预防整合于临床实践中，强调疾病的积极预防作用，具有更大的人群健康效益（见图绪－1）；

5. 研究方法上注重宏观与微观相结合。

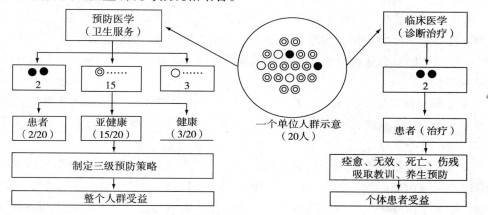

图绪－1　预防医学与传统临床医学的健康效益比较

第二节　医学模式及健康观

一、医学模式

医学模式（medical model）是关于医学的总体看法或概括认识，即解释和处理健康与疾病问题的整体思维方法及行为方式。

由于受到不同历史时期的科学、技术、哲学和生产方式等方面的影响，医学模式的转变经历了神灵主义医学模式、自然哲学医学模式、机械论医学模式、生物医学模式（biomedical model）、社会生态学模式和生物－心理－社会医学模式（bio－psycho－social medical model）6个阶段，其中生物医学模式和生物－心理－社会医学模式对医学发展影响深远。

1. **生物医学模式**　是从人的生物属性出发，解释和处理健康与疾病问题的整体思维方法及行为方式。西方文艺复兴运动后，医学开始进入实验医学阶段，用生物学方法，对人体的形态结构、功能及生理、病理状态下的各种生命现象进行深入研究，致力于寻找每一种疾病特定的生理病理变化，发展相应的生物学治疗方法。生物医学模式在保护人类健康以及对医学进一步发展的影响中，发挥了重大促进作用，并且在医学科学界长期占领着统治地位。然而，由于该模式只注意人体疾病的生物因素方面，忽视了疾病许多重要的心理因素与社会因素的主导中介作用，从而渐渐凸显出其片面性及局限性。

2. 生物－心理－社会医学模式　是在认同人的生物属性同时，兼顾心理因素、社会因素及其他因素，解释和处理健康与疾病问题的整体思维方法及行为方式。随着社会经济发展，疾病谱的改变，工业化、城市化、人口老龄化进程加快，与生态环境、生活方式相关的卫生问题日益加重；心脑血管疾病、恶性肿瘤和其他非传染性疾病正在上升，并成为人类健康的主要威胁；遗传性疾病、代谢性疾病也日渐增多；微量元素缺乏病、城市儿童营养失调已构成对儿童健康的威胁；环境污染、水质污染、土壤污染及不良生活及交通条件的变化，致使创伤及心身疾病、精神疾病日益增多。如此种种，生物医学模式已不能充分地解释现代卫生保健实践中的一系列问题，而且还束缚着医学研究的进一步发展。

1979 年美国医学家恩格尔（Engel G. L）指出：导致疾病的原因是生物、心理、社会诸方面，因此，也应该从这几个方面来寻找对抗和治疗疾病的方法。由此催生了生物－心理－社会医学模式。

该模式以系统论为原则，认为人的生命是一个开放系统，通过与周围环境的相互作用，以及系统内部的调控能力，决定健康的状况。其意义在于：①为医学发展指出明确方向，拓宽了医学研究领域，从生物、心理、社会因素出发，对健康和疾病进行综合研究。②深刻揭示了医学的本质和发展规律，从单纯的生物因素扩大到人的社会、心理因素，涉及了人类疾病与健康有关的各种因素，从医学整体出发，提示医生在诊疗疾病时要从生物、心理、社会的三维空间考虑并作出立体诊断。③提示医疗保健事业改革的必然性。由于疾病谱、死因谱和人口年龄谱的改变，使社区居民的卫生保健需求产生了相应的改变，要求从多方面、多层次积极贯彻预防为主方针，改革卫生服务如扩大服务范围、增加服务内容及全面全程服务等。客观上反映了人们对高质量医疗卫生服务的需求。

该模式促进了临床医学的历史性变革，主要表现为从治疗服务扩大到临床预防服务（clinical preventive service），从技术服务扩大到社会服务，从院内服务扩大到院外服务，从生理服务扩大到心理服务。其核心是突出社会因素的主导性作用，强调医学的发展方向是从研究疾病到研究健康。

二、健康观

健康观是人们在特定医学模式指导下对健康的整体性认识。

1. 无病即健康　是人们在生物医学模式指导下对健康的总体看法。由于其医学模式的局限性，必然导致其健康观的偏颇。此时，人们只重视疾病不重视健康，只关注疾病的诊治不关注疾病预防和健康维护，且易在病因探讨思维上走进死胡同。

2. **健康是一种状态**　健康是身体、心理和社会适应的完好状态，而不仅是没有疾病和虚弱（1948 年 WHO）。这是生物－心理－社会医学模式指导下的现代健康观，也是人们对健康整体性认识的飞跃。它认为健康是生命过程和健康与疾病转变过程中的一种状态。躯体健康指机体结构完好和功能正常；精神健康指能正确认识自我、正确认识环境、及时适应环境三个方面；社会适应能力包括：个人能力在社会系统内得到充分发挥，有效地扮演与其身份相适应的角色和个人的行为与社会规范相一致。其积极意义是更全面地考虑到人的生物、心理与社会因素对健康和疾病的作用，从而形成了现代整体健康观。

3. **健康是资源**　健康是日常生活的资源，而不是生活的目标。健康是一个积极的概念，它不仅是个人身体素质的体现，也是社会和个人的资源。为达到身心健康和较好地适应社会的完美状态，每个人都必须有能力去认识和实现这些愿望，努力满足需求和改善环境。这是 1986 年，WHO 在《渥太华宪章》中对健康定义的进一步延伸。该宪章的主要精神为：①制定健康的公共政策；②创造支持性环境；③强化社区行动；④发展个人技能；⑤调整卫生服务方向。这一新的健康观，更具体地反映了人们对身心健康的综合需求及人们对健康的全面理解和追求。

4. **健康是权利和责任**　健康不仅是一种观念、一个概念，且应是一种全民共识，还应是一种权利和共同责任。健康是人类的一项基本需求和权利，也是社会进步的重要标志和潜在动力。联合国《经济社会文化权利公约》第十二条对健康权做出了规定：健康权是人人享有可能达到的最高标准的身体健康和精神健康的权利。健康权的核心内容是任何国家的任何人都不应该生活在健康基线之下。

《中华人民共和国宪法》中规定了保护公民的健康权利，我国《民法通则》第 98 条规定了公民享有生命健康权。国家实行的医疗保障制度、合作医疗制度，以发展卫生事业，是对公民权利的尊重和保护，任何法人、组织和个人都要尊重公民的健康权利。同时，不但每个人都有关心自己和他人健康的责任，而且政府机构、社会各部门和全体社会成员都对人民健康负有共同责任。健康是人全面发展的基础，关系到千家万户的幸福。

5. **健康决定因素**（determinants of health）　是指决定个体和人群健康状态的因素。1974 年加拿大卫生与福利部前部长 Marc Lalonde 发表了一篇题为 "A New Perspective on the Health of Canadians" 的著名报告，把影响健康的因素归纳为四大类：人类生物学、生活方式、环境及卫生服务的可得性。健康决定因素受到国家经济水平和卫生事业发展的影响，同时还取决于社会群体的文化教育素质、精神文明程度、生态平衡的保持、自然资源的利用以及人口数量等，它们相互影响共同制约群体健康水平。

美国学者德威尔（Dever）进一步将健康决定因素归纳为四大类十二项，并以新的 Georgia 模式（见图绪－2）解释各因素的相互联系及对健康的影响。国内外研究表明，四大类危险因素导致死亡的比重由高至低依次约为：生活及行为方式（40%）、人类生物学因素（30%）、环境因素（20%）、卫生服务（10%）。

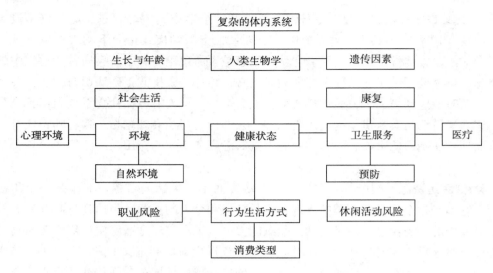

图绪 - 2　影响健康的因素（Georgia 模式）

第三节　三级预防策略

一、理论依据

1. 健康 – 疾病连续带（health – disease continuum，HDC）　即机体由健康到疾病是一个连续的过程，在这个过程中受各种健康决定因素影响，有一系列渐进相连的机体状态或健康标志呈现。对于个体来说，健康→疾病→健康（或死亡）；对于群体来说，健康高分布（健康问题低分布）→健康低分布（健康问题高分布）→健康高分布（健康问题低分布），是一个连续的过程，如传染病在某人群中的流行过程。这就是我们常说的疾病分布或健康问题分布的连续性。

2. 疾病自然史（natural history of disease）　是指疾病从发生、发展到结局（死亡或痊愈等）的自然全过程。按时间顺序、有无临床症状和体征分为四个明显的阶段：①病理发生期；②临床前期，即从机体失代偿到出现最初症状和体征；③临床期，即从疾病初发症状到出现典型临床表现；④结局，即疾病可发展至缓解、痊愈、伤残或死亡。某些疾病可有一定的先兆，早于病理改变阶段，表现出对某病的易患倾向，如血清胆固醇升高可能是冠心病的先兆。基于疾病自然史的阶段性及健康 – 疾病连续带的理论，由健康危险因素作用于机体到出现临床症状有一个时间过程，危险因素的性质和接触剂量（或浓度）的多少可使疾病发生的时间有长有短，这样就为我们在疾病的预防上提供了机会。在疾病自然史的不同阶段，通过有效的早期诊断、预防和治疗可改变疾病的自然史直至向健康转归。

3. 全程生命健康观（life course approach to health 或称健康生命全程路径）　是通过把人生划分为几个明确的阶段（即围生与婴幼儿期、青少年期、成年工作期和晚年期四个阶段），针对这些不同年龄组的人群在不同的场所（家庭、学校、工作场所、社区）中实施连续性预防服务措施，就可以有效地避免那些健康危险因素的影响，充分发挥人的生命潜能，保护劳动力，延长生命期限和改善生活质量；并且也能保证人生的不同阶段既能有效地获得针对性的卫生服务，也不造成不必要的重复或遗漏，高效率和高效益地达到促进人群健康的目的。

二、三级预防策略

三级预防策略（prevention strategies at three levels）是根据健康决定因素、健康—疾病连续带、疾病自然史、全程生命健康观，结合医疗卫生工作实际，贯彻预防为主方针，达到防病促健康目的，把预防策略及措施相对分类为三个等级。

1. **第一级预防（primary prevention）**　又称病因预防或根本性预防。它是针对病因，结合全球性预防战略和国家性预防策略，建立和健全社会、经济、文化等方面的机制。如以国家法令或规程的形式，颁发一系列法规或条例，预防有害健康的因素进入国民的生活环境；同时，把个体预防和社会性预防相结合，把全人群的普遍预防和高危人群的重点预防相结合。

2. **第二级预防（secondary prevention）**　亦称临床前期预防，是在疾病出现临床症状或体征之前所开展的早期发现、早期诊断和早期治疗的"三早"预防工作。对于传染病，要做好"五早"（三早加疫情早报告及病人早隔离）工作。

3. **第三级预防（tertiary prevention）**　即临床预防，是在疾病发生后对患者实施及时治疗、促进康复、防止恶化、预防并发症和伤残的工作。包括对症治疗和康复治疗：通过对症治疗和医学监护，减少疾病的不良作用，预防并发症和伤残；对于丧失劳动力或残疾者则通过康复治疗，促进其身心康复和延长健康寿命。

三级预防策略与措施的主要内容见表-1。

表绪-1　三级预防策略与措施的主要内容

预防级别	功能特点	主要内容	措　施
第一级预防（病因预防）	促进健康范围广、工作艰巨、投资少、效益高	非特异性预防 特异性预防	卫生立法、保护环境、健康教育与促进、保健行为、合理营养和改变不良生活行为方式等 计划免疫、消除病因、职业预防、高危人群保护、婚前卫生工作、妊娠期和儿童的卫生保健
第二级预防（临床前预防）	保护健康，控制疾病发展和恶化，防制疾病的复发	慢性非传染性疾病预防 传染性疾病预防	早期发现、早期诊断、早期治疗、定期筛查、自我检查 早期报告、早期发现、早期诊断、早期治疗、早期隔离
第三级预防（临床预防）	恢复健康，促使患者功能恢复，能参加社会活动	防止病残康复医疗	通过合理治疗，防止病情恶化，防止复发，防止合并症、后遗症和防止病残 开展功能性康复及心理康复、延长寿命、临终关怀

理论上，三级预防是一个密不可分的整体；实际上，对不同类型的疾病，三级预防策略可做适当调整。对于多数疾病，无论其病因是否明确，都应强调一级预防，如对职业因素所致疾病、医源性疾病，较易见效。有些疾病的病因是多因素的，则要按其特点，通过筛检、早诊断和早治疗较易改善预后，如心、脑血管疾病、代谢性疾病，除针对其危险因素致力于一级预防外，还应兼顾二级和三级预防。对那些病因不明，又难以察觉的疾病，只有实行第三级预防这一途径。有些危险因素的控制既可以是一级预防，也可是二级或三级预防，如高血压的控制本身来讲，是三级预防，但对脑卒中和冠心病来讲是一级预防。

三、中医三级预防理念

中医理论强调整体观念，认为人体是一个有机整体，形神统一；奉行阴阳、五行、相生相克等辩证观，认为人与日月相应、与天地相参、天人合一，人的健康或疾病变化与外界环境自然消长规律密切相关；倡导"治未病"，以预防为主的思想及中医三级预防理念，开创了临床预防实践之先河。

1. 未病先防　是通过各种内养外防的综合调摄措施，补养体内的精气，保持正气，慎避虚邪侵害，从而起到防患于未然的作用。可见，中医和西医都高度一致地重视预防为主的理念。

2. 既病防变　是在疾病发生的初期，及时采取各种措施，预防病情的蔓延和恶化。二级预防工作中，既有药物、针灸等治疗手段，亦包括饮食宜忌、慎避风寒等诸多调养法则等。

3. 病后防复　指疾病初愈至完全恢复正常健康状态这段时间的预防措施。如生活起居应有规律，注意生活调摄，避免劳力及劳心过度，慎戒房劳、慎戒喜怒过度以及悲忧太甚等过度的情志刺激，避免疾病复发、新病侵袭和促进健康转归。

第四节　预防医学的发展

一、预防医学发展简史

1. 古代预防思想　《易经》中有"君子以思患而预防之"，这是人类预防思想的最早记载（公元前 8 世纪至公元前 7 世纪）。《内经》首篇《上古天真论》阐发了养生防病措施；次篇《素问·四气调神大论》进一步指出："圣人不治已病治未病，不治已乱治未乱……夫病已成而后药之，乱已成而后治之，譬犹渴而穿井，斗而铸锥，不亦晚乎。"《千金要方》中有"上医治未病之病，中医治欲病之病，下医治已病之病"（唐代孙思邈），这是古代预防策略和措施的体现。

希波克拉底（Hippocrates，约公元前 460～370 年）的《气候水土论》首次阐述环境因素与疾病的关系；并强调：知道什么样的人患病，比知道这个人患的什么病更重要。盖伦（C. Galen，约 130～200 年）继承并发展了四体液说，提出精气说。埃德温·

卡德维克（Edwin Chadwick，1800~1890 年）于 1842 年发表《关于英国工人阶级的卫生状况报告》，促使英国政府制定《公共卫生法》。维勒梅（L. R. Villerme）于 1828 年指出：法国人口死亡率的研究证明了疾病与贫困有着明显的联系，他们为现代预防医学的形成奠定了基础。

2. 近代预防医学发展简史　19 世纪下半叶的第一、二次技术革命在促进西方资本主义工业迅速发展的同时，产生了都市人口急剧增加带来的劳动和生活环境改变等一系列问题，除了传染病威胁居民的健康外，还出现了理化因素所造成的职业危害，迫使一些先进的工业化国家在城市规划、新建和改建工厂时，不得不考虑供排水、住宅卫生、工厂卫生等环境卫生和卫生立法问题。但当时仍多限于以个体为对象进行疾病的治疗和预防，主要采取隔离传染病人、建立检疫所、船舶检疫、烧毁污物、管制交通等措施，由此卫生学（hygiene）学科应运而生。

自 19 世纪末到 20 世纪初，人类在战胜天花、霍乱、鼠疫等烈性传染病的经验中，逐渐认识到仅以个体进行疾病预防，其效益不高，必须以群体为对象进行预防，人类开始以个人卫生为主的状态进入了群体医学的时代，称为第一次卫生革命。

20 世纪 40~50 年代，北美开始强调包括个人、家庭和社会等方面的预防措施，将个人摄生防病扩大到社会性预防措施。但是，由于人类的疾病谱和死因谱发生了明显变化，对于不良的行为生活方式和社会环境因素所致的疾病，单纯采用传统的生物医学手段难以解决问题，从而进入社会预防阶段，称为第二次卫生革命。

20 世纪 70 年代，为了使所有人都尽可能地达到更高的健康水平，医学强调采用卫生政策、社会经济、人口、卫生保健服务和环境保护等整体社会预防体系对疾病进行区域性、国家性以至全球性整体预防，其组织措施强调多层次、全方位，包括自我健康、家庭卫生保健、社区卫生保健、区域性卫生规划、国家卫生保健战略与宏观卫生调控、全球卫生保健战略规划行动等，使预防医学进入以全人类为对象进行预防的时代，亦称第三次卫生革命。

二、我国卫生工作方针和主要卫生工作成就

1. 我国卫生工作的基本方针　新中国成立初期我国的卫生工作四大方针："面向工农兵，预防为主，团结中西医，卫生工作与群众运动相结合。"

1991 年我国在《国民经济和社会发展十年规划和"八五"计划》中对卫生工作方针进行了如下调整："预防为主，中西医并重，依靠科技与教育，动员全社会参与，为人民健康服务，同时把医疗卫生工作的重点放在农村。"

1996 年 12 月通过了《中共中央国务院关于卫生改革与发展的决定》，指出了新时期卫生工作方针是"以农村为重点，预防为主，中西医并重，依靠科技与教育，动员全社会参与，为人民健康服务，为社会主义现代化建设服务。"

2. 我国卫生工作的主要成就　改革开放三十多年来，我国医药卫生事业发展的成就主要有五个方面：

（1）有效控制了危害广大人民群众健康的重大传染病：我国一贯坚持和贯彻预防

为主的卫生工作方针,特别是 2003 年"非典"之后,进行了新中国成立以来规模最大的公共卫生体系建设,基本建成了覆盖城乡、功能比较完善的疾病预防控制体系、应急医疗救治体系和卫生监督体系。同时,我国对艾滋病、结核病、血吸虫病等重大传染病患者实行免费药物治疗;对儿童普遍实行免疫规划、免费疫苗接种预防的传染病已达到 15 种。

(2) 建立了基本覆盖城乡居民的医疗保障制度框架:城镇职工基本医疗保险、城镇居民基本医疗保险和新型农村合作医疗是三项具有社会保险性质的基本医疗保障制度,已经覆盖 2 亿多城镇职工、1 亿多城镇居民和 8 亿多农村居民。同时,我国不断健全城乡医疗救助制度,积极发展补充医疗保险和商业医疗保险,满足不同人群的多样化健康需求。

(3) 建立了较完善的医疗卫生服务体系:1978～2010 年,我国医疗卫生机构总数由 17.0 万个增加到 93.7 万个,病床数由 204 万张增加到 478.7 万张,卫生人员由 310 万人增加到 820.8 万人;此外,有村卫生室 64.8 万个,乡村医生和卫生员 109.2 万人。同时不断加强医疗机构管理,医疗服务质量和技术水平显著提高。中医药在重大疾病控制和疑难杂症救治等方面发挥了重要作用,已成为我国卫生服务体系中不可缺少的重要力量。近年来,我国不断加强农村三级卫生服务网络建设。逐步建立城市医院与社区卫生服务机构分工协作的新型城市服务体系。

(4) 不断完善医药生产与卫生监管体系:1998～2009 年,我国医药工业总产值年均增长 20%,药品品种、数量和质量已基本满足国内需求。2010 年,全国公共场所卫生被监督单位 115.8 万个,生活饮用水卫生(供水)被监督单位 6.9 万个,合格率分别为 91.7%与 90.8%;建立了农村药品监督网和药品供应网,农民用药更加安全、方便、便宜。药物不良反应监测体系和制度逐步完善。

(5) 居民健康水平不断提高:人均期望寿命由 1978 年的 68.2 岁增加到目前的 73 岁,孕产妇死亡率由 1991 年的 80/10 万降低到 2009 年的 31.9/10 万,婴幼儿死亡率由 1991 年的 50.2‰降低到 2009 年的 13.8‰。这些健康指标已处于发展中国家的前列,有些地区已达到中等发达国家的水平。

三、我国卫生工作面临的挑战

我国《卫生事业发展"十一五"规划纲要》(以下简称《纲要》)指出:目前,制约卫生事业发展的体制性、机制性、结构性问题仍未根本解决,卫生事业发展滞后的问题仍然比较突出。"十一五"期间我国卫生工作主要面临四大挑战。

1. 重大传染病和慢性病流行仍比较严重 艾滋病病毒感染和发病人数呈上升趋势,开始从高危人群向一般人群扩散;结核病患者人数超过 450 万,其中传染性肺结核病人约 200 万;病毒性肝炎等传染病尚未得到有效控制;新发传染病和人畜共患病不断出现,对人民健康构成严重威胁。恶性肿瘤、脑血管病、心脏病、糖尿病、呼吸系统疾病、损伤与中毒等主要慢性病患者约 2 亿人,死亡人数占全国居民因病死亡人数的 80%以上,已取代传染病成为我国居民的主要死因。

2. 妇幼保健工作比较薄弱　妇女孕产期疾病及儿童感染性疾病等继续威胁妇女儿童健康。产科出血、妊高征等一直是孕产妇死亡的主要原因，肺炎、早产或低出生体重和新生儿窒息等是导致农村儿童死亡的重要因素，一些有效的干预措施推广困难。流动人口中妇女儿童卫生保健问题尤为突出。出生缺陷影响了国民素质的不断提高。城乡之间、东西部之间妇女儿童健康状况差距扩大，农村地区 5 岁以下儿童死亡率和孕产妇死亡率均高出城市一倍以上。

3. 农村卫生发展仍然滞后　艾滋病、结核病、病毒性肝炎、血吸虫病和地方病患者，大部分在农村。农村公共卫生面临传染病、慢性病和意外伤害并存的局面。农村卫生机构服务能力、基础条件差及人员素质有待改善。特别是农村公共卫生体系不健全，缺乏经费保障，预防保健工作存在隐患。

4. 医药卫生体制机制有待健全和完善　《纲要》指出，我国"看病难、看病贵"问题突出。卫生资源分布不均衡，过度集中在大城市和大医院，社区卫生资源不足、人才短缺、服务能力不强。各级公立医疗机构运行机制不合理，公益性质淡化。药品市场秩序混乱，价格过高。我国医疗保险体系有待健全和完善。

"十二五"期间，仍然同时面临着世界公共卫生问题和我国卫生工作的双重挑战，因此，卫生工作的服务理念、服务模式、服务范围也必须作相应调整和改变：①必须从维护居民健康和促进经济社会发展的大局出发，增强卫生发展的整体性和协调性；②必须从经济社会发展水平和人民群众承受能力出发，夯实公共卫生和基本医疗服务基础；③必须从偏重治疗向健康促进转变，从注重个体服务对象向家庭和社会群体转变，服务内容由专科向更加注重全科转变，建立起涵盖每个人整个生命周期的连续性服务模式；④必须健全有利于发挥中医药作用的体制机制，坚持中西医并重，更加注重发挥中医药"简、便、验、廉"的特点，注重"治未病"的保健养生理念，强调大医精诚、以人为本的人文精神，使中医药为提高人民群众健康素质发挥更大作用；⑤必须把培育高素质卫生人才放在优先位置，改革人才培养和使用的体制机制，造就一代又一代技术高超、医德高尚，能适应未来医学模式转变和人民群众健康需求的专业技术人才。

四、预防医学的发展趋向

1. 预防为主已成为现代医学发展的方向　①预防是解决健康问题的根本性对策。预防医学正是通过探明导致疾病的根源，从源头上采取有效的干预措施，消除和控制危险因素，从而防止疾病发生。②预防是实现医学目的优先考虑的要素。现代医学目的旨在：预防疾病和促进健康，解除疼痛和疾苦，治疗疾病和照料不能治愈者，预防早死和追求安详死亡。在整个医学乃至国民经济发展中预防医学必然处于优先地位。③预防为主是最有效、最经济的卫生措施。从卫生经济学角度衡量，预防是卫生工作少投入、高产出、低费用、高效益的关键措施，要实现全球卫生战略目标和"健康中国 2020 战略目标"，都必须坚持预防为主。④预防为主始终是我国卫生工作方针的重要内容。

2. 预防医学发展的途径及特点　①学科发展上表现为分化与综合相结合，以各学科（包括非医学学科）的交叉融合为主导方向，特别是预防医学与临床医学、基础医学相结合；②研究方法上表现为宏观与微观的有机结合，即传统的现场研究与实验室研究（如基因组学、分子遗传学技术等）相结合；③病因预防上表现为在注重躯体性疾病预防的同时，与注重心理、精神、行为因素性疾病预防相结合；④基层服务模式上表现为预防与保健相结合，推行预防保健、医疗康复、健康教育和计划生育为一体的社区卫生服务；⑤职责范围上表现为医学预防和社会预防相结合，并逐渐趋向社会预防为主，以适应医学模式的改变。

3. 医学教育和实践的改革目标 1988 年的世界医学教育会议发布的《爱丁堡宣言》明确提出："医学教育的目的是培养促进全体人民健康的医生"。此后，WHO 提出了"五星级医生"（five – star doctor）要求作为全球性策略：①卫生保健提供者，即能根据病人预防、医疗、保健及康复的总体需要提供卫生服务；②医疗决策者，即能从伦理、费用与病情等方面综合考虑并合理选择各种诊疗新技术；③健康教育者，即能承担健康教育的任务、有效地促进个体和群体的健康；④社区卫生领导者，即能根据个人、社区和社会对卫生保健的需求做出适宜反应及参与卫生决策；⑤服务管理者，即能协同卫生部门及其他社会机构开展卫生服务管理。1995 年 5 月世界卫生大会决定要求利用现有资源，使现代医学实践更好地适应个人和社区卫生保健的需求。由此，临床医学五年制本科教育的目标是培养应用型全科医生。全科医生不仅要通晓临床各科疾病及其诊断与治疗的理论与技能，而且要掌握预防医学的理论与技能，特别是社区卫生保健服务中能集预防、医疗、保健、康复、健康教育、计划生育六位一体服务的卫生技术人才。

通过学习预防医学应使医学生具备以下能力：树立预防为主的观念，领会预防医学的思维方法，运用预防医学的基本理论和技能，开展临床预防服务工作；在实际工作中能敏锐地察觉和报告公共卫生问题，能提供个体化的健康维护计划，并能协同公共卫生人员促进社区人群健康；完整地理解现代医学的目标，培养良好的医德，为患者提供最佳的服务；为将来的学习和工作，尤其是科研工作打下坚实的基础。

思考题

1. 理解预防医学概念、内容和特点，领会预防医学在医学中的地位和作用。

2. 正确认识健康观，体会医学模式的转变和人类对健康认识的历程，把握对医学贡献最大的医学模式。

3. 掌握三级预防策略，体会它在防病促健康中的作用及其必然性。

4. 了解该学科的发展简史、发展趋势及我国卫生工作的主要成就，熟悉我国卫生工作基本方针。

5. 学习预防医学同医学教育目标和医生临床工作实践有什么内在联系。

第一篇 环境与健康

第一章 自然环境与健康

第一节 人类与环境

一、环境的概念

环境（environment）是指在特定时刻由物理、化学、生物及社会各因素构成的整体状态，这些因素可能对生命机体或人类活动直接或间接地产生现时或远期作用（WHO）。环境分为自然环境与社会环境。

1. 自然环境（natural environment） 是环绕人们周围的各种自然因素（大气、水、植物、动物、土壤、岩石矿物、太阳辐射等）的总和，是人类赖以生存的物质基础。通常将自然环境划分为大气圈、水圈、生物圈、土壤圈、岩石圈等五个自然圈。也可分为原生环境和次生环境。原生环境（primitive environment）：指天然形成，且基本未受人为活动影响的自然环境，如原始森林地区、人迹罕至的荒漠等。原生环境存在着许多对人体健康有利的因素，例如清洁的水、空气、土壤、适宜的太阳辐射和微小气候等，都对健康起促进作用，但原生环境对人群健康也会带来不良影响，例如有的地区的水或土壤出现某些元素含量过多或过少，从而引起生物地球化学性地方病。次生环境（secondary environment）：指人类社会生产活动下，原生环境中的物质交换、迁移和转化、能量与信息的传递等都发生了重大变化的自然环境，如耕地、种植园、工业区、城市等。人类改造原生环境，使之适应于人类的需要，促进了人类的经济文化的发展。如果在生产过程中不重视环境中的物质和能量的平衡，就会使次生环境的质量劣变，给人类的生产、生活带来一系列不利的因素。因人类活动而导致的环境问题，称为次生环境问题或第二环境问题。

2. 社会环境（social environment） 我们所处的社会政治、经济、法制、科技、文化等环境，它是在自然环境基础上，人类通过长期有意识的社会劳动、加工和改造自然所创造的物质生产体系，包括人类在生产、生活和社会活动过程中形成的生产关系、阶级关系和社会关系。它不仅可直接影响人群或个体的健康状况，而且还可以影响自然环境和人的心理环境，间接影响人的健康。自然环境是社会环境的基础，而社会环境又是自然环境的变化形态。

二、构成环境的因素

1. 生物因素（biological factor） 自然环境是一个以生物体为主的有机界与无机界构成的整体，生物体包括动植物、昆虫、微生物、寄生虫等，与人类健康尤为重要的生物因素主要有微生物、寄生虫、支原体、原虫等。

2. 化学因素（chemical factor） 人类生存的环境中有天然的无机化学物质、人工合成的化学物质以及动植物和微生物体内的化学组分。环境中常见的化学因素还包括金属和类金属等无机化合物；煤、石油等能源在燃烧过程中产生的硫氧化物、氮氧化合物、碳氧化合物、碳氢化合物等；生产过程中的原料、中间体或废弃物（废水、废气、废渣）；农药、食品添加剂及以粉尘形态出现的有机和无机物质。很多化学元素在正常接触和使用情况下对机体无害，过量或低剂量长时期接触时会产生有害作用。

3. 物理因素（physical factor） 人们在日常生活和生产环境中会接触到很多物理因素，如气温、气湿、气压、声波、振动、辐射（电离辐射与非电离辐射）等。在自然状态下物理因素一般对人体无害，有些还是人体生理活动必需的外界条件，只有当强度过强或接触时间过长时，才会对机体的不同器官或系统功能产生危害。

4. 社会 – 心理因素（socio – psychological factor） 社会因素包括社会制度、文化、经济水平、风俗习惯、宗教信仰、职业和婚姻状况等，它影响人们的收入和开支、营养状况、居住条件、受教育的机会等。健康水平的提高和疾病的发生、发展及转归受到社会因素的制约。社会因素对人类健康的作用，一方面通过影响人类对自然环境的保护、利用、改造的政策制定和措施实施，另一方面通过影响人们的心理状态，而影响人类的健康。

心理因素是指在特定的社会环境条件下，导致人们在社会行为方面乃至身体、器官功能状态产生变化的因素。它影响人们的内在情绪变化及认知、处事观念和态度的改变。强度过大、时间过久的心理紧张会使人的心理活动失去平衡，继而导致神经活动功能失调，甚至引起心身疾病的发生，严重者还可能造成各种精神性疾病。

三、生态系统与生态平衡

1. 生物圈（biosphere） 由奥地利地质学家休斯（E. Suess）在 1875 年首次提出的生物圈的概念是地球上有生命活动领域及其居住环境的整体。具体为海平面以下约

12km 到海平面以上约 10km 的范围，包含了人类生存必要的基本物质条件。

2. 生态系统（ecosystem） 指人类或生物群落与周围环境相互作用，通过物质循环、能量交换和信息流动所共同构成的功能系统。

3. 食物链（food chain） 在生态系统中，一种生物被另一种生物吞食，后者再被第三种生物所吞食，这种生物间以食物连接起来的链锁关系称为食物链。食物链是生态系统中物质转换、能量传递、信息流动及其循环的一种重要方式，在维持生态平衡中起着重要作用。一个食物链常常有许多不同的分支，各个食物链彼此交织、错综联结成更加复杂的食物网。在生物圈中，人类与其他生物以食物为重要纽带，保持着非常密切的联系。

4. 生态平衡（ecological balance） 在一定时间内，生态系统中的生产者、消费者和分解者之间，生物群落与非生物环境之间，物质、能量的输出和输入，生物性种群和数量，以及各种群之间的比例，始终保持着一种动态平衡关系，即为生态平衡。生态平衡是生物生存、活动和繁衍得以正常进行的基础。

四、人类与环境的关系

人类既是环境的产物，又是环境的塑造者，人类与环境是对立统一的辩证关系。

1. 人与环境的统一性 人与环境都是由物质组成的，人类与其周围的地理环境每时每刻都发生着密切的关系，不断进行着物质、能量、信息的交换，使人与环境成为不可分割的统一体。人体血液中 60 多种元素与地壳中含量呈现明显的相关性，说明了人与环境的高度一致性。

当环境的构成及状态发生改变时，人体又不断地进行自身调节，适应环境变化，通过相互适应达到统一。机体的适应性是人类在长期发展的进程中与环境相互作用而形成的遗传特征。

人的生活和生产活动以各种方式不断地对环境施加影响，环境通过自净或自调控等作用对其影响具有一定的缓冲能力，以维持生态平衡，保证人类生存环境的稳定。

2. 人与环境的对立性 另一方面，环境又根据自身的规律在不停地形成和转化着一定的物质和能量，它的变化和发展，不因人类的有目的的活动而改变自己内在规律性，因此，人类与环境之间也存在着一种对立的关系，表现在环境对人类活动的产物的缓冲能力是有限的，当人类对环境的不良影响在强度上超过其环境容量和恢复力时，则会导致环境恶化、生态破坏；其次，机体对环境的适应能力不是无限的，若某种环境因素作用强度太大，或环境中出现大量新的污染物，超出机体自身的调节能力，则不能适应，而出现有害的健康效应。人类的健康、疾病、寿命等都是环境与机体相互作用的结果。

3. 可持续发展 人类只有全面正确地认识环境，在从事自身的生产和活动中有效发挥其主观能动性并遵循环境发展变化的内在规律，才能保护好环境，促进生态平衡。因此必须禁止那种不顾子孙后代，任意糟蹋自然资源的行为，创建一个可持续发展的社会。

"可持续发展"源于 1980 年代的"绿色运动",它强调经济与社会的发展要符合地球生态系统的动态平衡的法则和资源可持续利用的原则。目前世界对"可持续发展"的公认概念源于 1987 年世界环境与发展委员会的报告《我们共同的未来》中："既能满足我们现今的需求,又不损害子孙后代,能满足他们需求的发展模式。"

第二节　环境污染与人类健康

一、环境污染概述

1. 环境污染（environmental pollution）　是指有害物质或因子进入环境并在环境中扩散、迁移、转化,使环境系统的结构与功能发生变化,对人类或其他生物的生存和发展产生不利影响的现象。

环境污染来源于:①工农业生产:工业生产过程中产生的"废气、废水、废渣",含有大量有害的物质,如果处理不当,大量排放到环境中,可造成空气、水、土壤、食物等环境的污染。农业生产过程中各类农药的长期广泛应用,可造成农作物、畜产品等农药残留。②日常生活:如污水、垃圾、粪尿等废弃物处理不当,不仅可以污染空气、水、土壤,还可滋生蚊蝇,水体富营养化,甚至传播疾病。③交通运输:可产生噪声、振动等物理性污染物,汽油、柴油等液体染料燃烧产生的尾气,是产生光化学烟雾污染的重要原因。④其他:电磁波通讯设备可产生微波和其他电磁辐射波;医用和军用的原子能和放射性核素机构所排放的各类放射性废弃物和可吸入颗粒物,都可使自然环境受到不同程度的污染。

2. 环境污染物（environmental pollutant）　进入环境并能引起环境污染的物质叫环境污染物。

环境污染物可分化学性污染物、物理性污染物和生物性污染物;还可分为一次污染物和二次污染物。一次污染物是指从污染源直接进入环境,其理化性质未发生改变的污染物,如汞、二氧化氮;二次污染物是指排入到环境中的一次污染物在物理、化学、生物因素作用下发生变化,形成理化性质与一次污染物不同的新污染物,如有机汞、光化学烟雾。光化学烟雾是汽车所排放尾气在强烈日照作用下,经光化学反应而形成的具有强烈刺激性气味的烟雾。

3. 公害（public nuisance）　严重的环境污染和破坏造成公众的安全、健康、生命财产和生活方面的危害称为公害。如环境污染造成短期内人群大量发病和死亡事件称为公害事件。20 世纪全球著名的十大公害事件见表 1 - 1。

表 1-1　20 世纪全球著名的十大公害事件

名　　称	主要污染物	中毒情况	发生时间及地点	致害原因
马斯河谷事件	烟尘及二氧化硫	几千人中毒，60 人死亡	1930 年发生在比利时马斯河谷	二氧化硫进入肺部
洛杉矶光化学烟雾事件	光化学烟雾	大多数居民患病，65 岁以上老人死亡 400 人	1943 年 5～10 月份发生在美国洛杉矶市	石油工业排出的废气和汽车尾气在强烈的阳光作用下产生的光化学烟雾
多诺拉烟雾事件	烟雾及二氧化硫	4 天内 43% 的居民患病，20 余人死亡	1948 年 10 月发生在美国多诺拉镇	二氧化硫、三氧化硫等硫化物附在烟尘上，被吸入肺部
伦敦烟雾事件	烟尘及二氧化硫	4 天内死亡 4000 人	1952 年 12 月发生在英国伦敦	硫化物和烟尘生成气溶胶被吸入肺部
水俣事件	甲基汞	截至 1972 年有近 200 人患病，50 余人死亡，20 多个婴儿神经系统受损	1953～1961 年发生在日本九州南部熊本县水俣镇	工厂含汞的废水排入水俣湾，使海鱼体内含有甲基汞，当地居民食鱼而中毒
四日市事件	二氧化硫、煤尘等	500 多人患哮喘病，有 30 余人死亡	1955 年发生在日本四日市	烟尘及二氧化硫被吸入肺部
米糠油事件	多氯联苯	受害者达万人以上，死亡近 20 人	1968 年发生在日本九州爱知县等 23 个县府	食用含有多氯联苯的米糠油
富山事件（痛痛病）	镉	截至 1968 年有 300 人患病，有 100 多人死亡	1931～1975 年发生在日本富士县神通川流域	食用含镉的米和水
博帕尔事件	甲基异氰酸酯	死亡 2 万人，受害 20 多万人，5 万人失明，孕妇流产或产下死婴，数千头牲畜被毒死，受害面积达 40 平方公里	1984 年 12 月 3 日发生在印度博帕尔市	美国联合碳化公司在印度博帕尔市的农药厂因管理混乱，操作不当，致使地下储罐内剧毒的二异氰酸甲酯因压力升高而爆炸外泄
切尔诺贝利核泄露事件	放射性物质	31 人死亡，237 人受到严重放射性伤害，而且在 20 年内还将有 3 万人可能换上癌症。核电站周围的庄稼全部被掩埋，距电站 7 公里内的树木全部死亡，此后半个世纪 10 公里内不能耕作放牧，100 公里内不能生产牛奶	1986 年发生在前苏联乌克兰基辅市的切尔诺贝利核电站	由于管理不善和操作失误，4 号反应堆爆炸起火，致使大量放射性物质泄漏

二、环境污染物在环境中的转归

1. 转归的方式　污染物进入环境后在环境中的空间位置和存在形态的变化称为转归。转归方式主要包括：①物理转归：如稀释、沉淀、扩散、挥发、混合等，可使环境得到一定程度的净化，但条件一旦变化，污染物又可重新进入环境，形成第二次污染。②化学转归：如溶解、离解、氧化还原、水解、络合、螯合、化学沉淀、降解、光化学反应等，可使有害的物质降低毒性，也可使一次污染物转化为二次污染物，使其毒性增强。③生物转归：如生物吸收、分解、转化、富集作用等，可使污染物的毒性发生改变。动物的排泄物在微生物的作用下，被分解为含氮的无机盐，使其无害化；无机汞在微生物的作用下转化为有机汞，毒性增强；生物转归还可使污染物在生物体内蓄积，使高位营养级生物体内污染物的浓度高于低位营养级生物体内的浓度。

2. 环境自净　污染物进入环境后，在物理、化学、生物因素的作用下，经过一定时间，环境污染物浓度或总量减低，该过程被称为环境自净。超出环境自净能力或环境条件的改变都会停止自净，造成环境质量恶化，如一些性质稳定的有机氯农药和多氯联苯等，在环境中分解较慢，残留的时间较长，往往很难通过环境自身自净作用达到完全消除。

3. 对环境的破坏　环境污染不但会给生态系统造成直接的破坏，也会给人类社会造成间接的危害，例如，温室效应、酸雨和臭氧层破坏就是由污染衍生出的环境效应。

（1）温室效应：二氧化碳气体具有吸热和隔热的功能，现代化工业社会过多燃烧煤炭、石油和天然气，大量的二氧化碳气体进入大气，使地球表面变热。这种温室效应可使全球变暖、病虫害增加、海平面上升等。

（2）酸雨：是指 PH 值小于 5.6 的雨雪或其他形式的降水。酸雨主要是人为地向大气中排放大量酸性物质造成的。酸雨可导致土壤酸化、建筑物损坏等。

（3）臭氧层破坏：大气臭氧层主要有三个作用，其一为保护地球上的人类和动植物免遭短波紫外线的伤害；其二为臭氧吸收太阳光中的紫外线并将其转换为热能，加热大气；其三为温室气体的作用，因此，臭氧的高度分布及变化是极其重要的。臭氧层受到破坏，则使人类的健康受损，如白内障、皮肤癌等疾病的发病率增加；影响水生和陆生的生态平衡，对生态环境带来多方面的危害。

三、环境污染物在人体中的代谢

污染物在体内的代谢包括吸收、分布、生物转化和排泄等过程。

1. 侵入和吸收　污染物主要经呼吸道和消化道侵入人体，也可经皮肤或其他途径侵入。空气中的气态污染物或悬浮的颗粒物质，经呼吸道进入人体；水和土壤中的污染物质，主要是通过饮用水和食物经消化道被人体吸收，整个消化道都有吸收作用，但以小肠较为重要。

2. 分布和蓄积　污染物经上述途径吸收后，由血液分布到人体各组织，污染物长期隐藏在组织内，其量又可逐渐积累，这种现象叫做蓄积。蓄积在某些情况下，具有某种保护作用，但同时仍是一种潜在的危险。

3. 生物转化　被储存在组织细胞内的绝大部分污染物都要经过某些酶的代谢（或转化），从而改变其毒性，增强其水溶性而易于排泄。肝脏、肾脏、胃肠等器官对各种污染物都有生物转化功能，其中以肝脏最为重要。

4. 排泄　各种污染物在体内经生物转化后，主要经肾脏、消化道和呼吸道，少量可随汗液、乳汁、唾液等各种分泌液排出体外，也有的在皮肤新陈代谢过程中到达毛发而离开机体，有些毒物能够通过胎盘进入胎儿血液，影响胎儿的发育，产生先天性中毒及畸胎。污染物在排出过程中，可在排出的器官造成继发性损害，成为中毒表现的一部分。

四、环境污染的危害

（一）环境污染对健康的损害

环境污染物对人体健康的损害，可表现为特异性损害和非特异性损害两个方面。特异性损害是指环境污染物引起人体急性和慢性中毒、远期的损害及致敏作用。非特异性损害主要表现在一些常见疾病的发病率增高，人体抵抗力和劳动能力的下降。

1. **急性损害**　指机体一次大剂量接触或在 24 小时内多次接触污染物所引起的快速而剧烈的中毒效应。中毒效应的程度与污染物的毒性和剂量有关，有的在瞬间即产生中毒症状甚至死亡，有的可在接触几天后才出现明显的中毒症状或死亡。引起急性中毒事件发生的主要原因有：事故性排放、特殊的地理条件或气象条件。伦敦烟雾事件、美国洛杉矶烟雾事件、印度博帕尔农药泄漏事件等都是典型的环境污染引起的急性中毒事件。

2. **慢性损害**　污染物在不引起急性中毒的剂量条件下，长期反复进入机体，引起的机体在生理、生化及病理学方面的改变，出现临床症状、体征的中毒状态或疾病状态。慢性损害是由于毒物本身在体内的蓄积（物质蓄积）或由于毒物对机体微小损害的逐次累积（功能蓄积）所致。如低剂量汞长时间污染水体并通过食物链富集所致水俣病，病程经历数年至数十年。

3. **远期损害**　包括致突变、致癌和致畸作用。凡能改变机体细胞遗传物质而诱发突变的环境物质均称为诱变原，诱变原作用于体细胞引起突变并由此引起癌变称为致癌作用，诱变原作用于胚胎细胞并造成胎儿发育的先天畸形称为致畸作用。

（1）致突变作用：按其改变的终点分为两大类：一是分子水平上微损伤，即基因突变；二是染色体水平的损伤，即染色体畸变。现已发现环境中的常见污染物如亚硝胺类、苯并（a）芘、氯乙烯、甲醛、苯、砷、铅、烷基汞化合物等，都具有致突变作用。

（2）致癌作用：环境因素中存在着化学的、物理的、生物的及社会心理的致癌因子，目前人们研究较多的是化学的致癌因子，致癌因子可分为直接致癌物和间接致癌物。常见主要致癌物有多环芳烃类、烷化剂类、芳香胺类、N－亚硝基化合物、黄曲霉毒素 B_1、苏铁素等。

（3）致畸作用：在胚胎发育过程中，可因受到各种因素的影响，使胚胎细胞分化、器官形成和正常发育不能正常进行，以致出现器官的器质性缺陷，造成形态结构的异常，称为畸形。目前已证实对人类有致畸作用的有甲基汞、氨基蝶呤、反应停、碘缺乏的克汀病、电离辐射、风疹病毒、疱疹病毒等。

4. **致敏作用**　人体的免疫系统在环境污染物的长期作用下，会发生免疫功能失调或病理反应，主要表现为：降低对病原微生物感染的抵抗力、降低免疫球蛋白的水平、产生变态反应、增强中性白细胞和巨噬细胞的吞噬作用。

5. 非特异损害　人体长期连续地吸入低浓度的污染物质会导致一些常见疾病的患病率上升，呼吸道疾病是大气污染引起的常见疾病，SO_2、飘尘、NO_x 等均能刺激呼吸系统，诱发呼吸道的各种炎症，包括慢性气管炎、肺气肿、支气管哮喘、尘肺、肺癌等。

（二）环境污染引起的公害病

公害病具有严格的法律意义，必须经过科学的鉴定和国家法律的认可，如 1974 年日本施行的《公害健康被害补偿法》中仅确认了水俣病（甲基汞中毒）、痛痛病（镉中毒）、米糠油事件（多氯联苯中毒）、森永奶粉事件（砷中毒）及四日市哮喘事件（大气污染的二氧化硫刺激）为公害病，并规定了有关的诊断标准及赔偿事项。

（三）环境污染对人群健康影响的特点

1. 影响范围大，接触人群广　生活环境受到了污染，涉及的人群可以是一个居民区、一个城市、甚至整个人类。

2. 污染物浓度低，作用时间长　污染物进入环境后，受到大气、水体稀释，一般浓度较低，但环境中的污染物不易自行降解，因此接触者大多长时间暴露于污染环境中，甚至终生接触。

3. 污染物复杂，作用多样性　进入环境中的污染物十分复杂，它们各有不同的生物学效应，对机体的危害是多种多样的，既可能有局部作用（局部刺激），又可能有全身毒害（全身性中毒）；既可有特异作用，又可有非特异作用，甚至可产生远期危害（遗传性影响）。

4. 污染物种类多，呈联合作用　环境中的有害因子种类很多，它们常常是同时综合作用于人体，可呈现相加作用、协同作用或拮抗作用。

5. 污染容易，治理困难　环境很容易遭受污染，一旦被污染，要想恢复原状，不但费力大，代价高，而且难以奏效，甚至还有重新污染的可能。

五、环境污染对人群健康的影响因素

环境污染物对机体健康能否造成危害以及危害的程度，受到许多条件的影响，其中最主要的影响因素为污染物的理化特性、剂量、作用时间、环境条件、健康状况和易感性特征等。

1. 理化特性　毒物的化学结构可决定其理化特性与化学活性，而后者又可影响物质的生物活性，是决定毒性的重要物质基础。

2. 剂量或强度　环境污染物对人体危害的程度，主要取决于污染物进入人体的剂量。环境污染引起的生物效应可以从以下两方面加以表达：①剂量 - 效应关系（doseeffect relationship）：是指一种外来化合物剂量与个体或群体呈现某种效应的定量强度，或平均定量强度之间的关系。此类效应的观察结果属于计量资料，可以某种测量数值表示，又称量效应，如有机磷酸酯农药抑制胆碱酯酶活性程度，可用酶活性单位的测定值来表示。剂量 – 效应关系可以用曲线表示，即以表示反应强度的量效应为纵坐标，以剂量为横坐标绘制散点图。②剂量 – 反应关系（dose response relationship）：用于研究外来化合物的剂量与在群体中呈现某种特定效应个体百分数之间的关系。此类效应的观察结果（反应）属于计数资料，又称质效应，只能以有或无、正常和异常表示，如死亡、麻醉等。剂量 – 反应关系可以用曲线表示，即以表示质效应的百分率为纵坐标、以剂量为横坐标绘制散点图。常见的剂量 – 反应曲线有直线、抛物线、S 形曲线三种形式，是外来化合物安全性评价的重要资料。

3. **作用时间**　在一定剂量或强度条件下，作用持续时间的长短对作用的后果具有重要影响。许多环境污染物在体内具有蓄积性，只有作用时间达到一定阶段，毒物在体内的蓄积才能达到一定水平，产生一定损害，因此，一些环境污染物对机体的危害不是立即就显露出来的，往往需要几年甚至几十年的时间才出现健康损害的结果。污染物在体内的蓄积量受摄入量、生物半减期和作用时间三个因素的影响。生物半减期是污染物在机体或器官内的量减少到原有量的一半所需要的时间，是评定环境污染物毒性蓄积的重要指标。

4. **多种污染物的联合作用**　当环境受污染时，污染物通常不是单一的，几种污染物同时作用于人体时，应考虑它们的联合作用和综合影响，往往一种物质可能干扰另一种物质的吸收、代谢或排泄，这种干扰可能是减弱，也可能是加强。可表现为：①相加作用：是指几种污染物产生联合作用时的毒性为单项污染物毒性的总和。②独立作用：两种或两种以上的污染物作用于机体，所引发的生物效应相互不干扰，其联合作用表现为化合物各自的毒性效应。③协同作用：当两种污染物同时进入机体产生联合作用时，且其毒性作用的总效应远远超过两者之和。④拮抗作用：一种污染物能使另一种污染物的毒性作用减弱，即混合物的毒性作用低于两种污染物任何一种单独产生的毒性作用。

5. **个体因素**　在相同环境条件下，同一毒物对不同个体毒性有很大差异，这主要是由于机体的感受性和耐受性不同，并随个体年龄、性别、健康状况、营养情况、遗传、生活习惯等因素而异。

（1）敏感人群和高危险人群：老、弱、病、残、幼，甚至胎儿，他们是抵抗力最弱，最容易受到有害因子伤害的人群，称为敏感人群，有些人群接触某有害因子的机会比其他人群多，强度也大，因此，摄入量比普通人群要高得多，这种人群称高危险人群。也可以把敏感人群和高危险人群统称为高危险人群。

（2）人群健康效应谱：人群接触同样程度的环境污染物，其中大多数仅使体内有污染物负荷或出现意义不明的生理学变化，只有一小部分人会出现亚临床变化，甚至发病或死亡。由人体对污染物负荷增加到患病、死亡这样一个"金字塔"式的健康效应，被称为环境有害因素作用下产生的人群健康效应谱（如图 1 – 1）。从人群健康效应谱上可以看到环境污染物作用于人群时，并不是所有的人都出现同样的毒性反应，而是呈"金字塔"式的分布。尽管多数人在环境有害因素作用下呈现出轻度的生理负荷增加和代偿功能状态，但仍有少数人处于病理性变化，即疾病状态甚至出现死亡。环境医学的一项重要任务就是及早发现亚临床变化和保护高危险人群。

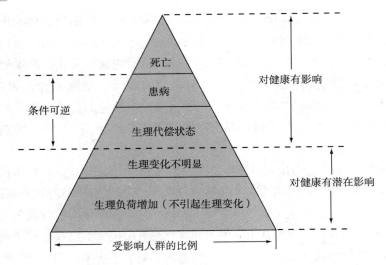

图 1 - 1　人群对环境异常变化的反应金字塔形分布

六、环境污染的防制

（一）环境污染物常用的毒理学指标

1. 半数致死量（LD$_{50}$）或浓度（LC$_{50}$）　是指引起一群受试对象 50% 个体死亡所需的剂量或浓度。LD$_{50}$ 的单位为 mg/kg，LC$_{50}$ 的单位为 mg/L（液体）或 mg/m^3（气体）。长期以来，半数致死量是衡量毒性大小的公认方法。

2. 阈剂量　最敏感的受试动物接触某种污染物，用已知最敏感的观察指标或用现代的检查方法测出该污染物能引起受试动物产生异常生理、生化等反应或潜在的病理学改变的最小剂量。

3. 最大无作用剂量（ED$_0$）　阈剂量以下的剂量为阈下剂量，阈下剂量中一个最大的剂量，称为最大无作用剂量，即污染物在一定时间内，按一定方式与机体接触，用现代的检测方法和最灵敏的观察指标不能发现任何损害作用的最高剂量。阈剂量是确立最大无作用剂量的依据，最大无作用剂量又是确立有害物质在环境中的最大容许浓度的毒理学依据。

4. 毒作用带　从阈剂量开始到刚好引起受试动物死亡的剂量为止（实际工作中以半数致死量为上限），为污染物的毒作用带，污染物的毒作用带范围越小，危险性就越大。半数致死剂量与急性阈剂量的比值为急性毒作用带，急性毒作用带值小，引起死亡的危险性大；急性阈剂量与慢性阈剂量的比值为慢性毒作用带，慢性毒作用带值大，发生慢性中毒的危险性大。

（二）环境污染物的危险度评价

环境中的污染物并非在任何情况下都会对环境和人类构成实际危害，是否构成危害取决于特定接触条件下，污染物毒作用特征、剂量 - 反应关系及人体实际接触的剂量。危险度评价是在综合分析人群流行病学调查、毒理学试验、环境监测和健康监护等多方面研究资料的基础上，对毒物损害人类健康的潜在能力进行定性和定量的评估，以判断损害可能发生的概率和严重程度。危险度评价包括以下四个步骤：

1. **危害鉴定** 是危险度评价的第一步骤，属定性评价阶段。通过对现有资料（包括毒理学和流行病学资料）的充分分析，以确定污染物是否对机体健康产生有害效应。

2. **暴露评价** 又称接触评价，是危险度评价过程中不可缺少的一部分。通过暴露评价，估计出人群暴露于污染物的时间、频率、途径及剂量等，包括确定环境中（空气、水和土壤等）有害物质的浓度、暴露途径及其在环境中的转归与分布，并确定受其影响的人群。

3. **剂量－反应关系评价** 是危险度评价的核心内容，是指人群对污染物暴露水平和其所产生的某种健康效应发生率或者严重程度之间关系的评定，通过该评价，找出规律，提出剂量－反应模式，用于该物质的危险度特征分析。

4. **危险度特征分析** 综合描述危害鉴定、暴露评价和剂量－反应关系评价所获得的信息来确定人群暴露的危险度，是危险度评价的最后阶段。

（三）环境污染的防制对策

1. **制定并完善环境保护法律和法规** 保护环境已成为我国的一项基本国策，我国已经颁布了《中华人民共和国环境保护法》等12部主要环境保护法规和《工业"三废"排放试行标准》等17部环境保护标准。

2. **加强环境保护的行政管理** 认真贯彻有关法律、法规、标准及方针政策，积极推行防治技术，严格控制污染物排放。

3. **加强环境科学技术研究，采用先进的污染防制技术** 合理布局、改革工艺、综合利用、净化处理，以减少污染物的排放量。

4. **开展教育，提高全民环境保护意识** 通过教育，使人们正确认识发展经济与保护环境的关系，增强保护环境的社会责任感和道德水平，自觉执行环保法规、政策、方针、条例，共同创造优美的环境。

第三节 环境介质与健康

一、大气介质与健康

空气中主要污染物有二氧化硫、氮氧化物、总悬浮颗粒物和可吸入性颗粒物、一氧化碳、氟化物、铅及其化合物等。

1. **二氧化硫（SO_2）** 二氧化硫主要由燃煤及燃料油等含硫物质燃烧产生，其次是来自自然界，如火山爆发、森林起火等产生。

二氧化硫对人体的结膜和上呼吸道黏膜有强烈刺激性，可损伤呼吸器官，导致支气管炎、肺炎，甚至肺水肿、呼吸麻痹等。另外，二氧化硫对金属材料、房屋建筑等制品有腐蚀损坏作用，还可使植物叶片变黄甚至枯死。

国家环境质量标准规定：居住区日平均浓度低于 $0.15mg/m^3$，年平均浓度低于 0.06 mg/m^3。

2. 氮氧化物（NO_x）　空气中氮氧化物（NO_x）有，一氧化二氮（N_2O）、一氧化氮（NO）、二氧化氮（NO_2）、三氧化二氮（N_2O_3）等，其中占主要成分的是 NO 和 NO_2。

氮氧化物污染主要来源于生产、生活中所用的煤、石油等燃料燃烧的产物；其次汽车和内燃机燃烧排放的尾气；再次是来自生产或使用硝酸的工厂排放的废气。

当 NO_x 与碳氢化合物共存于空气中时，经强烈的紫外线照射，发生光化学反应，产生光化学烟雾，其成分极为复杂，主要含有臭氧、过氧酰基硝酸酯、醛类、过氧化氢等有机化合物混合成的气溶胶颗粒，会对人群的健康产生危害；NO_2 可引起气管和肺损害，甚至造成肺水肿；NO 可引起变性血红蛋白的形成并对中枢神经系统产生影响。

国家环境质量标准规定：居住区 NO_x 的平均浓度低于 $0.10\ mg/m^3$，年平均浓度低于 $0.05\ mg/m^3$。

3. 颗粒物（particulate matter，PM）　可吸入性颗粒物简称 PM10，指大气中直径大于 2.5 微米、等于或小于 10 微米的颗粒物。可吸入肺颗粒物简称 PM2.5，指大气中直径小于或等于 2.5 微米的颗粒物。PM2.5 主要来自化石燃料的燃烧（如机动车尾气、燃煤）、挥发性有机物等，颗粒中大多含有重金属等有毒物质。

PM2.5 对空气质量和能见度等有重要的影响，科学家用 PM2.5 表示每立方米空气中这种颗粒的含量，这个值越高，就代表空气污染越严重。PM2.5 粒径小，富含大量的有毒、有害物质，且在大气中的停留时间长、输送距离远，因而对人体健康影响大。PM2.5 被吸入人体后会直接进入支气管，干扰肺部的气体交换，引发包括哮喘、支气管炎和心血管病等方面的疾病；PM2.5 还可成为病毒和细菌的载体，为呼吸道传染病的传播推波助澜。在欧盟国家中，PM2.5 导致人们的平均寿命减少 8.6 个月。目前国际上主要发达国家以及亚洲的日本、泰国、印度等均将 PM2.5 列入空气质量标准，2012 年 2 月，我国发布新修订的《环境空气质量标准》增加了 PM2.5 监测指标。

二、室内环境介质与健康

室内污染物除受室外环境污染的影响外，还与室内建筑和人体活动产生的污染有关。《室内空气质量标准》和《民用建筑室内环境污染控制规定》的控制项目不仅有化学性污染（包括人们熟悉的甲醛、苯、氨、氡、可吸入颗粒物、二氧化碳、二氧化硫等13 项），还有物理性、生物性和放射性污染。

1. 甲醛　是一种无色、具有强烈刺激性的挥发性有机物气体，甲醛被广泛应用于各种建筑装饰材料之中，甲醛的熔沸点很低，因而很容易从装修材料中挥发出来。

甲醛的危害很大，当室内空气中的甲醛含量超过 $0.06mg/m^3$ 时就有异味和不适感，造成刺眼流泪、结膜充血发炎、皮肤过敏、咽喉不适或疼痛等；达到 $30mg/m^3$，会立即致人死亡；长期接触低剂量甲醛可引起慢性呼吸道疾病、鼻咽癌、脑瘤、白血病、月经紊乱、新生儿染色体异常等。据美国医学部门调查，甲醛释放污染是造成 3~5 岁儿童哮喘病增加的主要原因。

《居室空气中甲醛的卫生标准》GB/T16127－1995 规定：居室空气中甲醛的最高容许浓度为 0.08 mg/m³。

2. 苯（苯系物） 是无色透明油状液体，具有强烈芳香的气体，室内装修过程、居室建造过程中，苯被广泛使用。

苯被国际癌症研究中心确认为高毒致癌物质，对皮肤和黏膜有局部刺激作用，吸入或经皮肤吸收可引起中毒，严重者可发生再生障碍性贫血或白血病。

《室内空气质量标准》（GB/T18883－2002）规定：居室空气中苯的最高容许浓度为 0.11 mg/m³。

3. 氡 由放射性元素镭衰变而生成，是一种放射性气体。建筑材料、供水及天然气中释放的氡是其主要来源。

人体吸入氡后，衰变产生的氡子体呈微粒状，会吸入呼吸系统堆积在肺部，沉淀到一定程度后，这些微粒会损坏肺泡，进而导致肺癌。

《室内空气质量标准》规定：居室空气中氡的标准限值为年平均≤400Bq/m³。

4. 总挥发性有机化合物 WHO 美国国家科学院等机构一直强调总挥发性有机化合物（TVOC）是一类重要的空气污染物，是空气中三种有机污染物（多环芳烃、挥发性有机物和醛类化合物）中影响较为严重的一种。TVOC 可以分为八类：烷类、芳烃类、烯类、卤烃类、酯类、醛类、酮类和其他。

TVOC 主要来源于家具、墙面装饰材料、快干漆、化妆品、有机氯化物、氟利昂、空调管道衬套等。

目前认为，TVOC 具有基因毒性，能引起机体免疫水平失调，影响中枢神经系统功能，出现头晕、头痛、嗜睡、无力、胸闷等自觉症状；还可能影响消化系统，出现食欲不振、恶心等；严重时可损伤肝脏和造血系统，出现变态反应。

此外，住宅厨房的油烟能产生 NO、CO、CO_2、丙烯酸、3,4－苯并芘等有害物质；香烟烟雾中存在着醛类、多环芳烃、烟焦油等；室内人体新陈代谢能排出病毒和细菌；室内电器设备会散发出炭粉微粒、臭氧，产生电磁辐射、静电干扰及挥发性有机物等，这些污染都会严重危害人们的身体健康。

三、水介质与健康

水是一种很好的溶剂，所有的无机和有机物质都能或多或少地溶解于水中，因此，其卫生问题可归纳为以下几方面：

1. 致病微生物 主要来自生物制品等行业及生活污水，有各种病菌、病毒和寄生虫等，常能引起各种介水传染病。

2. 水体富营养化 主要来自食品、化肥等生产行业的废水及生活污水，如硝酸盐、亚硝酸盐、铵盐和磷酸盐等。这些营养素如果在水中大量积累，造成水体富营养化，使藻类大量繁殖，导致水质恶化；亚硝酸化合物等具有直接导致胃癌等作用。

3. 耗氧污染物 主要来自食品、造纸、化纤等行业排放的废水及生活污水，如碳水化合物、蛋白质、油脂、木质素、纤维素等。当水中微生物分解这些有机物时，要消耗水中的溶解氧，使水中缺氧，并产生硫化氢、氨等气体，使水质恶化，长期饮用会导致内分泌紊乱、癌症等一系列疾病。

4. 非金属污染物　主要来自工农业生产中排出的废水，如各种氢氰酸、氰化钾、硫酸、硝酸等。水体中如果有过量的无机污染物，会改变水的 pH 值，使微生物不能生长，还会消耗水中的溶解氧，危害淡水生物，影响人群健康。

5. 金属污染物　主要来自农药、医药、仪表及各类有色金属矿山的废水，如汞、镉、铬、铅、砷、铝、镁、钙等各种金属离子污染物。重金属可引起慢性中毒，如水俣病、痛痛病等；金属铝目前被认为与老年痴呆有关；饮用钙镁含量过高的硬度水可增加肾胆结石的机会；饮用钙镁含量过低的软水，增加心血管疾病的发病率。

生活饮用水中主要介质的卫生标准（GB5749 - 2006）中水质常规指标及限值见表 1 - 2，饮用水中消毒剂常规指标及要求见表 1 - 3。

表 1 - 2　水质常规指标及限值

指　标	限　值
1. 微生物指标①	
总大肠菌群（MPN/100mL 或 CFU/100mL）	不得检出
菌落总数（CFU/mL）	100
2. 毒理指标	
砷（mg/L）	0.01
镉（mg/L）	0.005
铬（六价，mg/L）	0.05
铅（mg/L）	0.01
汞（mg/L）	0.001
硒（mg/L）	0.01
氰化物（mg/L）	0.05
氟化物（mg/L）	1.0
硝酸盐（以 N 计，mg/L）	10，地下水源限制时为 20
亚氯酸盐（使用二氧化氯消毒时，mg/L）	0.7
氯酸盐（使用复合二氧化氯消毒时，mg/L）	0.7
3. 感官性状和一般化学指标	
色度（铂钴色度单位）	15
浑浊度（NTU - 散射浊度单位）	1，水源与净水技术条件限制时为 3
臭和味	无异臭、异味
肉眼可见物	无
pH（pH 单位）	不小于 6.5 且不大于 8.5
铝（mg/L）	0.2
铁（mg/L）	0.3

续表

指　标	限　值
锰（mg/L）	0.1
铜（mg/L）	1.0
锌（mg/L）	1.0
氯化物（mg/L）	250
硫酸盐（mg/L）	250
溶解性总固体（mg/L）	1000
总硬度（以 $CaCO_3$ 计，mg/L）	450
耗氧量（CODMn 法，以 O_2 计，mg/L）	3，水源限制，原水耗氧量 >6mg/L 时为 5
挥发酚类（以苯酚计，mg/L）	0.002
阴离子合成洗涤剂（mg/L）	0.3
4. 放射性指标②	指导值
总 α 放射性（Bq/L）	0.5
总 β 放射性（Bq/L）	1

注：① MPN 表示最可能数，CFU 表示菌落形成单位。当水样检出总大肠菌群时，应进一步检验大肠埃希氏菌或耐热大肠菌群；水样未检出总大肠菌群，不必检验大肠埃希氏菌或耐热大肠菌群。② 放射性指标超过指导值，应进行核素分析和评价，判定能否饮用。

表 1-3　饮用水中消毒剂常规指标及要求

消毒剂名称	与水接触时间	出厂水中限值	出厂水中余量	管网末梢水中余量
氯气及游离氯制剂（游离氯，mg/L）	至少 30min	4	≥0.3	≥0.05
一氯胺（总氯，mg/L）	至少 120min	3	≥0.5	≥0.05
二氧化氯（ClO_2，mg/L）	至少 30min	0.8	≥0.1	≥0.02

四、土壤介质与健康

土壤是生态系统物质交换和循环的中心环节，也是各种废弃物的天然收容和净化处理场所。土壤受废弃物排放、污水灌溉、废气沉降和农药施用等污染，超出其分解能力，导致土壤自净能力被破坏，以致成为污染物的贮库。有害物质长年盘踞在土壤中，不断地迁移到相邻环境介质中，通过空气、水和植物对人体健康产生危害。土壤中常见的卫生问题有：

1. 微量元素　从整体上来讲，构成人体的各种化学元素的含量与地壳的化学组成有明显的相关性。地壳中几乎含有元素周期表中的所有天然元素，这些元素可分为宏量元素和微量元素，宏量元素在一般情况下不会缺乏，而微量元素的分布却是很不均匀的，存在着地区间的差别。生物体中的微量元素多为酶、辅酶的组成成分，是生物维持正常生命活动和生理功能所不可缺少的。当地球上的微量元素缺乏或过多，超出人体调节的范围时，体内平衡遭到破坏，可发生生物地球化学性疾病。

2. 重金属或类金属　污染土壤的重金属主要来自农药、废水、污泥和大气沉降等，重金属污染与其他有机化合物的污染不同，不少有机化合物可以通过自然界本身的物理、化学或生物的净化方式，使有害程度降低或解除，而重金属具有富集性，很难在环境中降解，即使浓度小，也可经食物链浓缩，通过农作物和水体等进入机体，从而造成公害。

3. 农药污染　农药能防治病、虫、草害，如果使用得当，可保证作物的增产，不当滥用，导致害虫、病菌的抗药性，可引起鸟、兽、鱼、蚕等非靶生物伤亡事件的发生。目前大多数农药性质稳定、半衰期长，有些农药残留毒性大，残留土壤中的农药由气流和水流带到世界各地，从而污染大气和地下水。农药污染已在许多国家造成公害，农药还有致突变、致癌和致畸的危险。

4. 病原微生物　存在于土壤中的病原体，除肠道致病菌、寄生虫卵、病毒、钩端螺旋体外，还有破伤风杆菌、炭疽杆菌、肉毒杆菌等，土壤中已发现100多种能使人类致病的病毒，这些都为土壤传播疾病创造了条件。

5. 放射性物质　地壳中存在着天然的放射性元素和放射性同位素，其和宇宙线一起组成放射性本底。此外，工业或科研机构利用的原子能所排出的废弃物可造成土壤放射性污染。土壤对放射性污染不能自行排除，只有靠其自然衰变。土壤中放射性物质可通过食物链而传入人体，产生内照射，还可以通过建筑材料对人体产生外照射，导致放射性疾病，影响人类的健康。

6. 致癌因子　人工施肥的土壤中，含氮化合物经细菌的亚硝化和去亚硝化作用产生亚硝酸盐；一些胺和酰胺作为农药进入土壤，在还原硝酸盐细菌作用下，能合成亚硝胺。亚硝胺是环境性致癌物之一，长期食用含亚硝胺高的农作物，可使人群癌症的发病率增高。

环境是一个整体，大气、水体和土壤是息息相关的地理环境要素，污染物质在这三者之间相互转化和迁移，往往形成污染循环，任何一个方面的变化都可能影响到整个系统。

思考题

1. 解释下列名词：环境、自然环境、社会环境、原生环境、次生环境、生态系统、环境污染物、剂量－效应关系、剂量－反应关系、人群健康效应谱。

2. 人类与环境是什么样的关系？

3. 环境污染物来源有哪些？

4. 环境污染是如何影响人类健康的？

5. 怎样进行污染对人类健康影响的危险度评价？

第二章 食物与健康

民以食为天，食物是人类赖以生存的环境因素之一，与健康关系极为密切。合理膳食可提供人体所需的各种营养素和热能，维护机体正常的生理功能，促进健康和生长发育，提高机体的抵抗力和免疫力，有利于预防疾病，增强体质。食物长期摄入不足或过量，则不利于健康甚至导致疾病发生。

第一节 食物营养成分与热能

营养（nutririon）是指人体通过摄取各种食物，经过消化、吸收和利用食物中的营养素和其他有益成分，以维持机体的生长、发育和调节各种生理功能的生物学过程。

营养素（nutrients）是指食物中能够被人体消化、吸收和利用的有机和无机物质，是可给人体提供能量、构成机体成分和组织修复以及生理调节功能的化学成分。人体所需要的营养素有蛋白质、脂类、碳水化合物、矿物质、维生素、水等六大类，如加上膳食纤维，则称为七大营养素。这些营养素中有些不能在人体内合成的，必须从食物中获得，称为必需营养素；有些可以在体内由其他食物成分转换生成，不一定由食物中直接获得，称为非必需营养素。

蛋白质、脂类、碳水化合物因为需要量多，在膳食中所占的比重大，称为宏量营养素；矿物质和维生素在膳食中所占比重小，称为微量营养素。除了营养素外，食物中还含有许多其他成分。现代营养学中，往往把食物中具有生理调节功能的物质也包括在营养素中。

一、热能

新陈代谢是一切生命活动的基本特征，维持生命活动需要消耗热能。热能量的摄入与消耗是否平衡等直接影响其他营养素的代谢与身体健康。营养学中热能量单位惯用"卡"、"千卡"（cal、kcal）表示，国际通用的能量单位是"焦耳"（J）。换算关系为：1 卡 =4.184 焦耳。

（一）能量来源

人体所需的能量来源于食物，食物中能提供热能的三大营养素为碳水化合物、脂类和蛋白质。由于体内外化学反应环境和食物消化吸收率的差异，每克三种产能营养素在体外燃烧产能（物理卡价）和体内氧化产能（生理卡价）并不相等，见表2-1。

表2-1 三大产热营养素的卡价

营养素	物理卡价（/g）	消化率（%）	生理卡价（/g）
脂肪	39.54kJ（9.45kcal）	95	37.56kJ（9.0kcal）
碳水化合物	17.15kJ（4.10kcal）	98	16.81kJ（4.0kcal）
蛋白质	23.64kJ（5.65kcal）	92	16.74kJ（4.0kcal）

（二）人体能量消耗

1. 基础代谢 是指维持机体最基本生命活动所消耗的能量，即人体在安静和恒温条件下（一般18℃~25℃），禁食12小时后，静卧、放松而又清醒时，只有呼吸、心跳等最基本的生命活动，没有食物的消化吸收和体力、脑力活动时的能量消耗。

2. 体力活动 包括劳动与体育活动。体力活动是人体能量消耗的主要因素，人在运动或劳动时耗氧量显著增加，可达到安静时的10~20倍。

3. 食物特殊动力作用 也称食物热效应（thermic effect of food，TEF），是指因摄入食物引起的能量消耗增加的现象。能量消耗增加的多少随食物而异，进食碳水化合物可使能耗增加5%~6%，进食脂肪增加4%~5%，持续1小时；进食蛋白质增加30%~40%，持续10~12小时；一般混合膳食约增加基础代谢的10%。

4. 生长发育 处在生长发育过程中的儿童，其一天的能量消耗还应包括生长发育所需要的能量。新生儿按kg体重与成人相比较，其能量消耗多2~3倍。3~6个月的婴儿，每天用于生长发育的能量占摄入热能的15%~23%。怀孕的妇女，由于子宫内胎儿的发育，孕妇间接地承担并提供其迅速发育所需的能量，加上自身器官及生殖系统的进一步发育需要特殊的能量，尤其在怀孕后半期。乳母则应补偿乳汁分泌所需的能量，每天约500kcal。

（三）能量的需要和供给

人体能量代谢的最佳状态是达到能量消耗与能量摄入的平衡。这种能量平衡（energy balance）能使机体维持健康，能量代谢失衡（缺乏或过剩）对健康产生不利影响甚或致病。

中国营养学会建议我国居民：一日能量供给中，蛋白质占总热能的10%~15%，脂肪供能占总热能的20%~30%，碳水化合物占总热能的55%~65%。不同性别、年龄、生理状况、活动强度时的热能推荐量不同（一般年龄越小，蛋白质和脂肪供能比适当增加，成年人脂肪供给量不宜超过总能量的30%）。正常人群一日三餐热能分配以早、中、晚分别占一天需要量的30%、40%、30%为宜。

二、蛋白质

蛋白质（protein，pro）是构成人体组织、调节各种生理功能不可缺少的物质，可促进机体生长发育，参与许多重要物质的转运，并供给热能。人体蛋白质约占体重的16% ~ 19%，蛋白质与人体的生长发育及健康有着非常密切的关系，每天大约有3%的蛋白质更新。氨基酸是组成蛋白质的基本单位。人体内不能合成或合成量不足，必须由食物供给的氨基酸称为必需氨基酸（essential amino acid，EAA），如异亮氨酸、亮氨酸、赖氨酸、蛋氨酸、苯丙氨酸、苏氨酸、色氨酸、缬氨酸、组氨酸；能在体内合成的则称为非必需氨基酸；半胱氨酸和酪氨酸在体内可分别由蛋氨酸和苯丙氨酸转变而成，所以半胱氨酸和酪氨酸称为条件必需氨基酸或半必需氨基酸（如果膳食中能直接提供这两种氨基酸，则人体对蛋氨酸和苯丙氨酸的需要量可分别减少30%和50%）。

1. **氨基酸模式与蛋白质的互补作用**　蛋白质中各种必需氨基酸的构成比例称为氨基酸模式（amino acid pattern，AAP），即根据蛋白质中必需氨基酸含量，以含量最少的色氨酸为1计算出的其他氨基酸的相应比值。

人体所需蛋白质来源于多种食物，凡蛋白质氨基酸模式与人体蛋白质氨基酸模式接近的食物，其必需氨基酸在体内的利用率就高，反之则低。例如，动物蛋白质中的蛋、奶、肉、鱼等以及大豆蛋白质的氨基酸模式与人体蛋白质氨基酸模式较接近，被称为优质蛋白质。其中鸡蛋蛋白质的氨基酸模式与人体蛋白质氨基酸模式最为接近，在比较食物蛋白质营养价值时常作为参考蛋白质。而食物蛋白质中一种或几种必需氨基酸含量相对较低，导致其他必需氨基酸在体内不能被充分利用而使蛋白质营养价值降低，这些含量相对较低的氨基酸称为限制氨基酸（limiting amino acid，LAA），含量最低的称第一限制氨基酸。植物蛋白质中，赖氨酸、蛋氨酸、苏氨酸和色氨酸含量相对较低，营养价值也相对较低。为了提高植物性蛋白质的营养价值，往往将两种或两种以上的食物混合食用，从而达到以多补少的目的，提高膳食蛋白质的营养价值，不同食物间相互补充其必需氨基酸不足的作用，称为蛋白质互补作用。

2. **食物蛋白质营养价值评价**　由于各种食物蛋白质的含氮量都接近16%，而且蛋白质是体内各种含氮物质的主要来源，因此通过测定摄入食物和排出物的含氮量，可以大体了解机体对摄入蛋白质利用的情况。

（1）消化吸收率（digestibility）：以吸收氮量与摄入氮量的比值表示。吸收氮以摄入氮减去粪氮求得。但粪氮并不等于未吸收的氮，其中包括消化道脱落上皮细胞、消化液以及微生物等所含的氮，称粪代谢氮，因此消化率又有表观消化率（apparent digestibility，AD）与真实消化率（true digestibility，TD）之分。

$$AD = \frac{摄入 - 粪\,N}{摄入\,N} \times 100\%$$

$$TD = \frac{摄入\,N - （粪\,N - 粪代谢\,N）}{摄入\,N} \times 100\%$$

（2）蛋白质的生物学价值（biological value，BV）：储留氮与吸收氮的比值。生物价越高，说明蛋白质被机体利用率越高，即营养价值越高，最高值为100。

$$BV = \frac{储留氮}{吸收氮} \times 100 = \frac{吸收氮 - （尿氮 - 尿代谢氮）}{食物氮 - （粪氮 - 粪代谢氮）} \times 100$$

（3）氨基酸评分（amino acid score，AAS）：亦称蛋白质化学分，首先将待评蛋白的各种必需氨基酸含量，分别与参考蛋白的同一种氨基酸的含量作比较，求出比值；然后，找出比值最低的氨基酸即为第一限制氨基酸，该比值即为待评蛋白质的氨基酸评分。

$$AAS = \frac{待评蛋白每\,g\,蛋白质（或氮）的某种氨基酸含量（mg）}{参考蛋白每\,g\,蛋白质（或氮）的某种氨基酸含量（mg）}$$

通过氨基酸评分，可知各种膳食蛋白缺少何种氨基酸，富含何种氨基酸，从而设计出能更好地发挥蛋白质互补作用的混合食品或菜谱。比如：小麦粉（标准粉）的 AAS 为 47，第一限制氨基酸为赖氨酸；黄豆（大豆）的 AAS 为 74，第一限制氨基酸为蛋氨酸。将二者 1∶1 混合后，AAS 变成 81，第一限制氨基酸为蛋氨酸；7∶3 混合后，虽然第一限制氨基酸仍然是蛋氨酸，但是 AAS 变成 86。混合蛋白的氨基酸评分有了明显提高。

（4）氮平衡（nitrogen balance，NB）：氮平衡 = 摄入氮 −（尿氮 + 粪氮 + 皮肤等氮损失）

氮平衡既可衡量机体蛋白质代谢及营养状况，也可用于食物蛋白质营养价值评价的指标。例如 A 食物的蛋白质纠正负氮平衡用时比 B 食物用时短，则 A 食物的蛋白质优于 B 食物。

（5）蛋白质的净利用率（net protein utilization，NPU）：是摄入的蛋白质被机体储留利用的情况，反应食物中蛋白质被利用的程度，即机体利用的蛋白质占食物中蛋白质的百分比。较 BV 更为全面。该指标以 10% 的被测蛋白质作为膳食蛋白质来源。

$$NPU = 生物价值 × 消化率 × 100\% = \frac{保留\,N}{吸收\,N} × \frac{吸收\,N}{摄入\,N} × 100\%$$

（6）蛋白质的功效比值（protein efficiency ratio，PER）：是单位重量的摄入蛋白质所增加体重的数值。

$$PER = \frac{动物增加体重（g）}{摄入蛋白质（g）}$$

为使不同的实验条件下的实验结果具有一致性和可比性，动物实验时用标化酪蛋白为参考蛋白设对照组，无论酪蛋白质组 PER 为多少，均换算为 2.5。

$$校正的\,PER = PER × \frac{25}{实测的酪蛋白\,PER}$$

3. 人体蛋白质营养状况评价　蛋白质营养状况的评价，除体格检查的常用指标如身高、体重、发育等，还应检查上臂肌围和上臂肌面积，这是评价总体蛋白质储存的较可靠的指标。还可以测定血清白蛋白、运铁蛋白、前白蛋白、视黄醇结合蛋白等；检查头发的毛干与毛根的形态改变。

4. 蛋白质来源与供给量　蛋白质的食物来源可分为植物性蛋白质和动物性蛋白质两大类。主要来源：粮谷类食品（米、面）；良好来源：（优质蛋白）蛋、奶、禽畜鱼肉、豆类。

理论上，成人摄入 30g/d 蛋白质就可达氮平衡；但从安全性考虑，成人摄入蛋白质按每天 0.8g/kg 体重较好；我国以植物性食物为主，蛋白质利用率偏低，1.0~1.5g/kg 为宜。摄入蛋白质所提供能量占膳食总热能的 10%~15%，而儿童青少年以 12%~15% 为宜。蛋白质供给量在重体力劳动、精神紧张、应激状态等情况下应适当增加。

三、脂类

脂类（lipids）包括中性脂肪（fat）和类脂（lipid），前者主要是甘油及脂肪酸，后者包括磷脂、糖脂和类固醇等。脂肪是人体重要的供能营养素，也是体内主要的储能物质。合理的脂类营养，对于防病保健康有重要意义。

1. 脂肪的主要功能 供能与储能（安静状态下空腹的成年人，维持其需要的能量大约 25% 来自游离脂肪酸，15% 来自葡萄糖的代谢，而其余则由内源性脂肪提供）；增加食物口感，促进食欲；增强饱腹感、维持体温；有利于脂溶性维生素与胡萝卜素的吸收；提供机体所必需的脂肪酸；固定和保护脏器；有效地利用碳水化合物和节约蛋白质；另外，脂肪组织分泌的瘦素、肿瘤坏死因子、白介素 6、白介素 8、血管紧张素原等参与机体代谢、免疫、生长发育等。

2. 必需脂肪酸的主要功能 必需脂肪酸（essential fatty acid，EFA）是指人体不能合成或合成不足的多不饱和脂肪酸。严格地说，是指 $\varepsilon-6$ 系列的亚油酸（Linoleic acid）与 $\varepsilon-3$ 系列的 $\alpha-$ 亚麻酸（$\alpha-$Linolenic acid）。它们可由植物合成，但人体不能合成。亚油酸作为其他 $\varepsilon-6$ 系脂肪酸的前体可在体内转变生成 $\gamma-$ 亚麻酸（$\gamma-$Linolenic acid）、花生四烯酸（arachidonic acid，ARA，AA）等 $\varepsilon-6$ 系脂肪酸；$\alpha-$ 亚麻酸则作为 $\varepsilon-3$ 系脂肪酸的前体，可转变生成二十碳五烯酸（timnodonic acid，EPA）、二十二碳六烯酸（docosahexaenoic acid，DHA）等 $\varepsilon-3$ 系脂肪酸。必需脂肪酸的主要功用有以下几个方面：构成线粒体和细胞膜的重要组成成分、合成前列腺素的前体、参与胆固醇代谢、参与动物精子的形成、维护视力、对于 X 射线引起的一些皮肤损伤有保护作用。

3. 胆固醇与磷脂的功用 两者都是脂蛋白与细胞膜的组成成分；脂蛋白是与脂类包括部分脂溶性维生素的吸收、运输、代谢及利用密切相关的物质；胆固醇是增强生物膜坚韧性的有关成分，磷脂则是与膜的流动性相关的成分，且与信息传递功能有关；胆固醇是体内类固醇激素与内源性维生素 D 的原料；胆固醇的代谢产物胆酸能乳化脂类，帮助膳食脂类吸收；此外，神经组织中还有脑苷脂、神经节苷脂（属糖脂）及神经鞘磷脂等，与神经的功能密切相关。

4. 食物来源与参考摄入量 脂肪主要来源于动物的脂肪组织和肉类（多为饱和脂肪酸，但鱼类为多不饱和脂肪酸，EPA、DHA 主要存在于鱼贝类食物中）以及油料植物及粮谷类（多为多不饱和脂肪酸，但椰子油、棕榈油、可可油为 SFA）。亚油酸普遍存在于植物油中，植物油高于动物油，猪油高于其他动物油，禽肉高于畜肉，瘦肉高于肥肉。$\alpha-$ 亚麻酸在豆油、麻油、亚麻子油、苏子油以及绿叶蔬菜的叶绿体中含量较多。磷脂较多的食物为蛋黄、肝脏、大豆、麦胚和花生等。胆固醇丰富的食物是动物脑、肝、肾等内脏，蛋类、肉类和奶类。

我国营养学会推荐，成人脂肪摄入量控制在 20% ~ 30% 的总能量摄入范围之内，儿童青少年控制在 25% ~ 30%。脂肪摄入过多，会增加肥胖、高血压、心血管疾病和某些癌症发病率，应限制脂肪摄入在一定范围内。

一般认为必需脂肪酸的摄入量应不少于总能量的 3%。建议 n – 3 与 n – 6 脂肪酸摄入比为 1:4 ~ 6 较适宜。一般认为单不饱和脂肪酸:多不饱和脂肪酸:饱和脂肪酸 = 1:1:1 为宜。

胆固醇摄入量每天不宜超过 300mg。食入高胆固醇后，肝内胆固醇含量升高，可反馈抑制关键性酶使肝脏合成胆固醇减少，但不能降低肝外组织的合成。所以要防治高脂血症与动脉硬化，日常须注意控制摄入量，不要过多进食富含胆固醇的食物。植物性食物中含有谷固醇、麦角固醇及豆固醇等，能干扰食物胆固醇的吸收，膳食纤维能吸附胆汁酸，从而促进肝中胆固醇代谢使胆汁酸排出，所以有降低血胆固醇的作用。

四、碳水化合物

碳水化合物（carbohydrate）是一大类有机化合物，也称为糖类，由碳、氢、氧三种元素构成，其化学本质为多羟醛（或酮）及其衍生物。根据碳水化合物的聚合度一般可以将其分为 3 类：糖（包括单糖，如葡萄糖、半乳糖、果糖等；双糖，如蔗糖、乳糖、麦芽糖、海藻糖等）、寡糖（如麦芽糊精、棉子糖、水苏糖、低聚果糖等）和多糖（如淀粉、纤维素、半纤维素、果胶等）。

膳食中的碳水化合物常分为两类：一类是可以被人体消化吸收与利用的糖类，即可利用的碳水化合物；另一类是人体不能消化吸收，但对人体有益的非淀粉多糖，即膳食纤维，是不可利用的碳水化合物。前者是人体的必需营养素，后者是人体膳食的必需成分。两类碳水化合物对人体健康都具有重要意义。

1. 碳水化合物的生理功能　供给热能和节约蛋白质作用（sparing protein action）；为其他有机物代谢提供氧化途径；参与构成重要的生命物质，参与受体结构、细胞间信息传递、解毒反应等；参与肝脏的解毒功能；增强肠道蠕动和排便功能。

三羧酸循环的必要物质如草酰乙酸需由糖代谢供给，如果草酰乙酸不足，脂肪酸不能彻底氧化而产生过多的酮体，酮体不能及时被氧化而在体内蓄积，以致产生酮血症和酮尿症，引起代谢性酸中毒。膳食中充足的碳水化合物可以防止上述现象的发生，因此称为碳水化合物的抗生酮作用（antiketogenesis）。

2. 膳食纤维的生理功能　辅助消化、通便；减少肠内压力、防治憩室病；预防"压挤病"；吸水保水，夹带食物残渣、有害代谢产物较快排出体外，有利于防癌；吸附黏结胆汁盐，降低血液胆固醇，利于防胆石症；与脂类、胆酸盐结合排出，延迟葡萄糖吸收，减轻胰岛素细胞的功能负担，利于防高血脂、糖尿病及肥胖病。

人体肠道若有干结粪便淤滞，分节运动增强，肠内压增大，导致下肢静脉曲张、盲肠炎、痔疮、裂孔疝、静脉血栓形成等，统称为"挤压病"。促进排便，减轻肠内压，可以预防"压挤病"。

3. 食物来源与供给量　膳食中淀粉的来源主要是粮谷类和薯类食物。粮谷类一般含碳水化合物 60% ~ 80%，薯类中含量为 15% ~ 29%，豆类中为 40% ~ 60%。单糖和双糖的来源主要是蔗糖、糖果、甜食、糕点、甜味水果、含糖饮料和蜂蜜等。

碳水化合物供能占总热能 55% ~ 65%（RNI2000）较合理（但也有营养学家认为，应占 55% ~ 60%），且精制糖占总热能 < 10%（否则可增加龋齿发生率）。摄入过少会引起酮病、组织蛋白分解过多、水钠丢失；摄入多糖优于单糖、双糖，因能同时获得其他营养物质。

正常成年人每人每天宜摄入 25 ~ 30 克的膳食纤维。

五、矿物质

由于进化原因，人体组织内几乎含有自然界存在的各种元素，而且与地球表层的元素组成基本一致。这些元素中，约 20 种左右的元素为人体必需的元素，除碳、氢、氧、氮主要以有机化合物存在外，其余统称无机盐（minerals）。它在人体中的含量大于体重的 0.01% 者常称为常量（或宏量）元素（macroelements），如钙、磷、钠、钾、氯、镁、硫等 7 种，小于 0.01% 者为微量元素（microelements）或痕量元素（trace elements），如铁、锌、铜、锰、碘、硒、氟等。这里简要介绍常量元素钙，微量元素铁、锌的生理功能、食物来源与参考摄入量、缺乏与过量的危害，见表 2 - 2。

表 2 - 2　钙、铁、锌的功能、缺乏症状、食物来源和推荐摄入量

分类	生理功能	缺乏症状、相关疾病和毒性	食物来源	推荐摄入量
Ca	构成骨骼和牙齿的主要成分；维持神经与肌肉活动；促进体内某些酶的活性；参与凝血过程、激素分泌、维持体液酸碱平衡以及细胞内胶质稳定性及毛细血管渗透压等	儿童佝偻病；成人骨质软化症；老年人骨质疏松症；影响生殖机能；骨质增生、抽搐等	奶与奶制品、小虾皮、海带、发菜和豆与豆制品	AI：>18 岁 800mg/d，孕妇、乳母 1 000 ~ 1 200mg/d
Fe	血红蛋白与肌红蛋白、细胞色素 A 以及某些呼吸酶的成分；参与体内氧与 CO_2 的转运、交换和组织呼吸过程；促进药物在肝脏的解毒	缺铁性贫血；工作效率降低、学习能力下降、冷漠呆板；儿童表现为易烦躁，抗感染能力下降	动物肝脏、全血、黑木耳、海带、肉类、鱼类	AI：男性 15mg/d；女性 20mg/d；孕妇、乳母 25 mg/d
Zn	酶的组成成分或激活剂，在组织呼吸、蛋白质合成、核酸代谢中起重要作用；维持食欲、味觉、生殖机能的正常发育和免疫功能	少儿生长发育迟缓；性功能减退，精子产生过少；创伤愈合不良，抵抗力下降，易感染；智力下降；胎儿中枢神经系统先天畸形	动物肝脏、牡蛎、龙虾、坚果、黄豆粉、胚芽	RNI：18 岁以上男性为 15.5mg/d、女性为 11.5mg/d；AI：2mg/d；UL：成人男性为 45mg/d，女性 37mg/d

六、维生素

维生素（Vitamins）是维持人和动物机体健康所必需的一类营养素，为低分子有机化合物，它们不能在体内合成或者合成的量不足以满足机体的需要，必须由食物供给。按照溶解性分为水溶性维生素（包括维生素 B 族和维生素 C）和脂溶性维生素（包括维生素 A、维生素 D、维生素 E、维生素 K）。

维生素的命名有多种方式。按发现顺序以字母命名：如维生素 A、维生素 B、维生素 C、维生素 D 等；按化学结构：如视黄醇、硫胺素、核黄素、尼克酸等；按功能：如抗干眼病维生素、抗脚气病维生素等。各种维生素的名称见表 2-3。

表 2-3　各种维生素的名称

脂溶性维生素	水溶性维生素
	* B 族维生素：
	维生素 B_1：硫胺素/抗脚气病因子/抗神经炎因子
* 维生素 A：视黄醇/抗干眼病维生素	维生素 B_2：核黄素
* 维生素 D：钙化醇/抗佝偻病维生素	维生素 B_3：烟酸/维生素 PP/尼克酸/抗癞皮病因子
（D_2：麦角骨化醇；D_3：胆钙化醇）	维生素 B_5：泛酸
* 维生素 E：生育酚	维生素 B_6：吡哆醇、吡哆醛、吡哆胺
* 维生素 K：凝血维生素/抗出血维生素/	维生素 B_{12}：氰钴胺素/抗恶性贫血病维生素
叶绿醌	叶酸：蝶酰谷氨酸/维生素 M
	生物素：维生素 H/辅酶 R
	* 维生素 C：抗坏血酸/抗坏血病维生素

各类维生素的功能、缺乏症状、食物来源和推荐摄入量参见表 2-4 和表 2-5。

表 2-4　脂溶性维生素的功能、缺乏症状、食物来源和推荐摄入量

分类	生理功能	缺乏症状	良好食物来源	推荐摄入量
A *	维持正常视觉；维持皮肤黏膜层的完整性；维持和促进免疫功能；促进生长发育；维持生殖功能；抗癌作用	暗适应能力降低及夜盲症；毛囊过度角化症；呼吸道炎症，反复感染；干眼病；儿童发育缓慢；影响生殖机能	肝脏、禽蛋、鱼肝油、鱼卵和牛奶等；与植物的橙、黄、绿等色素共存，蔬菜、水果的颜色越深胡萝卜素含量越高	RNI：男性：800μgRE/d 女性：700μgRE/d
D	调节骨代谢，主要调节钙代谢	儿童：佝偻病 成人：骨软化症	鱼肝油、动物肝脏、蛋黄、强化奶等；皮肤经紫外线照射合成	RNI：14 ~ < 50 岁组均为 5μg/d；> 50 岁组 10μg/d

续表

分类	生理功能	缺乏症状	食物来源	推荐摄入量
E	抗氧化作用；提高运动能力、抗衰老；调解体内某些物质合成；阻断亚硝胺生成	红细胞脆性增加；尿中肌酸排出增多；新生儿溶血性贫血；癌症、动脉粥样硬化等病变的危险性增加	在食物中分布广泛，菜子油是主要来源	AI：14 岁以上所有年龄组均为14mg/d
K	通过 γ 羧基谷氨酸残基激活凝血因子 Ⅱ、Ⅶ、Ⅸ、Ⅹ	儿童：新生儿出血性疾病 成人：凝血障碍	肠道细菌合成，绿叶蔬菜，大豆，动物肝脏	AI：120μg/d

* ：视黄醇当量（μgre）＝维生素 A（IU）×0.3＋β－胡萝卜素（μg）×1/6

1μgβ－胡萝卜素＝0.167μgRE，1μg 类胡萝卜素＝0.084μgRE，1IU 维生素 A＝0.3μgRE

表2－5 水溶性维生素的功能、缺乏症状、食物来源和推荐摄入量

分类	生理功能	缺乏症状	良好食物来源	推荐摄入量
B$_1$	参与体内三大营养素的代谢；维持神经、肌肉的正常功能以及维持正常食欲、胃肠蠕动和消化液分泌	脚气病；Wernicke－Korsakoff 综合征（也称为脑型脚气病）	动物内脏、瘦肉、全谷、酵母、豆类、坚果、蛋类	RNI：男：1.4mg/d，女：1.3mg/d；UL：50mg/d
B$_2$	催化广泛的氧化－还原反应，如呼吸链能量产生，蛋白质与某些激素的合成，Fe 的转运，参与叶酸、吡多醛、尼克酸的代谢；具有抗氧化活性	口腔－生殖综合征；儿童生长迟缓，轻中度缺铁性贫血；其他 B 族维生素缺乏及相应症状	动物内脏、瘦肉、奶油、无脂牛奶、蛋、牡蛎、绿色蔬菜、豆类、小米	RNI：男：1.4mg/d，女：1.2mg/d
B$_5$	是以 NAD、NADP 为辅基的脱氢酶类绝对必要的成分；参与细胞内生物氧化还原过程，Fat、类固醇等的生物合成；是葡萄糖耐量因子的重要成分，具有增强胰岛素效能的作用	糙皮病，腹泻，皮炎，痴呆或精神压抑	海鱼、动物肝脏、鸡胸脯肉、牛肉、蘑菇	RNI：男：14mg/d；女：13mg/d
B$_6$	参与多种酶反应；在营养素代谢中起到重要作用；脑和其他组织中的能量转化、核酸代谢；影响免疫系统	皮炎，舌炎，抽搐和神经精神症状	白肉、肝脏、豆类和蛋类、柠檬类水果、香蕉、奶类	AI：男女均为1.5mg/d
叶酸	一碳单位的供体；在甘氨酸和丝氨酸的可逆互变中既作为供体，又可作为受体；经腺嘌呤、胸苷酸影响 DNA 和 RNA 合成；通过蛋氨酸代谢影响磷脂、肌酸、神经介质的合成；参与细胞器蛋白质合成中启动 tRNA 的甲基化过程	DNA 合成受阻；同型半胱氨酸转化为蛋氨酸障碍；衰弱、精神萎靡、健忘、失眠、阵发性欣快症、胃肠道功能紊乱和舌炎等，生长发育不良	肝、肾、绿叶蔬菜、马铃薯、豆类、麦胚等	RNI：成年男女均为400mg/d
B$_{12}$	辅酶参与生化反应；促进蛋白质合成；维持造血系统正常	巨幼红细胞性贫血，外周神经退化，皮肤过敏	肉类、鱼类、贝类、家禽、奶类	AI：2.4μg/d

续表

分类	生理功能	缺乏症状	良好食物来源	推荐摄入量
C	维持细胞的能量代谢；促进胶原组织合成；参与机体造血功能；抗氧化作用；解毒作用；维持心肌功能	纳差，疲乏无力，伤口愈合延迟，牙龈出血，毛细血管自发破裂	木瓜、橙汁、甜瓜、草莓、花椰菜、辣椒、柚子汁	RNI：100mg/d UL：1000mg/d

第二节　合理营养

合理营养（rational nutrition），也叫均衡营养，指全面而平衡的营养，即每日膳食中各种营养素种类齐全、数量充足、相互间比例恰当。

合理营养是维持人体正常生长发育和保持良好健康状态的物质基础。其基本要求是：①摄取的食物应供给机体足够的能量和各种营养素。保证机体活动和劳动；保证机体生长发育、组织修复、维持和调节体内的各种生理活动；能提高机体免疫力和抵抗力，适应各种环境和条件下的机体需要。②摄取的食物应保持各种营养素平衡，包括各种营养素摄入量和消耗量以及各种营养素之间的平衡。③通过合理加工烹调尽可能减少食物中营养素的损失并提高消化吸收率，并具有良好的色香味形，使食物多样化，促进食欲，满足饱腹感。④食物本身清洁无毒害，无污染，食之对人体无害。⑤有合理的膳食制度，三餐定时定量，比例合适，分配合理，零食适当。

一、中国居民膳食营养素参考摄入量

20 世纪 90 年代前，我国主要是用"推荐的每日膳食中营养素供给量（recommended daily allowance，RDA）"指标。随着科学研究和社会实践的发展，中国营养学会于 2000 年 10 月提出新时期中国人需要的膳食营养素参考摄入量（daily dietary reference intakes，DRIs）对各种营养素的理化性质、代谢、功能、推荐值、营养状况评价及主要食物来源等方面进行了系统论述。

膳食营养素参考摄入量是一组每日平均膳食营养素摄入量的参考值。包括四项内容：

1. 平均需要量（estimated average quirement，EAR）　是群体中每个个体需要量的平均值，是根据个体需要量的研究资料计算得到的。EAR 是制定推荐的营养素摄入量的基础。EAR 主要用于评价和计划群体膳食，根据某一特定人群中摄入量低于 EAR 的个体的百分比来估计群体中营养素摄入不足的发生率；如果某一个体摄入量低于 EAR 两个标准差，可认为不能达到该个体的需要量。EAR 能够满足群体中 50% 的成员的需要水平。

2. 推荐的营养素摄入量（recommended nutrient intake，RNI）　作为个体每日摄入该营养素的目标值，可以满足某一群体中绝大多数（97%～98%）个体需要量的摄入水平。长期摄入 RNI 水平，可以满足身体对该营养素的需要，保持健康和维持组织中有适当的储备。如果个体的摄入量低于 RNI，可以认为营养素有不足的危险；否则，可以认为该个体没有摄入不足的危险。RNI 常常用平均需要量 +2 个标准差计算，不能计算标准差时，为 1.2 × 平均需要量。

3. 适宜摄入量（adequate intake，AI）　是通过观察或实验获得的健康人群某种营养素的摄入量。如个体需要量的研究资料不足而不能计算 EAR，不能求得推荐摄入量时（RNI），可设定适宜摄入量来代替 RNI。

AI 不是通过研究营养素的个体需要量求出来的，而是通过对健康人群摄入量的观察或实验获得的。例如，纯母乳喂养的足月产健康婴儿，从出生到 4 ~ 6 个月，他们的营养素全部来自母乳。母乳中供给的各种营养素量就是他们的 AI 值。

AI 与 RNI 都用作个体摄入量的目标，能够满足目标人群中几乎所有个体的需要。其区别是 AI 的准确性不如 RNI，有时可能超过 RNI。在缺乏肯定的资料作为 EAR 和 RNI 的基础时，AI 可作为个体每日摄入该营养素的目标值，同时也用作限制每日过多摄入的标准。当健康个体摄入量达到 AI 时，出现营养缺乏的危险性很小；如果长期摄入超过 AI 值时，可能产生毒副作用。

4. 可耐受最高摄入量（tolerable upper intake level，UL）　是平均每日摄入营养素的最高限量。其含义是机体摄入"可耐受"水平营养素对人群中的几乎所有个体不会产生健康危害作用。当摄入量超过 UL 时，则损害健康的危险性随之增大。UL 是日常摄入量的高限，不是建议摄入水平。

应当特别强调的是：DRIs 是应用于健康人的膳食营养标准，不是患有急性或慢性病的人的营养治疗标准，也不是为患有营养缺乏病的人设计的营养补充标准。

二、中国居民膳食指南

（一）膳食结构

膳食结构也称食物结构，是指消费的食物种类及其数量的相对构成，表示膳食中各种食物间的组成关系。

根据膳食中动物性、植物性食物所占的比重，以及能量、蛋白质、脂肪和碳水化合物的供给量作为划分膳食结构的标准，可将世界不同地区的膳食结构分为以下四种类型。

1. 动植物食物平衡的膳食结构　该类型以日本为代表。植物性和动物性食品消费比较均衡，其中植物性食品占较大比重，动物性蛋白质占膳食蛋白质总量的 50%，并有丰富的蔬菜、水果等，能量供给约为 10.88MJ（2600kcal），蛋白质和脂肪均可达 80g 左右，且动物脂肪不高，植物性食物中膳食纤维和动物性食物的营养素如铁、钙等均比较充足，有利于避免营养缺乏病和营养过剩，能量能够满足人体需要，食物结构比较合理，基本符合营养要求。该膳食结构成为世界各国调整膳食结构的参考。

2. 植物性食物为主的膳食结构　大多数发展中国家如印度、巴基斯坦、孟加拉和非洲一些国家等属此类型。膳食构成以植物性食物为主，动物性食物为辅。该类型的膳食能量基本可满足人体需要，但蛋白质、脂肪摄入量均低，来自于动物性食物的营养素如铁、钙、维生素 A 摄入不足。营养缺乏病是这些国家人群的主要营养问题，人的体质较弱、健康状况不良、劳动生产率较低。但从另一方面看，以植物性食物为主的膳食结构，膳食纤维充足，动物性脂肪较低，有利于冠心病和高脂血症的预防。

3. 动物性食物为主的膳食结构 该类膳食结构为高蛋白、高脂肪、高能量膳食，导致冠心病、糖尿病、肠癌和乳腺癌等发病率增加，严重威胁着居民的身体健康。此种膳食结构以欧美发达国家为代表，这些国家植物性食品消费量较少，动物性食品消费量很大，热能、蛋白质、脂肪摄入量均高，人均每日热能达 14.7MJ（3500kcal），蛋白质与脂肪达 100g 和 150g。与植物性为主的膳食结构相比，营养过剩是此类膳食结构国家人群所面临的主要健康问题。

4. 地中海膳食结构 该膳食结构以地中海命名是因为该膳食结构的特点为居住在地中海地区的居民所特有的，意大利、希腊可作为该种膳食结构的代表。膳食结构的主要特点是：①膳食富含植物性食物，包括水果、蔬菜、土豆、谷类、豆类、果仁等；②食物的加工程度低，新鲜度较高，该地区居民以食用当季、当地产的食物为主；③橄榄油是主要的食用油；④脂肪提供能量占膳食总能量比值在 25%～35%，饱和脂肪所占比例低，约 7%～8%；⑤每天食用少量适量奶酪和酸奶；⑥每周食用少量/适量鱼、禽、蛋；⑦新鲜水果作为每日餐后食品，甜食每周只食用几次；⑧每月食用几次红肉（猪、牛和羊肉及其产品）；⑨大部分成年人有饮用葡萄酒的习惯。此膳食结构的突出特点是饱和脂肪摄入量低，而复合碳水化合物，蔬菜、水果摄入量较高。

地中海地区居民心脑血管疾病发生率很低，许多国家参照这种膳食模式改进自己国家的膳食结构。

5. 当前我国居民膳食结构 调查分析证实，近十年来我国城乡居民的膳食、营养状况有了明显改善，历史上若干的贫困地区居民，在膳食营养方面已得到了基本满足，营养不良和营养缺乏患病率继续下降。但由于膳食成分搭配不合理，以致营养成分不平衡导致的营养失调性的疾病呈上升趋势，如心血管疾病、脑血管疾病和恶性肿瘤等疾病，已列居中国居民死因的前三位。而超重或肥胖已成为中国经济较发达地区居民中的现实营养问题。城市居民畜肉类及油脂消费过多，谷类食物消费偏低。2002 年城市居民每人每日油脂消费量由 1992 年的 37 克增加到 44 克，脂肪供能比达到 35%，超过世界卫生组织推荐的 30%的上限，谷类食物供能比仅为 47%，明显低于 55%～65%的合理范围。农村居民膳食结构趋向合理，优质蛋白质占蛋白质总量的比例从 17%增加到 31%、脂肪供能比由 19%增加到 28%，碳水化合物供能比由 70%下降到 61%。此外，奶类、豆类制品摄入过低仍是全国普遍存在的问题。总之，我国目前的营养状况是"不足"与"过量"并存，营养不良依然存在，"富裕病"呈上升趋势。

（二）膳食指南

膳食指南是营养工作者根据营养学原理提出的一组以食物为基础的建议，是针对各国各地存在的问题而提出的一个通俗易懂、简明扼要的合理膳食基本要求，是一个有效的宣传普及材料。它倡导平衡膳食、合理营养，以减少与膳食有关的疾病、促进健康。

中国营养学会依据国内经济与居民膳食结构的不断变化分别于 1989 年、1997 年 4 月 10 日颁布了《中国居民膳食指南》指导中国居民的膳食营养。2002 年卫生部针对居民健康调查报告的新情况，委托中国营养学会组织专家，又制订了《中国居民膳食指南（2007）》为居民提供最基本、科学的健康膳食信息。新的《膳食指南》共有 10 个条目，以科学证据为基础，紧扣我国居民膳食营养的实际，对各年龄段的居民摄取合理营养，避免由不合理的膳食带来疾病具有普遍的指导意义：①食物多样，谷类为主，粗细搭配；②多吃蔬菜、水果和薯类；③每天吃奶类、大豆或其制品；④常吃适量的鱼、禽、蛋和瘦肉，少吃肥肉和荤油；⑤减少烹调油用量，吃清淡少盐膳食；⑥食不过量，天天运动，保持健康体重；⑦三餐分配要合理，零食要适当；⑧每天足量饮水，合理选择饮料；⑨饮酒应限量；⑩吃新鲜卫生的食物。

（三）中国居民的膳食平衡宝塔

平衡膳食宝塔是膳食指南量化和形象化的表达，也是人们在日常生活中贯彻膳食指南的方便工具（见图 7－1）。平衡膳食宝塔提出了比较理想的营养膳食模式，即建议：每人每日摄入谷薯类食物 250～400g，水 1200ml；豆类及豆制品 30～50g；蔬菜 300～500g，水果 200～400g；畜禽肉 50～75g，鱼虾类 50g～100g，蛋类 25g～50g，奶及奶制品 100g；食油不超过 25g，食盐不超过 6g。强调了饮水和身体活动的重要性。建议成年人每日至少饮水 1200ml，加强体力活动，养成天天运动的习惯，建议每天至少进行相当于中速步行 6000 步以上的运动，最好每天进行 30 分钟中等强度的运动。

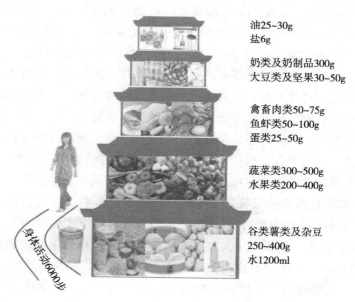

油25~30g
盐6g

奶类及奶制品300g
大豆类及坚果30~50g

禽畜肉类50~75g
鱼虾类50~100g
蛋类25~50g

蔬菜类300~500g
水果类200~400g

谷类薯类及杂豆
250~400g
水1200ml

身体活动6000步

图 2－1　中国居民膳食平衡宝塔

平衡膳食宝塔的应用基本原则：确定合适的能量水平；根据个体能量需要确定食物需要；同类互换，调配丰富多彩的膳食；因地制宜。

（四）特定人群膳食指南

特定人群包括孕妇、乳母、婴幼儿、学龄前儿童、青少年以及老年人，根据这些人群的生理特点和营养需要特制定了相应的膳食指南，能更好地指导特殊人群的膳食，达到提高健康水平和生活质量的目的。

1. **孕妇膳食指南**　妇女在妊娠后生理变化大，合理膳食对孕妇健康以及胎儿的健康发育十分重要。①孕早期（孕 1~12 周）膳食应清淡、适口；少食多餐；保证摄入足量富含碳水化合物的食物；多摄入富含叶酸的食物并补充叶酸；膳食量与孕前基本一致。戒烟、禁酒。②孕中期（孕 13~28 周）、末期（孕 29~40 周）由于胎儿发育需要孕妇膳食增加并提高能量摄入，增加蛋白质摄入（动物蛋白应占 50%），有足够的矿物质、维生素和脂肪。如增加鱼、禽、蛋、瘦肉、海产品的摄入量；适当增加奶类；常吃含铁丰富的食物；少吃刺激性食物。身体适量运动，维持体重的适宜增长。

2. **哺乳期膳食指南**　哺乳期妇女膳食营养目的：维持自身健康；补偿妊娠和分娩所损耗的营养素；保证分泌乳汁的质量的恒定与婴儿营养供给。因此，乳母食物品种应多样化，给以足够优质蛋白（1/3 以上来于动物蛋白）、含钙丰富食品（奶制品、豆类和小鱼、小虾）；含铁丰富食品（动物肝脏、红色肉类）；足够蔬菜、水果和海藻类；少吃盐、腌制品和刺激性强的食物。食品烹饪多用炖、煮、熬方式，少油炸，忌辛辣。

3. **婴幼儿的喂养指南**　①6 个月以内纯母乳喂养婴儿：新生儿尽早开奶，初乳营养最好，应适当补充维生素 D；新生儿和 1~6 月龄婴儿补充适量维生素 K；混合喂养婴儿：首选婴儿配方乳喂养。②6~12 月龄婴儿：以奶类优先（最好是母乳），及时合理添加辅食；食物品种骤步增加，膳食少糖、无盐、无调味品；培养婴儿良好的进食习惯。③1~3 岁幼儿：供给乳及其制品；选择营养丰富、易消化的食物，采用适宜的烹调方式，单独加工制作；合理安排零食，每天足量饮水，少喝含糖高的饮料，避免过瘦与肥胖；在良好环境下规律进餐，培养不挑食的良好饮食习惯。④学龄前期儿童：应供给营养丰富热能充足食物，供给优质蛋白，每天饮奶，吃适量的鱼、禽、蛋、瘦肉、大豆及其制品，食物多样，谷类为主；多吃新鲜蔬菜和水果，正确选择零食，少喝含糖高的饮料；食量与体力活动平衡，保持正常体重增长。

婴幼儿与各年龄段的儿童应定期进行生长发育指标与营养水平监测。

4. **儿童青少年膳食指南**　三餐定时定量，保证吃好早餐，避免盲目节食；供给优质蛋白和富含铁及维生素 C 的食物；每天进行户外运动，不抽烟、不饮酒。

5. **老年人膳食指南**　依据老年人生理，膳食供给应防止热量过剩引起肥胖，维持正常 BMI 在 18.5~24（kg/m²）；食物搭配平衡，适量摄影入奶类、豆类、鱼类和蛋类，以及松软、易于消化吸收食物；控制脂肪摄入（总热能 20%），少吃或不吃荤油、肥肉、油炸食品，以及高胆固醇食品；提倡少量多餐，能适合老年人的咀嚼与吞咽功能，又能保持食物风味，更能预防营养不良和贫血等疾病的饮食；纠正不良嗜好，不盲目地节制饮食。

第三节　营养调查与评价

营养调查（nutritional survey）是运用科学手段来了解某一人群或个体的膳食和营养水平，以此判断其膳食结构是否合理和营养状况是否良好的重要手段。全面的营养调查工作，一般由四部分内容组成，即膳食调查、体格测量、营养缺乏病的临床检查、营养状况实验室检测。这四部分调查检测工作是互相联系和互相验证的，一般同时进行。营养评价（nutritional assessment）则是全面评价这四部分内容，包括膳食评价和人的营养状况评价两个方面，并客观地对其所发现人群中的营养问题提出解决措施。

营养调查与评价的目的是了解不同地区、不同年龄组人群的膳食结构和营养状况；了解与食物不足和过度消费有关的营养问题；发现与膳食营养素有关的营养问题，为进一步监测或进行原因探讨提供依据；评价居民膳食结构和营养状况的发展，并预测今后的发展趋势；为某些与营养有关的综合性或专题性研究课题提供基础资料；为国家制定政策和社会发展规划提供科学依据。

一、膳食调查

膳食调查目的是了解在一定时间内调查对象通过膳食所摄取的能量和各种营养素的含量和质量，借此来评定保证正常营养需要得到满足的程度。

（一）调查方法

常用的调查方法有称重法、记账法、询问法、食物频率法、电话访问法、化学分析法等。

1. 称重法　是运用日常的各种测量工具对食物量进行称重或估计，从而了解被调查者（个人、家庭或团体）当前食物消耗的情况。

该方法每次调查天数以连续 3 ~ 5 天为宜，一般每年应进行 4 次（每季一次），至少应在春冬和夏秋各进行一次。事先应做好调查计划，主要内容包括：明确调查的目的和意义；调查对象的选择和样本量的大小应有足够的代表性；制定膳食记录表，先做预调查试验，修改完善符合要求后方可正式使用；调查员和被调查对象都应经过适当培训；如何收集资料、核对、录入建库及评价方法和指标等。

评价前准备程序：①准确记录每餐各种食物及调味品的名称。②准确称取每餐各种食物的烹调前毛重、舍去废弃部分后的净重、烹调后的熟重以及吃剩饭菜的重量；准确记录混合食物的配比。③计算生熟比，生熟比 = 生食物重量 ÷ 熟食物重量。④将调查期间所消耗的食物按品种分类、综合，求得每人每日的食物消耗量。⑤按食物成分表计算每人每日的营养素摄入量。

利用生熟比计算原料重：摄入食物中某原料的生重 = 摄入食物的熟重 ×（生食物中该原料的重 ÷ 熟食重）或摄入食物中某原料的生重 = 摄入熟食重 × 生熟比 × 生食物中该原料的比重（即该原料的配比）。

人日数的确定：个人人日数＝早餐餐次×早餐餐次比＋午餐餐次×午餐餐次比＋晚餐餐次×晚餐餐次比；群体人日数＝每个个体人日数之和。

标准人的概念：为了标准化的需要，将混杂人群标准化成相当于多少个标准人，然后按照标准人的 DRIs 数据计算和评估。一般将 60kg 轻体力劳动男子为标准。也可以根据需要自行设定。

该方法的主要优点是：能准确测定食物份额的大小或重量，获得可靠的食物摄入量和每人每天食物摄入变化状况，是个体或群体膳食摄入调查的较理想方法。常把称重结果作为标准，评价其他方法的准确性。其局限性包括：此法较复杂，耗时、耗人力物力较大；对调查人员的技术要求高，需要被调查对象有文化且具依从性，如受教育较高的个体（他们对膳食与健康较关注）所占的比例过大会产生偏倚；食物记录过程可能影响或改变其日常的饮食模式等。

2. 记账法 是最早、最常用的方法，这种方法需要完整详细的食物用量记录和进餐人数记录，估计一定时期内的食物消耗总量，再计算每人每日各种食物的平均摄入量。

评价前准备程序：①核实登记的账目，称重调查期前库存/剩余的食物名称、重量；②准确记录、称重调查期新购进的食物名称、重量；③准确记录、称重调查期丢弃物的食物名称、重量，记录/估计期间混合食物的配比、生熟比；④准确记录、称重调查期结束时库存/剩余的食物名称、重量；⑤计算期间使用食物的生重，利用食物成分表计算分析。

优点：操作较简单，费用低，人力少，可适用于大样本；在记录精确和每餐用餐人数统计确实的情况下，能够得到较准确的结果；此法较少依赖记账人员的记忆，食物遗漏少；伙食单位的工作人员经过短期培训可以掌握这种方法，能定期自行调查。缺点：调查结果只能得到全家或集体中人均的摄入量，难以分析个体膳食摄入状况。与其他方法相比较，可以调查较长时期的膳食，适合于进行全年不同季节的调查。

3. 24 小时膳食回顾法 询问调查前一天的食物消耗情况，称为 24 小时膳食回顾法。在实际工作中，一般选用 3 天连续调查方法。不管是大型的全国膳食调查还是小型的研究课题，都可采用这一方法来估计个体的膳食摄入量。

24 小时一般是指从最后一餐吃东西开始向前推 24 小时。食物量通常用家用量具、食物模型或食物图谱进行估计。具体询问获得信息的方式有多种，可以通过面对面询问、使用开放式表格或事先编码好的调查表通过电话、录音机或计算机程序等进行。常用的方法是用开放式调查表进行面对面询问。调查员一定要认真培训，因为信息是通过调查员引导性提问获得的。24 小时回顾法经常要建立一种特定的引导方法以帮助应答者记住一天内所消耗的所有食物。有时在回顾后要用一个食物清单核对表，因为一些食物或快餐很容易被遗忘。

评价前准备程序：①询问、记录调查期食用的食物名称、重量；②估计期间混合食物的配比、生熟比；③计算期间使用食物的生重，利用食物成分表计算分析。

该法虽适合一些散居的特殊人群调查，应答率较高，可以得到比较准确的结果；24

小时回顾法也适合于描述不同年龄组个体的平均摄入量；能得到个体的膳食营养素摄入状况，便于与其他相关因素进行分析比较，这种调查结果对于人群营养状况的原因分析也是非常有价值的。但由于调查主要依靠应答者的记忆能力来回忆、描述他们的膳食，因此不适合于年龄在 7 岁以下的儿童与 75 岁以上的老人；如果回顾膳食不全面，可能对结果有很大的影响，当样本较大，膳食相对单调时，误差将被分散；对调查者要严格培训，不然调查者之间差别很难标准化。

（二）调查结果评价

对膳食调查资料的分析评价，主要包括以下内容：

1. 居民食物摄入状况及膳食结构；
2. 膳食结构与膳食指南和膳食平衡宝塔的比较；
3. 每人每日能量和主要营养素平均摄入量，主要营养素日平均摄入量占推荐或适宜摄入量的百分比；
4. 三大产热营养素的餐次分配比例；
5. 三大产热营养素的摄入百分比；
6. 蛋白质、脂肪来源的百分比；
7. 其他，如人口特征、饮食习惯、经济状况及其相关性等。

二、体格检查

从身体形态和人体测量资料中可以较好地反映营养状况，体格的大小和生长速度是营养状况的灵敏指标。体格测量的数据，越来越被认为是评价群体或个体营养状况的有用指标，特别是学龄前儿童的体测结果，常被用来评价一个地区人群的营养状况。这是因为儿童在整个人群中最敏感，具有代表性，其测定方法比较规范，对人群营养状况的反映比较灵敏，而且所需费用相对较低。主要测量项目为身高（身长、顶臀长）、坐高、体重、头围、上臂围、皮褶厚度、腰围、臀围等，测量方法与注意事项请参见有关书籍。

身高、体重的测量是体格测量的主要内容，其表示方法有按年龄的身高，按年龄的体重及按身高的体重。按年龄的身高偏低，表示较长期的营养不良，而按身高的体重偏低，表示近期的营养不良。不同年龄和性别的人群其评价方法不同，特别是儿童评价方法较多，其评价标准各国也不一致。2009 年 9 月卫生部妇幼保健与社区卫生司发布了《中国 7 岁以下儿童生长发育参照标准》，该表可从卫生部网站下载，目前可以以此作为评价 7 岁以下儿童生长发育状况的参考标准。常用的评价方法有以下几种：平均值法、中位数百分比法、标准差法、百分位法、体质指数法。限于篇幅，只介绍体质指数法。体质指数 = 体重（kg）/ [身高（m）]^2。

体质指数（body mass index，BMI）是评价 18 岁以上成人群体营养状况的常用指标。它不仅对反映体型胖瘦程度较为敏感，而且与皮褶厚度、上臂围等营养状况指标的相关性也较高。①WHO 对成人 *BMI* 的划分：18.5 ~ 24.9 为正常范围，< 18.5 为低体重

（营养不足），≥25.0 为超重，肥胖前状态是 25.0 ~ 29.9，一级肥胖 30.0 ~ 34.9，二级肥胖 35.0 ~ 39.9，三级肥胖 > 40.0。这一标准为世界各国广泛采用。②亚太地区 *BMI*：世界卫生组织肥胖专家顾问组针对亚太地区人群的体质及其与肥胖有关疾病的特点，2002 年提出亚洲成年人 *BMI* < 18.5 为体重过低，18.5 ~ 22.9 正常，≥23.0 为超重，23.0 ~ 24.9 为肥胖前期，25.0 ~ 29.9 为一级肥胖， > 30.0 为二级肥胖。这一标准很少人采用。③我国 *BMI*：最近国际生命科学学会中国办事处中国肥胖问题工作组提出对中国成人判断超重和肥胖程度的界限值，*BMI* < 18.5 是体重过低，18.5 ~ 23.9 为体重正常，24.0 ~ 27.9 为超重， > 28 为肥胖。为了便于进行国际的相互比较，各国多推荐使用 WHO 对成人 *BMI* 的分级标准。

除上述评价方法外，还可以进行综合评价，即先对各项指标分别进行评价，然后根据结果再做出综合评价；应用多元统计分析方法对其营养状况、生长发育评价方法进行研究。多项指标综合评价更为全面，是今后研究营养状况、生长发育评价方法的主要方向。

三、实验室检查和临床检查

常见营养缺乏病的临床症状、体征和辅助检查结果见表 2 – 6 和表 2 – 7。

表 2 – 6　营养缺乏的症状、体征

部　位	体　征	缺乏的营养素
全身	消瘦或浮肿，发育不良	能量、蛋白质、锌蛋白质、铁、叶酸、维生素 B_{12}、B_6、B_2、C
	贫血	
皮肤	干燥，毛囊角化	维生素 A
	毛囊四周出血点	维生素 C
	癞皮病皮炎	烟酸
	阴囊炎，脂溢性皮炎	维生素 B_2
头发	稀少，失去光泽	蛋白质，维生素 A
眼睛	毕脱氏斑，角膜干燥，夜盲	维生素 A
唇	口角炎、唇炎	维生素 B_2
口腔	齿龈炎，齿龈出血，齿龈松肿	维生素 C
	舌炎，舌猩红，舌肉红	维生素 B_2、烟酸
	地图舌	维生素 B_2、烟酸、锌
指甲	舟状甲	铁
骨骼	颅骨软化、方颅、鸡胸、串珠肋、O 型腿，X 型腿	维生素 D
	骨膜下出血	维生素 C
神经	肌肉无力，四肢末端蚁行感、下肢肌肉疼痛	维生素 B_1

表 2-7　诊断营养缺乏常用的生化参考指标及临界值

蛋白质	1	血清总蛋白	60～80g/L
	2	血清白蛋白	30～50g/L
	3	血清球蛋白	20～30g/L
	4	白/球（A/G）	1.5～2.5：1
	5	空腹血中氨基酸总量/必需氨基酸量	＞2
	6	血液比重	＞1.015
	7	尿羟脯氨酸	＞2.0～2.5mmol/L 尿肌酐系数
	8	游离氨基酸	40～60mg/L（血浆），65～90mg/L（红细胞）
	9	每日必然损失氮（ONL）	男 58mg/kg，女 55mg/kg
血脂	1	总脂	4.5～7.0g/L
	2	甘油三酯	0.2～1.1g/L
	3	α 脂蛋白	30%～40%
	4	β 脂蛋白	60%～70%
	5	胆固醇（其中胆固醇酯）	1.1～2.0g/L（70%～75%）
	6	游离脂肪酸	0.2～0.6mmol/L
	7	血酮	＜20mg/L
钙、磷、维生素 D	1	血清钙（其中游离钙）	90～110mg/L（45～55mg/L）
	2	血清无机磷	儿童 40～60mg/L，成人 30～50mg/L
	3	血清钙磷乘积	＞30～40
	4	血清碱性磷酸酶	儿童 5～15 菩氏单位，成人 1.5～4.0 菩氏单位
	5	血浆 25-OH-D$_3$	36～150nmol/L
	6	血浆 1,25-（OH）$_2$-D$_3$	62～156pmol/L
铁	1	全血血红蛋白浓度	成人：男＞130g/L，女、儿童＞120g/L，6 岁以下小儿及孕妇＞110g/L
	2	血清运铁蛋白饱和度	成人＞16%，儿童＞7%～10%
	3	血清铁蛋白	＞10～12mg/L
	4	血液红细胞压积（HCT 或 PCV）	男 40%～50%，女 37%～48%
	5	红细胞游离原卟啉	＜70mg/L RBC
	6	血清铁	500～1840μg/L
	7	平均红细胞体积（MCV）	80～90μm^3
	8	平均红细胞血红蛋白量（MCH）	26～32μg
	9	平均红细胞血红蛋白浓度（MCHC）	0.32～0.36

锌	1	发锌	125~250μg/ml（各地暂用：临界值 < 110μg/ml，绝对缺乏 < 70μg/ml）
	2	血浆锌	800~1100μg/L
	3	红细胞锌	12~14mg/L
	4	血清碱性磷酸酶活性	儿童5~15菩氏单位，成人1.5~4.0菩氏单位
维生素 A	1	血清视黄醇	儿童 > 300μg/L，成人 > 400μg/L
	2	血清胡萝卜素	> 800μg/L
维生素 B$_1$	1	24 小时尿	> 100μg
	2	4 小时负荷尿	> 200μg（5mg 负荷）
	3	任意一次尿（/g 肌酐）	> 66μg
	4	血	RBC 转酮醇酶活力 TPP 效应 < 16%
维生素 B$_2$	1	24 小时尿	> 120μg
	2	4 小时负荷尿	> 800μg（5mg 负荷）
	3	任意一次尿（/g 肌酐）	> 80μg
	4	血	红细胞内谷胱甘肽还原酶活力系数≤1.2
烟酸	1	24 小时尿	> 1.5mg
	2	4 小时负荷尿	> 3.5~3.9mg（5mg 负荷）
	3	任意一次尿（/g 肌酐）	> 1.6mg
维生素 C	1	24 小时尿	> 10mg
	2	4 小时负荷尿	> 5~13mg（500mg 负荷）
	3	任意一次尿（/g 肌酐）	男 > 9mg，女 > 15mg
	4	血	> 3mg/L 血浆
叶酸	1	血浆叶酸	3~16μg/L
	2	红细胞叶酸含量	130~628μg/L RBC
其他	1	尿糖	（－）
	2	尿蛋白	（－）
	3	尿肌酐	0.7~1.5g/24h 尿
	4	尿肌酐系数	男 23 mg/（kg·bw），女 17 mg/（kg·bw）
	5	全血丙酮酸	4~12.3mg/L

注：本表参考人民卫生出版社《营养与食品卫生学》第 5 版，吴坤主编；《中国营养科学全书》2004 年版等。

四、营养诊断咨询程序

营养咨询和营养诊断也要遵循一定的程序，才不至于遗漏某些信息，做到全面、准确的评价，提出合理、有效、可行的饮食建议。一般来说，大致要遵循以下的逻辑顺序：

1. **一般信息** 主要了解咨询者或者评价对象的姓名、性别、年龄、身高、体重、职业、地址、联系方式等，以便综合考虑相关因素的影响；如果是病人，还要了解病情状况。

2. **既往病史** 主要考虑消化系统相关疾病等情况，其他系统的疾病也不能忽视。一般而言，任何疾病都属于应激状态，不同疾病状态对营养素和能量的需求是不同的，了解其对营养素消化、吸收和利用的影响，特殊病情需要等，以便保证营养充足、提高机体免疫力、抵抗力和有效辅助治疗。

3. **膳食营养史** 主要是询问了解膳食规律、饮食结构、饮食行为方式等，是否有偏食、挑食、厌食、暴饮暴食等现象。对婴幼儿还要了解喂养史、辅食添加情况，食物供应情况。如有必要，可进行全面膳食调查。

4. **人体测量** 测量身高（身长）、体重、头围、胸围、腰围、臀围、皮褶厚度、上臂围等信息。

5. **体格检查** 有针对性的采集有关症状、体征的信息。

6. **辅助检查** 针对可能的营养问题，如有必要，适当选取生理生化、X线、B超、诊断试验等辅助检查。

最后，综合以上信息，做出营养状况评价（诊断），给出营养建议（处方、膳食安排）。适时做出回访，根据实际情况进行再评价，调整膳食安排。

五、营养评价注意事项

营养评价除了要遵循上述程序外，膳食调查、生化检查、体格检查的结果应该互相参考、综合评价。经常会遇到以下几种情况及可能的原因：

1. 膳食调查结果、实验室检查均表明某种营养素缺乏；但是无临床症状、体征。评定为营养素供给不足。可能原因：发生营养缺乏时间较短，还未出现症状。采取措施：提早膳食调配，可以预防。

2. 膳食调查结果表明某种营养素缺乏；实验室检查、临床症状、体征均示不缺乏。评定为营养素供给不足。可能原因：近期膳食改变。采取措施：找出原因，提早纠正、预防。

3. 膳食调查结果表明无营养素缺乏；实验室检查、临床症状、体征均示缺乏。不能评定为营养素供给不足。可能原因：早期膳食缺乏，现已改善；烹调加工损失；消化、吸收障碍。采取措施：合理加工烹调；诊断治疗相关疾病。

4. 膳食调查结果表明无营养素缺乏；实验室检查示缺乏；临床症状、体征示不缺乏。不能评定为营养素供给不足。可能原因：烹调不合理；近期需要量增加。

5. 膳食调查结果、实验室检查表明无营养素缺乏；临床症状、体征示缺乏。不能评定为营养素供给不足。可能原因：营养素缺乏的恢复期。

思考题

1. 举例说明营养素的单一作用、联合作用与相互作用?
2. 试说明如何才能做到合理营养?
3. 进行合理膳食健康教育的内容应该包括哪些?
4. 如何正确选择膳食调查方法?
5. 营养评价的内容包括哪一些?

第三章　职业因素与健康

职业劳动有利于人类健康发展，创造未来世界。职业劳动时期是人的一生中最辉煌的阶段，但职业环境中同时存在有利和不利于健康的职业因素，如长期毫无防范地暴露于那些不利因素之下，就可造成健康损害甚或导致职业病。

第一节　职业性有害因素的概念与分类

一、职业性有害因素的概念

职业性有害因素（occupational hazards）是在职业活动中产生和（或）存在的、可能对职业人群健康、安全和作业能力造成不良影响的因素或条件，包括化学、物理、生物等因素。

当职业性有害因素作用于人体的强度和时间超出了人体代偿能力时可引起职业性损害（occupational damage），职业性损害包括职业病（occupational disease）、工作相关疾病（work - related disease）和职业性外伤（occupational injury）。

二、职业性有害因素的分类

1. 化学性有害因素（chemical hazards）　是职业危害中重要的因素，其种类日益增多，成分极为复杂，在生产环境中以多种形态（气体、蒸汽、粉尘、烟或雾）及多种形式（原料、中间产品、辅助材料、产品、副产品及废弃物等）存在。在原料的开采与提炼、加料和出料；材料的加工、搬运、储藏；成品的处理、包装等操作或生产环节中都有可能接触到毒物。化学性毒物主要通过呼吸道和皮肤黏膜进入机体，引起机体损害。常见的化学性有害因素有生产性毒物（industrial toxicant）和生产性粉尘（industrial dust）。

生产性毒物是指在生产过程中所使用或产生的各种有毒物质。当人体通过不同的途径吸收了一定量的生产性毒物，并与体内细胞分子产生生物化学或物理化学反应，扰乱或破坏了机体正常功能时，可引起病理改变，甚至危及生命，称为职业中毒（Occupation poisoning）。职业中毒可累及全身各个系统，出现多脏器损害；同一毒物可累及不同的靶器官；不同毒物也可损害同一靶器官。常见生产性毒物的接触机会及其职业性损害举例，见表 3 - 1。

表 3 - 1　常见生产性毒物的接触机会及其职业性损害

生产性毒物	接触机会	职业损害
金属及类金属	铅——蓄电池生产、含铅油漆使用、电子显像管制造等	铅中毒——临床为对神经系统、消化系统、血液和造血系统的损害
	汞——含汞仪器仪表的制造与维修、照相和药物制造中汞的使用等	汞中毒——脑衰弱综合征、神经性肌肉震颤、口腔 - 牙龈炎等
有机溶剂	苯——焦炉气和煤焦油的提炼、苯酚、氯苯、合成纤维生产与制造等	苯中毒——造血系统的损害为主：中性粒细胞、血小板、红细胞减少发展为再障、白血病
	苯胺——香料、染料、炸药、合成树脂等工业	苯胺中毒——高铁血红蛋白，溶血，肝脏、肾脏、晶状体、皮肤受损，致癌
刺激性气体	氯——电解食盐、造纸、印染、水消毒、制造漂白粉业等	氯气中毒、二氧化硫中毒——呼吸道受损：中毒性肺水肿、化学性气管炎、支气管炎、肺炎等，可引起窒息、猝死
	二氧化硫——熔炼硫化矿石、烧制硫黄、制造硫酸、硫化橡胶、石油精炼等	
窒息性气体	一氧化碳——炼焦、炼铁、炼钢、锻造、铸造等	一氧化碳中毒——中枢神经系统受损，急性脑缺氧的症状与体征为主，血中碳氧血红蛋白增高
	氰化氢——电镀、钢铁热处理、制药、合成纤维等	氰化氢中毒——中枢神经系统受损，呼吸困难、缺氧为主要症状，尿中硫氰酸盐增加
农药	有机磷——农药生产和施用中	有机磷农药中毒——体内胆碱酯酶受抑制，出现毒蕈碱样、烟碱样、中枢神经系统症状
高分子化合物	氯乙烯——生产合成纤维、塑料、离子交换树脂等业	氯乙烯中毒——神经、消化、呼吸等系统受损，及多发性神经炎、肢端溶骨症、肝血管肉瘤病

生产性粉尘是指在生产过程中形成的、能较长时间悬浮在生产环境空气中的固体微粒。生产性粉尘主要来自固体物质的破碎或机械加工。长期吸入生产性粉尘所引起的以肺组织纤维化为主的全身性疾病称为尘肺（pneumoconiosis）。

2. **物理性有害因素**（physical hazards）　包括气湿、气流、气温、气压、声音、红外、紫外、可见光等。自然状态下这些因素对人类健康不产生有害的作用，而且其中有些是人类健康所必需的；但在生产状态下，使用或产生某些物理因素的量或强度超出人体所耐受的程度，则可引起病理反应或变化。

3. **生物性有害因素**（biological hazards）　存在于生产环境中危害职业人群的致病微生物、寄生虫及动植物、昆虫等，以及其所产生的生物活性物质通称为生物性有害因素。

4. **不良生理、心理性因素**（physical and psychological hazards）　在劳动的过程中，劳动组织制度不合理，劳动时间过长，劳动强度过大，超出了机体生理负荷能力；劳动者精神（心理）过度紧张；劳动工具设计不科学，操作方法与体位不合理；个别器官或系统过度紧张等，都可对劳动者的健康产生不良影响。

第二节　职业病预防策略

一、职业病概述

（一）职业病的概念

广义的职业病（occupational disease）是指与工作有关并直接与职业性有害因素有因果关系的疾病，即当职业性有害因素作用于人体的强度和时间超出了人体代偿能力，产生机体不能代偿的功能性损害和器质性病理变化，出现相应临床征象，影响劳动能力，这类疾病称为职业病。具立法意义的职业病则为狭义职业病或法定职业病。各国法定职业病范围不都一样，同一个国家不同历史时期，法定职业病范围也不一样。《中华人民共和国职业病防治法》将职业病定义为：职业病是指企业、事业单位和个体经济组织等用人单位的劳动者在职业活动中，因接触粉尘、放射性物质和其他有毒、有害因素而引起的疾病。

我国目前所使用的《职业病目录》是由卫生部和劳动与社会保障部颁布，并于2002 年 5 月 1 日开始实施的，该规定将我国的职业病分为 10 类 115 种，包括：①尘肺13 种；②职业性放射性疾病 11 种；③职业中毒 56 种；④物理因素所致职业病 5 种；⑤生物因素所致职业病 3 种；⑥职业性皮肤病 8 种；⑦职业性眼病 3 种；⑧职业性耳鼻喉口腔疾病 3 种；⑨职业性肿瘤 8 种；⑩其他职业病 5 种，其中包括化学灼伤等工伤事故。

（二）职业病的致病条件

职业性有害因素是引发职业损害的原因，但这些因素是否一定使接触者（机体）产生职业性损害，还取决于作用条件（接触机会、方式、时间、强度）和个体因素（遗传因素、年龄、性别、营养状况、其他疾病情况、文化水平和生活方式等）。在同一作业条件下，不同个体发生职业性病损的机会和程度也有一定的差别，如有遗传缺陷、女性和老人、不合理膳食结构、酗酒等均能增加职业性有害因素的致病机会和程度，以上这些因素统称个体危险因素，存在这些因素者对职业性有害因素较易感，称易感者或高危人群。

（三）职业病的特点

1. 病因明确，在控制了相应病因或作用条件后，发病可以减少或消除；
2. 所接触的病因大多是可以检测和识别的，一般需接触水平到一定程度才发病，因此，存在接触水平（剂量）- 反应关系（exposure - response relationship）；
3. 在接触同样有害因素的人群中，常有一定的发病率，很少只出现个别病人，具有群体发病的特点；
4. 早期发现并及时合理处理，预后较好，发现愈晚，疗效也愈差；

5. 大多数职业病目前尚无特殊治疗方法，重在预防，除职业性传染病外，治疗个体无助于控制人群发病。

（四）职业病的诊断

职业病的诊断是一项政策性和科学性很强的工作，需具有职业病诊断权的机构诊断。在诊断上采取以当地防治机构为主、集体诊断为准的原则，并需了解该患者以下几方面的资料：

1. 职业史 是职业病是否有可能发生及正确诊断的重要依据。内容包括：①该患者自参加工作起全部职业的工种和工龄；②工作时接触有害因素种类、接触水平、防护措施；③疾病出现的时间、具体的症状及其发展情况；④同工种其他工人患病情况；⑤非职业性接触和其他生活情况等。

2. 职业卫生现场调查与危险评价 内容包括：①患者所在岗位的生产工艺过程、劳动过程、职业病防护情况；②工作场所毒物检测与分析；③同一作业场所其他作业工人职业损害情况。

3. 临床表现与辅助检查 内容包括临床症状与体征、生化检查、辅助检验、活体组织检查等。应重点检查和收集一些与接触职业有害因素有关的项目，分析判断病人的临床表现与职业性有害因素的危害作用是否相符，疾病的严重程度与接触水平是否一致等。

（五）职业病报告

各级地方劳动卫生职业病防治院（所）或卫生防疫机构负责职业病报告工作。急性职业病由最初接诊的任何医疗卫生机构在 24 小时之内向患者单位所在地卫生监督机构发出《职业病报告卡》。凡有死亡或同时发生 3 名以上急性职业中毒以及发生 1 名职业性炭疽时，接诊的医疗机构应立即电话报告患者单位所在地卫生行政部门，并及时发出报告卡。尘肺病、慢性职业中毒和其他慢性职业病由各级卫生行政部门授有职业病诊断权的单位负责报告，并在确诊后填写《尘肺病报告卡》或《职业病报告卡》，在 15 天内将其报送患者单位所在地卫生监督机构。

（六）职业病的处理原则

依据《中华人民共和国职业病防治法》和《职业病范围和职业病患者处理办法的规定》，职业病的处理包括两个方面内容：职业病患者的治疗和所享有的待遇。

1. 职业病的治疗原则 力求以病因治疗，从根本上治疗疾病；力求早治疗和预见性治疗，以防止并发症、后遗症；在治疗时要注意整体观、个体化的原则，选择最优治疗方案，根据病情适时调整，以提高治疗水平。

2. 职业病患者的待遇 职业病病人依法享受国家规定的职业病待遇。用人单位应当按照国家有关规定，安排职业病病人进行治疗、康复和定期检查；对不适宜继续从事原工作的职业病病人，应当调离原岗位，并妥善安置；对从事接触职业病危害作业的劳动者，应当给予适当岗位津贴。职业病病人的诊疗、康复费用，伤残以及丧失劳动能力的职业病病人的社会保障，按照国家有关工伤保险的规定执行。职业病病人除依法享有工伤保险外，还有获得赔偿的权利，有权向用人单位提出赔偿要求等。

二、职业病预防

2002年5月1日施行的《中华人民共和国职业病防治法》中规定："职业病防治工作坚持预防为主、防治结合的方针，实行分类管理、综合治理。"

（一）职业病三级预防原则

1. 一级预防 制定和贯彻执行国家卫生法规，做好卫生监督工作；合理组织、安排劳动过程，建立、健全劳动制度；做好卫生宣传、健康教育；采用有利于职业病防治的工艺、技术和材料；合理利用职业病防护设施及个体职业病防护用品；做好就业前体格检查，发现易感者和就业禁忌证；注意平衡膳食和保健食品供给，加强锻炼，提高机体抵抗力。

2. 二级预防 开展普查、筛检、定期健康检查；环境中职业性有害因素检测。

3. 三级预防 对患有职业病和遭受职业伤害的劳动者进行合理治疗和康复。

（二）职业病防制措施

1. 法律措施 制定和执行卫生法规，做好预防性和经常性卫生监督，是防治职业病的基础。

2. 组织措施 领导重视、加强人员培训和健康教育、建立健全合理的职业卫生制度是防治职业病的重要保障。

3. 技术措施 改革工艺过程，消除或减少职业性有害因素的危害；生产过程尽可能机械化、自动化和密闭化，减少工人接触各种有害因素的机会；加强工作场所的通风排毒除尘等是防治职业病的重要措施。

4. 卫生服务措施 是职业病医师重要的医疗卫生工作，其核心内容为：①工作场所的健康需求评估；②职业人群健康监护；③健康危险度评估；④危害告知、健康教育和健康促进；⑤职业病和工伤的诊断、治疗和康复服务；⑥实施与作业者健康有关的其他初级卫生保健服务；⑦工作场所突发公共卫生事件的应急救援。

思考题

1. 简述职业病的概念与特点。
2. 简述职业病诊断和处理的原则。
3. 简述职业性危害因素的概念和分类。

第四章　社会、心理、行为因素与健康

随着医学模式的转变，社会心理因素对健康的影响越来越受到人们的重视。人是一个有机的整体，具有生物和社会双重属性，这些因素共同影响着人体的健康和疾病。早在 2000 年前，我国《黄帝内经》中就提出了"心藏神，肺藏魄，肝藏魂，脾藏意，肾藏志，是谓五脏所藏"，"人有五脏化五气，以生喜、怒、悲、忧、恐"，"喜怒不节则气消，喜则气缓，怒则气上，悲则气消，思则气结，恐则气下，惊则气乱"，这些论述都说明了情绪、心理状态的失衡对健康产生的影响。当人的社会角色不成熟或受挫时就会出现恐惧、焦虑、紧张、绝望等心理症状或综合征，这些又是心脑血管疾病、高血压、恶性肿瘤、溃疡病和精神疾患的重要致病因素。

第一节　社会、心理、行为因素与健康概述

一、社会因素与健康

社会因素是由与社会的生产力和生产关系有密切联系的一系列因素构成的。主要包括社会制度、经济状况、文化教育、人口、社会保障、科学技术、法律、婚姻家庭、医疗保健制度等。

（一）社会制度与健康

社会制度的涵义有 3 层：①社会形态，如社会主义制度、资本主义制度；②各种社会管理制度，如政治制度、经济制度、法律制度等；③各种社会组织的规章制度，如考勤制度、奖惩制度等等。

社会制度对人群健康产生缓慢、持久而稳定的影响。当今世界各国的政治制度、法律制度以及与之相关的政策各不相同，是造成各国、各地区间人群健康水平差异的重要原因之一。通过法律、法规强制推行或禁止某些行为，以规范人们的生活、行为方式，不仅对保持社会稳定和推动社会发展起着决定性的作用，而且为公众的健康提供制度上的保障。值得注意的是，社会分配制度、社会保障制度、卫生政策等的公正性与公平性，直接影响到公众的总体健康水平和期望寿命。

（二）社会经济与健康

1. 经济水平低下对健康的影响 经济水平低下导致不良环境，如不安全的饮用水、营养不良、恶劣的生产环境、缺少基本的公共卫生设施等，既不能维持人的基本生存，也容易导致人的社会行为方面失去平衡，引起疾病发生；而且还会导致对卫生事业投入低，无法保证基本的卫生服务，贻误最佳治疗时机而造成无法逆转的疾患；在贫困国家和贫困人口中，许多健康危险因素出现了聚集性和累加性。

2. 经济发展对健康的促进作用 ①通过提高居民物质生活水平来改善居民的健康状况；②有利于增加卫生投入；③通过对人群文化、教育水平的提升作用间接影响健康。

3. 健康水平的提高促进经济的发展 ①提高劳动效率、增加社会产出；②减少疾病、延长寿命，节约卫生资源；③人群健康水平的提高还使人们具有更多的时间和能力利用其他资本要素争取收益。

4. 经济发展对健康的负面作用 ①环境污染和生态破坏；②不良生活方式的形成；③现代社会病的出现；④心理健康问题增多；⑤社会负性事件增加；⑥社会流动人口增加带来了很多健康问题，如传染病的控制、计划生育、妇女儿童保健等问题。

（三）文化因素与健康

文化因素包括思想意识、观念形态、宗教信仰、文学艺术、社会道德规范、法律、习俗、教育以及科学技术知识等。

各国的主流文化对人们的思想、行为和健康影响最大，多数是有利于人类健康和社会发展的。非主流文化虽然在文化整体里占据次要部分，但也会对一定人群的思想意识和行为产生影响；如吸毒、性放纵和自杀等社会病态现象所带来的健康问题。

宗教教义、宗教仪式和宗教禁令都会对人群健康产生不同程度的影响。如佛教有不杀生、不奸淫、不饮酒等戒条，在客观上有利于人们的健康；若导致迷信则不利于健康。

不好的风俗习惯可导致不良的行为，直接危及人群健康，如绘身、纹身、人体饰物和人体变形等形式的人体装饰对健康的危害；还有我国太行山地区居民的食道癌患病率增高，与长年摄入含亚硝胺的酸菜有关；日本人有食河豚的习俗，造成每年都有居民死于河豚中毒等。

教育可以通过影响人们对生活方式的选择，影响人们对卫生服务的利用而影响健康。受教育程度越高，出现疾病和伤残的可能性越小，死亡率越低，期望寿命越高。妇女受教育的程度还关系到下一代的健康，对儿童出生体重、成活率、营养、疾病和智力发育等都有明显的影响。

（四）家庭与健康

家庭是以婚姻和血缘关系组成的社会基本单位。家庭的社会功能主要包括：生育功能、生产和消费功能、赡养功能、休息和娱乐功能。家庭结构、家庭功能、家庭成员间关系正常与否是影响家庭成员身心健康的重要因素，其交互作用可进一步影响家庭成员的健康。正常家庭亲情关系有利于维系和促进健康，否则不利。

1. 遗传和先天因素对健康的影响　家庭成员由于遗传因素导致的疾病，如血友病、地中海贫血、磷酸葡萄糖脱氢酶缺乏症、白化病等；由先天性因素（如胎内感染、怀孕期间用药或射线照射等）所致的婴儿残疾，将会给儿童的心身健康造成直接的影响。

2. 家庭结构对健康的影响　离婚、丧偶、子女或同胞死亡等是常见的家庭结构破坏和缺陷。这些因素可对家庭成员造成很大的心理压力和精神损害，使得他们感到孤独、焦虑，降低对疾病的抵抗能力而诱发各种健康问题。例如，父母亲情的长期剥夺与后代自杀、抑郁人格障碍等有关；父母离异会增加孩子们心理上的痛苦和人格上的缺陷；丧偶、离婚和独居者的死亡率均比结婚者要高。

3. 家庭环境对健康的影响　如过分拥挤的环境为许多疾病的传播提供了条件；家庭与邻居的关系、社区的卫生环境和治安状况等都会影响家庭成员的身心健康。

4. 家庭生活习惯、行为方式对健康的影响　家庭成员往往具有相似的生活习惯和行为方式，一些不良的生活习惯和行为方式明显影响家庭成员的健康，如高脂饮食、缺乏运动等。

（五）社会支持与健康问题

社会支持是指一个人从社会网络所获得的情感、物质和生活上的帮助。构成社会支持的因素主要包括：

1. 人际关系　良好的人际关系使人心情舒畅，精神振奋，身体健康，而且是获得其他社会支持的基础。人际关系紧张，会引起心理状态的改变，情绪紧张，这种状态长期存在，必然会导致健康受损和疾病的产生。

2. 社会网络　社会网络由家庭、邻里、朋友群、工作团体等这些基本社会群体组成。社会网络结构的健全和合理性是人们获取社会支持的基本条件。个体可以通过从社会网络中获得的支持，如主观归属感、被接受感和被需要感，建立健康的感觉，减轻焦虑和紧张。人在社会网络中的相互关系不协调，缺乏相互支持，这些都对健康产生负面影响。研究表明，无良好社会网络的人罹患冠心病、抑郁症等疾病的几率都较高。

3. 社会凝聚力　社会凝聚力是人们思想道德观念、社会责任感及对社会信心的综合反映，是社会支持发生与否的重要决定因素。社会凝聚力与社会制度、政府行为、政策宣传导向、人群受教育水平、人群的公益意识、经济发展水平等因素有关。在一个讲诚信、守信用、充满爱心的社会环境中，人们将对社会满怀信心，并将唤起人们的社会责任感和凝聚力，必然对人体健康产生良好影响。

（六）其他

人口数量、老龄化及卫生服务等社会因素亦与健康息息相关。

二、心理因素与健康

（一）个性心理特征对健康的影响

个性是个体社会化的结果，主要包括心理现象中的兴趣、能力、气质、性格等四个方面。其中，国内外研究得较多的是气质和性格方面对健康的影响。

1. 气质（temperament） 是情绪和行动发生的速度、强度、持久性、灵活性等各方面的动力性个性心理特征。气质主要由遗传因素决定，是不以活动的时间、条件和内容为转移的，受生物规律制约比较明显。古希腊医生希波克拉底（Hippocrates of Cos）和罗马医生盖伦（Galen）把人的气质分为胆汁质、多血质、黏液质、抑郁质4类。①胆汁质的人敏感，反应迅速且强烈，易冲动、暴躁，具有外向性。②多血质的人活泼、敏感，反应迅速但不强烈，兴趣易受环境影响，具有外向性。③黏液质的人反应迟钝，沉默寡言，情绪稳定不易转移，具有内向性。④抑郁质的人反应迟钝、孤僻，善于感知且抑制力强，具有内向性。个体间的气质不同使日常生活、工作和社会活动呈现不同的色彩，形成各自的风貌。实际生活中人的气质一般以两种或两种以上的混合型居多。研究表明，许多疾病表现出明显的气质分布。胆汁质的人，其强烈的愿望、过度的紧张和疲劳，可以使本来就弱的神经抑制过程更加减弱，促使过度兴奋从而导致神经衰弱、神经症或躁狂性精神病。

2. 性格（character） 是指一个人在生活过程中所形成的思想、情绪、行为与态度的总称。不同性格的人具有不同的心理特征，对外界刺激的反应以及所采取的行为也存在差异。

性格与人的健康关系密切。A型性格的人争强好胜，雄心勃勃，急躁易怒，有过多的保证，有旺盛的精力和过度的敌意，有时间紧迫感和竞争倾向，此型人冠心病的发病率、死亡率均较高，称为"冠心病易患"性格。B型性格的人温和、安静，随遇而安、不争强好性，少计划，其冠心病的发病率、死亡率均比A型性格人低。C型性格的人缺乏应付技能，常将不愉快的体验指向自身，使负性情绪过分压抑，过分忍让、屈从，常常因无力应对生活压力而感到绝望和孤立无援，此型性格的人宫颈癌的发病率较高，患胃癌、肝癌等的危险性更高，称为"癌症易患"性格。此外，2型糖尿病患者具有C型性格特征。美国心理学家弗里德曼（friedman）等在研究中发现多数冠心病患者发病之前均表现出A型性格；癌症患者则表现为C性格特征。

健康的性格有以下5个基本特征：现实性，独立性，仁爱，有宣泄技巧，宽容。

（二）情绪对健康的影响

情绪（emotion）是人对周围客观事物与个人需要之间关系的反映，是社会环境因素作用于人体的结果。当个体采取肯定的态度时，就会产生满意、高兴、愉快等内心体验或情绪反应，可对人体生命活动起到良好的作用，可以充分发挥机体的潜在能力，促进人体健康；当个体采取否定的态度时，就会产生憎恨、不愉快、痛苦、忧愁、愤怒、恐惧等情绪反应，可导致人的心理活动失去平衡，如果不愉快、消极的情绪长期持续或反复存在，就会引起神经活动的机能失调，导致机体的病变，如神经功能紊乱、内分泌功能失调、血压持续升高等，进而转变为某些系统的疾病，如消化系统疾病、心血管系统疾病，甚至癌症等。

常见的情绪障碍有焦虑（anxiety）、忧郁（depression）和应激性（irritability）（指各种不同程度的易怒倾向）。

（三）精神刺激对健康的影响

1. 源于家庭生活环境　包括恋爱受挫、家庭人际关系不良、家庭生活不完美、亲人亡故等因素，可使家庭成员的亲密感情遭到破坏，或这种场所成了烦恼和悲伤的来源，从而对人的心理产生恶劣影响，给人的精神造成沉重的打击。

2. 源于学习工作环境　包括工作环境或工作性质不适当，学习、工作负荷超出个人的能力，学习、工作与个人的愿望不相符合，人际关系不良等，使负性情绪累积日久，引起健康危害。

3. 源于社会事件　包括严重的自然灾害，如水灾、火灾、地震，以及居住拥挤、交通事故、环境噪声、环境污染、社会动荡等。当社会环境的变动、人为或自然的因素导致的特殊事件的刺激，超越了个人承受能力，就容易产生应激，使人们在生理、心理方面发生重大变化，对健康产生影响。

三、行为因素与健康

（一）行为因素的概念

行为（behavior）指具有认识、思维能力的人对环境刺激所做出的能动反应。广义的行为分为内在行为和外显行为。内在行为即人的心理活动过程，外显行为是可被他人观察到的行为。人的行为除了受生物遗传的本能活动支配外，更重要的是受心理的调节和社会环境的制约。

行为医学（behavioral medicine）是结合行为科学和生物医学知识来研究行为科学中与健康和疾病相关的一切知识与技术，并把这些知识和技术应用于预防、诊断、治疗和康复的学科领域。

美国生物学家 L. Birk 首先使用行为医学一词。他曾用生物反馈技术研究关于哮喘、癫痫、紧张性头痛、雷诺病等的治疗问题，并收到良好的效果。人类的不良行为和习惯，尤其是各种自残行为如酗酒、药物依赖、吸烟、贪食、体力劳动减少等，引起了许多疾病如动脉硬化、冠心病、糖尿病、肥胖症、中毒等，是影响人类健康的重要问题。研究这些行为的形成原因，改变不良的生活方式和饮食习惯，增加体力活动等，都是行为医学研究的重要课题。另外，行为医学还研究用行为矫正方法治疗其他适应不良的行为如性变态、各种神经症、性功能障碍以及儿童行为口吃、咬指甲、遗尿等问题，还包括某些反社会行为如说谎、偷盗等不良行为。

（二）行为因素的分类

人的行为可以分为健康行为、不良行为和疾病行为等。

1. 健康相关行为（health related behavior） 指任何与疾病预防、增进健康、维护健康及恢复健康相关的行动。客观上有益于个体与群体的健康。

（1）**基本健康行为**（basio-health behavior）：指日常生活中一系列有益于健康的基本行为，如合理营养、平衡膳食、积极锻炼、积极的休息与适量睡眠等。

（2）**预警行为**（precautional behavior）：指预防事故发生前和事故发生时正确处置的行为，如使用安全带，溺水、车祸、火灾等意外事故发生后的自救和他救属于此类健康行为。

（3）**保健行为**（health behavior）：指正确、合理地利用卫生保健服务，以维护自身身心健康的行为，如定期体格检查、预防接种、发现患病后及时就诊、咨询、遵从医嘱、配合治疗、积极康复等。

2. 不良行为（unhealthy behavior） 指可能对健康导致损害或引起疾病的行为。大量研究表明，对人体健康影响较大的不良行为主要包括吸毒、吸烟、酗酒、饮食不当、缺乏运动等。

3. 疾病行为（illness Behavior） 指个体从感知自身患病到疾病康复所表现出来的行为。疾病行为可以表现为患病行为、求医行为和遵医行为。疾病行为与疾病的发生、发展和转归有直接或间接的关系。正确地对待疾病行为，积极引导和干预病人的求医行为和遵医行为，对于疾病的治疗、康复，以及提高防病的效率具有重要作用。

4. 冒险行为（reckless behavior） 指让自己处于有潜在患病、意外伤害或死亡危险处境的行为，也称之为"危险行为"（risky behavior），常见于男性青少年。

（三）不良行为、生活方式对健康的影响

1. 吸烟 吸烟成瘾又称为烟草依赖性，是指在反复使用烟草的过程中，机体与烟草中的烟碱相互作用所形成的一种精神和躯体病态状况。

大量的研究表明，吸烟可增加人群患多种癌症的危险性，特别是肺癌；咳嗽、咳痰等症状以及慢性支气管炎、肺气肿、支气管扩张、肺功能损害等均与吸烟有关；吸烟者缺血性心脏病死亡率的增加比不吸烟者高；如果孕妇吸烟还可能影响胎儿的发育。此外，吸烟还可污染环境，造成不吸烟者的被动吸烟而危害不吸烟人群的健康。

2. 酗酒 研究表明，酗酒对人体的肝脏损害最大。由于酒精要在肝脏分解，长期饮酒会造成脂肪肝、肝硬化和肝癌；长期饮酒者易患酒精性心肌病和脚气心脏病；心肌可发生脂肪性病变，心肌的弹性和收缩力减退，血管可出现硬化；如果孕妇酗酒，酒精会通过胎盘屏障而损害胚胎。

此外，酗酒还是一个严重的社会问题。如酗酒引起公共场所的无序与暴力行为、酗酒者的生产能力下降直至完全失去劳动能力、酒后驾车引发的交通事故等。

3. 不合理饮食 流行病学调查结果显示，饮食中脂肪总摄取量与动脉粥样硬化症的发病率和死亡率都有密切关系；长期大量食用以饱和脂肪酸为主的食物，可引起机体内分泌紊乱，从而容易发生子宫、睾丸、前列腺等器官的肿瘤；高脂肪膳食还可以增加子宫体癌的发病率；高脂肪食物还可以促进胆汁的分泌，产生较多的胆酸、胆酸代谢衍生物，这些物质经肠道微生物的作用，可生成致癌物质。

不合理饮食还是引起肥胖症的主要原因之一；高盐饮食的人容易患高血压病。饮食方式不良与许多疾病也有一定联系，经常暴饮暴食，三餐不定时，进食快，喜吃干、硬、烫食物等习惯对健康都是不利的。

4. 网络成瘾综合征（Internet Addiction Disorder，IAD） 是由于长期过长时间使用电脑引起一系列以植物神经功能紊乱为主要症状的症候群，属于一种心身疾病，常见的症状为：①眼睛：视物模糊、眼睛干涩。②神经系统：注意力不易集中、头晕、头痛、多梦、失眠、易受惊吓、易怒。③心血管系统：心悸、心律不齐、血压高。④胃肠系统：不思饮食、恶心、呕吐。⑤四肢：手脚麻木颤抖，可有盗汗、易累、耐力降低。⑥泌尿系统：尿频等。因此，应以理智的态度控制上网时间，每次上网不应超过2小时，对于色情图片信息，应保持洁身自好，切莫掉入色情陷阱；要积极参与社会生活，不能用上网来代替与其他人的正常交往，对有心理疾病的人不能用上网去寻求精神安慰；如果发现自己已经感染"网瘾"，应尽快借助亲友及社会的力量来帮助矫治，或求助于心理医生，使其戒除"网瘾"，恢复身心健康。此外，保持良好的室内环境，使用可调式桌椅，养成良好的电脑操作姿势，合理安排使用电脑时间，注意间隔休息，加强饮食营养（多吃一些富含维生素 A 的食物，如猪肝、羊肝、鸡肝、牛奶、鸡蛋、奶糖、蛋糕、鱼肝油等），积极参加体育锻炼，重视心理保健等措施对预防 IAD 有重要的作用。

5. "消极被动"的生活方式 由于现代社会的高度便利和生活节奏的极度紧张，尤其是计算机和网络的快速普及，人们的工作和生活更趋"消极"、"被动"。人们越来越依赖各种快速食品、保鲜食品。因此，缺乏运动、缺乏睡眠、肥胖，是现代社会人类的典型写照。缺乏高质量睡眠，是导致许多疾病和减低工作效率的罪魁祸首。肥胖则与糖尿病、高血压病等常见病密切相关。缺乏活动的生活方式如久坐式生活方式还是各种职业病的重要原因，如腰背痛，痔疮，颈椎病，神经衰弱，肌肉劳损等。因此，这类"消极被动"的生活方式，是一个影响健康的广泛的潜在危险因素。适量参加体育、文娱活动，不但能使机体长期处于生命力旺盛的状态，还可以减少某些疾病的发病率。

6. 药物成瘾 吸毒与许多因素有关，其中家庭矛盾、单亲家庭、家庭成员缺乏交流、过分保护、放纵和虐待是吸毒的重要诱因。青少年期受到同伴影响和社会压力，往往是吸毒的重要原因。吸毒者常常有神经质倾向，外向性格较多。有比较明显的个性，如反社会性、情绪调节差、容易冲动，容易受到别人的暗示。药物成瘾不仅包括吸毒，也包括过量长期服用各种抗焦虑、抗抑郁、止痛等药物。药物成瘾不仅直接影响人的心理和生理健康，而且这类药物多属于神经系统药物，对人的行为有很大的作用，导致人格障碍、遗忘综合征和痴呆等，潜在危害极大。此外，吸毒可导致感染结核病、肺炎等的危险性增大，共用注射器静脉注射毒品可引起 HIV 感染。

吸毒还可带来诸多的家庭和社会问题。如吸毒者成瘾后，个性发生改变，不顾家庭及其成员的生活需要，放弃抚养义务，虐待妻儿，给家庭幸福带来极大危害；吸毒成瘾造成的疾病、事故与劳动能力降低、出勤率减少给家庭和社会造成巨大的经济损失；吸毒者也可因经济问题、人格变异等原因发生抢劫、强奸、卖淫等犯罪行为而危害社会。

7. 不安全性行为　不安全性行为是性病，尤其是艾滋病的主要传播途径。近年来通过大力宣传和教育，人们开始意识到安全性行为的重要性，比如使用安全套，避免性乱交，慎重选择性伙伴，进行 HIV 检查等，是艾滋病发病率下降的主要原因之一。家庭破裂、父母离异、中年感情危机、性服务提供者、长途汽车司机等是高危人群。

第二节　亚健康状态的防制

亚健康（sub – health）是机体没有器质性病变指标，但却呈现出免疫力下降、生理功能低下、活力降低、适应能力不同程度减退的一种生理、心理状态，是一种介于疾病与健康之间的中间状态。人们通常把健康称为第一种状态，患病称为第二种状态，把亚健康称为"第三状态"，亦称灰色状态、游移状态、病前状态、亚临床期、临床前期或潜病期等。

目前认为亚健康发生的机制是由于心理、社会、生物等多种环境因素，引起机体的神经 – 内分泌 – 免疫系统功能紊乱以及氧化应激损伤，导致基因表达紊乱，最终导致亚健康的发生。WHO 的调查表明，真正健康的人占 5%，患有疾病的人占 20%，而 75% 的人处于亚健康状态。

一、亚健康状态诊断的参考标准

目前国内外尚未有统一的诊断标准。

广东省中医药学会亚健康专业委员会制定的参考标准为：①已经出现各种不适症状，持续或反复出现 6 个月以上，通过系统检查，无明显的器质性病理损害证据和实验室检查指标的阳性改变。②无重要器官的器质性疾病及精神心理疾病，或原有疾病在康复过程中的病理损害及实验室检查指标改变与现有的临床表现无明显内在联系。③尽管患有明确的非重大器官器质性疾病或精神心理疾病，但无需用药维持。④具有以疲劳为主的各种躯体不适症状（以躯体性亚健康为主）。⑤具有急躁、焦虑、抑郁、恐惧等心理不适症状（以心理性亚健康为主）。⑥具有人际交往频率下降、人际关系紧张等社会适应能力下降（以社会交往性亚健康为主）。

判断：具备上述第①、②、③项可诊断为亚健康状态，加上④、⑤、⑥任一一项即可判断为亚健康状态的具体类型。

中国中医科学院制定的标准为：持续 3 个月以上反复出现的不适状态或适应能力显著减退但无明确疾病诊断，或有明确诊断但所患疾病与目前状态没有直接因果关系。即：①持续 3 个月以上反复出现的不适状态或适应能力显著减退，但能维持正常工作。②无重大器官器质性疾病及精神心理疾病。③尽管有明确的具有非重大器官器质性疾病或精神心理疾病诊断，但无需用药维持，且与目前不适状态或适应能力的减退无因果联系。

二、亚健康状态的调治原则

1. 保持心理平衡　要注意调整过度的情绪变化，保持心境的平和，保持充实的生活，不要感情用事，不逃避现实，不要做完善欲的俘虏，靠努力产生自信，学会豁达，顺应自然，避免长期休养。

2. 适量运动　参加一些自己喜欢又适合的运动，注意循序渐进和持之以恒。比较适宜的运动有：步行、慢跑、游泳、骑自行车、五禽戏、打太极拳、健身操、扭秧歌以及登楼梯等有氧代谢运动。

3. 适度劳逸　及时调整生活规律，做到房事有节，不妄作劳，保证充足睡眠；人体生物钟正常运转是健康保证，而生物钟"错点"则是亚健康的开始。

4. 戒烟限酒　吸烟时人体血管容易发生痉挛，局部器官血液供应减少，营养素和氧气供给减少，尤其是呼吸道黏膜得不到氧气和养料供给，抗病能力也就随之下降。少酒有益健康；嗜酒、醉酒、酗酒可降低人体免疫功能。

5. 合理膳食　《素问·生气通天论》指出："谨和五味，骨正筋柔，气血以流，腠理以密。"说明饮食合理搭配对身体健康具有基础性作用。《素问·脏器法时论》提出了"五谷为养，五果为助，五畜为益，五菜为充，气味合而服之，以补精气"的饮食基本准则。注重调养脾胃，顾护后天之本，强化气血生化之源。因此，食物要多样化，要平衡饮食，避免饥饱失常、饮食不洁与偏嗜过度，饮食冷热软硬要适宜，不贪食肥甘、厚腻、生冷、燥热的食品。

6. 药物和中医调治　目前尚无较好的干预药物，主要运用抗抑郁药、催眠剂、镇痛剂、抗组胺药物以对症疗法减轻临床症状，或给予维生素 A、C、B_{12} 和微量元素硒、锌、铁等营养素的支持疗法。中医在亚健康状态预防及治疗上拥有独特的优势。中医"不治已病，治未病"，"正气存内，邪不可干；邪之所凑，其气必虚"等理论是中医调治亚健康状态的理论基础。并总结出调摄情志、适度劳逸、合理饮食、谨慎起居等养生调摄之术，形成了食疗、针灸、推拿、气功、导引、内外药物治疗等多种调治方法。

7. 艺术疗法　《素问·阴阳应象大论》提出"悲胜怒"、"喜胜忧"、"思胜悲"、"怒胜思"、"恐胜喜"等学说，认为不同情志之间会有相互制约的作用，这就是"五志相胜"理论。运用适当的艺术形式激起病者的某种情感变化，"以情胜情"，达到治病的目的。并可按照"五志相胜"理论指导患者转移情感和注意力，学会情绪的自我控制，减轻或化解不良情绪对人体的刺激。

（1）**绘画疗法**：以绘画的方法让患者产生自由联想来稳定和调节情感，在追求艺术美的过程中徐缓和治疗精神疾病。"书画养性"是自古到今形成的共识。宋代大词人秦观长期郁闷成疾，观数日王维名画，不药而愈。

（2）**舞蹈疗法**：通过自我沟通，与他人沟通，达到自我控制、发泄、调整情绪，以身体动作来表现、交流感情体验，心身统一，利于治病。

（3）音乐疗法：早在两千多年前，《黄帝内经》中就指出"内有五脏，以应五音"，"喜伤心，怒伤肝，忧伤肺，思伤脾，恐伤肾。故音乐者，所以动荡血脉流通精神而和正心也"。如镇静催眠可聆听"春江花月夜"、"二泉映月"等中国乐曲和"仲夏夜之梦"等西洋古典音乐，解除抑郁可以借助节奏明快的"喜洋洋"、"欢乐舞曲"等。音乐主要通过节奏与旋律对人的神情产生特殊的影响。节奏鲜明的音乐能振奋精神，使人热血沸腾，勇气倍增；节奏舒缓的音乐则能使人轻松愉快，缓解紧张、疲劳。节奏与旋律的变化会使人产生情志变化。音乐调养正是利用这一特点，充分发挥其怡神养性、以情制情的作用，达到康复心身的效果。

思考题

1. 构成社会支持的主要因素包括什么？社会支持不良可导致哪些健康问题？

2. 社会经济的高速发展会带来哪些新的健康问题？经济水平低下对健康有哪些影响？

3. 经济水平低下对健康有哪些影响？

4. 社会心理因素对健康会产生哪些不良作用？

5. 常见不良行为及其对健康的主要危害？

6. 不同性格与哪些疾病有关？

第二篇 疾病的预防与控制

第五章 社区预防服务

第一节 卫生保健策略

一、全球卫生保健策略

WHO 在总结世界各国几十年的卫生服务提供方式、效果和经验的基础上，针对发展中国家有 10 亿人得不到基本的卫生服务；70 多个国家人均期望寿命在 55 岁以下，50 多个国家婴儿死亡率在 100‰以上；大多数卫生资源集中在发达地区和城市；基本卫生服务资源明显不足等问题，于 1977 年 5 月第 30 届世界卫生大会上提出并通过"2000 年人人享有卫生保健"的决议（Health for All by the year 2000，缩写 HFA/2000）。

1. **人人享有卫生保健的涵义** 指全球所有人民都能享有基本的卫生保健服务，并且通过消除和控制影响健康的各种有害因素，使人们都能享有在社会和经济生活方面富有成效的那种健康水平，达到身体、精神和社会适应的完好状态。重点是让所有生活在发展中国家的人都能享受到最低限度的卫生保健服务。

2. **21 世纪人人享有卫生保健的全球总目标** 使全体人民增加期望寿命和提高生活质量；在国家之间和国家内部改善健康的公平程度；使全体人民得到可持续发展的卫生系统提供的服务。

3. **21 世纪前 20 年人人享有卫生保健的具体目标**

（1）增进卫生服务公平性：到 2005 年将在国家内和国家间使用健康公平指数检测和促进卫生公平，首先将儿童生长发育测定用于评价卫生公平性。

（2）生存指标：到 2020 年实现孕产妇死亡率 100/10 万以下，5 岁以下儿童死亡率 45‰以下，所有国家的出生期望寿命达到 70 岁以上。

（3）主要流行病的全球流行趋势：到 2020 年，全球结核、HIV/艾滋病、疟疾、烟草所致相关疾病和由暴力或意外损伤等引起的疾病发病率和残疾上升趋势得到控制。

（4）根除和消灭某些疾病：到 2010 年，恰加斯病（Chagas disease）的传播将被阻断，麻风将被消灭；到 2020 年，麻疹、淋巴丝虫病、沙眼将被消灭，维生素 A 和碘缺乏症实现消除。

（5）水、食品、环境卫生和住房得到改善：到 2020 年，所有国家将通过部门间行动，在提供安全饮用水、适宜卫生环境、数量充足和质量良好的食物和住房方面取得重大进展。

（6）健康促进措施：到 2020 年所有国家将通过管理、经济、教育、组织和以社区为基础的综合规划，推行并积极管理和监测能巩固促进健康的生活方式和减少有损健康的行为生活方式的策略。

（7）国家政策：到 2005 年，所有成员国已经制定、实施和监测与人人享有卫生保健政策相一致的各项具体规范和运行机制。

（8）卫生保健服务：到 2010 年，全体人民将能终生获得由基本公共卫生设施提供的综合、基本和优质的卫生保健服务。

（9）信息监测：到 2010 年，将建立起适宜的全球和国家卫生信息监测和警报系统。

（10）支持卫生研究：到 2010 年，卫生政策和体制运行机制的研究将在全球各区域和国家之间全面实施。

4. 21 世纪人人享有卫生保健的实施策略 将与贫困做斗争作为工作重点；全方位促进健康；动员各部门合作。

5. 初级卫生保健（primary health care，PHC） 又称基层卫生保健，它是最基本的、人人都能得到的、体现社会平等权利的、人民群众和政府都能负担得起的基本卫生保健服务。核心是人人公平享有，手段是适宜技术和基本药物，筹资是以公共财政为主，受益对象是社会全体成员。

实施初级卫生保健的基本原则：①合理分配资源；②社区参与；③预防为主；④适宜技术；⑤综合利用；⑥合理转诊。

初级卫生保健的基本内容：包括发挥健康促进、预防保健、合理诊疗和康复防残的功能作用，承担八项工作职责：①对当前主要卫生问题及其预防和控制方法的健康教育；②改善食品供应和合理营养；③供应足够的安全卫生水和基本环境卫生设施；④妇幼保健和计划生育；⑤主要传染病的预防接种；⑥预防控制地方病；⑦常见病和外伤的合理治疗；⑧提供基本药物。在 1981 年第 34 届世界卫生大会上，除了上述八项工作内容外增加了："使用一切可能的方法，通过影响生活方式控制自然、社会、心理环境来防制非传染性疾病和促进精神卫生。"强调重视工业发展和生活方式改变可能带来的职业性疾病、慢性病、外伤和肿瘤的预防及精神卫生等。

二、全球卫生面临的挑战与应对措施

1. 全球卫生面临的主要挑战 ①慢性非传染性疾病负担加重：无论是发达国家还

是发展中国家，慢性非传染性疾病的发病率和死亡率大多处于上升趋势，造成疾病负担不断增加。②传染性疾病的流行：传染性疾病的发生和流行对人民健康水平和社会经济有巨大影响。③伤害增加：道路交通事故每年导致上百万人死亡，几百万人受伤。④人口、环境压力：估计到2050年世界人口可达到90亿，老年人口将增加300%。老年人口比例的上升将造成严重的社会负担，加之目前不断恶化的环境条件、营养不足以及不健康行为，将会导致更多的慢性病的发生。⑤卫生人力危机：2006年世界卫生报告，当前世界卫生人力存在严重危机，体现在总量不足、分布不均衡和技术结构不合理三方面。

2. 千年发展目标 联合国千年发展目标是联合国全体191个成员国一致通过的一项旨在将全球贫困水平在2015年之前降低一半（以1990年的水平为标准）的行动计划。2000年9月，包括中国在内的189个国家领导人在联合国总部就消除贫穷、饥饿、疾病、文盲、环境恶化和对妇女的歧视等问题，共同签署了《联合国千年宣言》，承诺在2015年之前实现有关消除贫困等8项千年发展目标。

联合国千年发展目标共有8个方面：①消灭极端贫穷和饥饿。将靠每日不到1美元维生的人口比例减半；使所有人包括妇女和青年人都享有充分的生产就业和体面工作；挨饿的人口比例减半。②普及小学教育。确保不论男童或女童都能完成全部初等教育课程。③促进两性平等并赋予妇女权利。最好到2005年在小学教育和中学教育中消除两性差距，并于2015年前在各级教育中消除两性差距。④降低儿童死亡率。将五岁以下儿童的死亡率降低2/3。⑤改善产妇保健。产妇死亡率降低3/4。⑥防治艾滋病、疟疾以及其他疾病，遏止并扭转这些疾病的蔓延。⑦确保环境的可持续能力。将可持续发展原则纳入国家政策和规划；扭转环境资源的恶化趋势。使无法持续获得安全饮用水的人口比例减半；到2020年使至少1亿贫民窟居民的生活有明显改善。⑧全球合作促进发展。

3. 全球卫生议程 2006年第59届世界卫生大会上通过了2006~2015年第11个工作总规划，即"全球卫生议程"，作为健康维护战略的全球框架。议程重点强调了7个领域：①投资于健康以减少贫穷；②建立个人和全球卫生保障；③促进全面普及、性别平等和卫生相关的人权；④处理健康决定因素；⑤加强卫生系统和公平获取服务；⑥掌握知识、科学和技术；⑦加强管理、领导和问责制。全球卫生议程的工作重点：①支持各国实现有效的公共卫生干预措施的普遍覆盖；②加强全球卫生保障；③发起和维护跨部门的行动，以改变健康问题的行为、社会、经济和环境决定因素；④提高机构能力，在卫生部更强有力的管理下履行核心公共卫生职能；⑤加强世界卫生组织在全球和区域各级的领导作用并支持国家级的政府工作。

4. 癌症防治和全球接种疫苗战略 2005年5月25日第58届世界卫生大会在日内瓦国宫通过了《防治癌症决议》和《全球接种疫苗战略》。决议呼吁世界卫生组织各成员国解决制定防治癌症计划，包括加强预防、及早诊断，以及改善治疗和护理等措施。《全球接种疫苗战略》指出，目前全球每年有200多万人死于各类传染性疾病，其中2/3为儿童。WHO强调，接种疫苗是预防上述疾病极为有效的方法，强调应在2006~

2015年内实施全球接种疫苗战略，其中包括3项主要目标：使更多的人接种抗病疫苗；引进疫苗和技术；提供接种疫苗的疾病医疗卫生服务。

三、国际卫生条例

1. 涵义和意义　国际卫生条例（International Health Regulation）是由世界卫生组织各会员国为了共同抗击全球重大流行病等公共卫生威胁，促进国际公共卫生领域的多边合作所制定的法律框架。该条例以针对公共卫生风险，同时又避免对国际交通和贸易造成不必要干扰的适当方式，预防、抵御和控制疾病的国际传播，并提供公共卫生应对措施。重点是控制疾病的跨境传播，要求成员国告知其他会员国家在本国领土上疾病暴发情况，并采取合理的限制国际贸易和旅行的措施来预防疾病传播。

2. 《国际卫生条例（2005）》的主要特点　①管理的范围更广：从3种检疫传染病（黄热病、鼠疫和霍乱）扩展为包括多种传染病在内的所有可能引起国际关注的突发公共卫生事件。②职责更加明确：具体规定了口岸主管当局的作用和9项职责；要求每个国家指定《国际卫生条例》国家归口单位，负责每周七天、每天24小时就国际关注的公共卫生事件的确认、证实和应对等与世界卫生组织进行沟通；通报后，应继续及时向世界卫生组织报告得到的有关通报事件的公共卫生信息。③措施更加严格：规定口岸要在具备12项核心能力建设的基础上，严格执行一系列卫生措施。④方法更加科学：规定对信息来源要设法核实，并按照科学的方法和标准进行评估。⑤程序更加规范：严格按照既定程序确定是否构成国际关注的突发公共卫生事件；每个国家承诺发展、加强和维持快速和有效应对公共卫生危害和国际关注的突发公共卫生事件的能力。要求国家设立社区（基层）、中层和国家三级监测网络，分别负责发现、报告突发公共卫生事件；核实、初步评估；评估和向世界卫生组织通报。⑥部门间要更加协调：明确规定了对国家归口单位和主管当局的职责，以及世界卫生组织与政府间组织、国际机构的协调合作。⑦疫情要更加透明：规定在突发公共卫生事件期间应当信息共享。⑧信息要更加快捷：要求缔约国在获得公共卫生危害证据后的24小时内报告世界卫生组织。⑨尊重旅行者的权利：明确要求在施行卫生措施时应以尊重其尊严、人权和基本自由的态度对待国际旅行者，并尽量减少此类措施引起的任何不适和痛苦。

第二节　社区预防服务

一、社区预防服务的概念

社区预防服务（community preventive services）是采用健康促进的策略，以健康为中心，以社区为范畴，以人群为对象，动员社区内多部门合作和人人参与的综合性健康促进与疾病预防服务。根据以需要为导向的原则，确定社区健康问题的重点，寻求解决问题的方法，并根据社区所拥有的资源制定适合的健康项目，在执行项目过程中加强监测和评价。

社区预防服务是社区卫生服务的重要组成部分，也是社区卫生服务的基石。

二、社区预防服务的基本内容

1. 卫生信息管理　根据上级要求收集、报告辖区有关卫生信息；开展社区卫生诊断；建立和管理居民健康档案；向辖区街道办事处及有关部门提出改进社区公共卫生状况的建议。

2. 健康教育　普及卫生保健知识；实施重点人群及重点场所的健康教育；帮助居民逐步建立有利于维护和增进健康的行为生活方式。

3. 传染病、地方病、寄生虫病的防制　负责疫情报告和重点传染病监测；协助开展结核病、性病、艾滋病及其他常见传染病，以及地方病、寄生虫疾病的防制；实施儿童计划免疫；配合上级部门开展爱国卫生工作。

4. 慢性非传染性疾病防制　开展高危人群和重点人群慢性病的筛查；做好慢性病病例的管理；开展慢性病治疗性预防、访视、慢性病知识教育和咨询；开展老年心理行为问题的预防和咨询。

5. 精神卫生服务　做好精神病社区管理；开展精神病人访视；为社区居民提供心理健康指导。

6. 社区保健　①妇女保健：提供婚前保健、新婚保健、孕前保健、孕产期保健、更年期保健；开展妇女常见病的预防和筛查。②儿童保健：开展新生儿保健、婴幼儿及学龄前儿童保健；协助辖区内托幼机构的卫生保健指导。③老年保健：指导老年人开展疾病预防和自我保健，进行家庭访视，提供针对性的健康指导；对老年人实施健康管理。

7. 残疾康复　残疾康复的指导和康复训练。

8. 计划生育技术服务　提供计划生育技术指导和咨询，发放避孕药具。

9. 其他　对亚健康人群健康问题的预防；协助处置辖区内的突发性公共卫生事件；开展政府卫生行政部门规定的其他公共卫生服务；根据中医药的特色和优势，提供与上述预防服务内容相关的中医药服务。

三、社区预防服务的实施

社区预防服务项目实施由社区动员、社区诊断、社区预防服务计划的制订、社区预防服务计划的实施、社区预防服务计划的监测与评价5个连续的阶段组成。

（一）社区动员

1. 概念和目的　社区动员（Community mobilization）是指通过发动社区群众广泛参与，依靠自己的力量，实现社区居民需求的健康发展目标的群众性运动。社区动员始于社区预防服务项目的第一阶段，并且贯穿于健康促进项目的全过程。社区动员的目的：①促进社区居民观念转变，提高他们解决健康问题的能力，促使权益与义务的结合。②促使社区群众能主动参与项目的整个管理过程，包括需求评估、计划、实施和评价的全过程。③动员一切可以利用的所需资源，以实现既定的健康目标。④建立强有力的行政与技术管理体系，为健康促进项目的实施提供组织保障、制度保障，明确参与的职能。

2. 关键因素 ①健康促进项目的目标应能真实反映社区人群的需求。②获得社区领导的支持和必要的社区资源。③搞好跨部门和其他组织机构的合作。④建立多学科的联系。

3. 工作内容 ①确定一个宏伟的社区健康发展目标，是社区动员的前提。②动员必要的社区资源，有效的信息传递，争取和获得社区内外跨部门的合作，以及对项目投入的承诺，是成败之关键。③动员社区各阶层、各部门之间建立对话机制和伙伴式合作关系，协调和有效利用社区资源，④建立有效的项目管理的组织结构和工作程序。

4. 策略与措施 ①健康教育：包括讲座、演讲、大众传播媒介等。②社会市场学技术：利用定量分析法分析服务对象的需要和需求特点，乐于接受的传播途径和方式。③人员培训：强化各类人员对社区卫生项目中的知识理解和技能提高，以确保项目的顺利进行，如开展讲课、讨论、角色扮演、案例分析等。④管理技术：制定具体的行动计划；加强组织和管理；定期检查与质控检测。⑤监督与评价：监督社区动员整个管理过程，评价社区动员的适合程度、进度、效率、效果，以便不断总结经验、吸取教训。

5. 基本任务 ①确定需要参与的部门和社区成员。②与社区建立关系并进行动员。③建立参与机制，明确各自的职责和任务。④对需要解决的问题达成共识。

（二）社区诊断

1. 概念和目的 社区诊断（Community Diagnosis）是对社区的卫生问题进行定性与定量的调查、分析和总结，对社区存在或潜在的主要健康问题及其影响因素、人群健康水平及个体健康状况所做出的诊断，并制定和实施健康管理服务规划，评价其效果、效益和效用的过程。社区诊断是一个连续和动态的过程，随着社区、家庭和个人的健康资料的不断被调查和储存，便于动态分析健康和疾病的发生和发展规律。社区诊断的目的：①评价社区的特征。②发现社区的主要公共卫生问题，确定社区的需要和需求及优先顺序。③寻找造成这些公共卫生问题的可能原因和影响因素，及社会各种可用以解决卫生问题的资源。④确定本社区综合防治的健康优先问题与干预重点人群及其因素。⑤为社区综合防治效果的评价提供基线数据。

2. 内容

（1）社会人口学诊断：①社区特点；②人口学资料；③经济状况等。

（2）流行病学诊断：①传染病、慢性非传染性疾病、各类伤害的死亡率、死因构成和死因顺位；②人群中的主要健康问题及分布特征；③居民疾病现患情况；④疾病负担状况；⑤社区特殊健康问题；⑥卫生服务需求与群众满意度。

（3）行为与环境诊断：①社区居民对健康的认识、信念和求医行为现状；②常见与慢性病有关的危险因素分布现况；③自然环境；④社会人文环境。

（4）社区资源及能力诊断：①经济资源：社区整体经济状况、产业性质、公共设施、交通状况等。②机构性资源：包括医疗卫生保健机构，如诊所、医院、红十字会、疗养院等，社会福利机构如基金会、社区慈善机构、文化教育机构；社会团体如协会、工会等。③人力资源：包括各类医务人员；卫生相关人员如行政人员、教师、宗教团体成员、居委会成员等。④社区动员潜力：包括居民的社区意识、社区权力机构及运用。社区组织的活动，社区居民对卫生事业的关心程度及社区人口素质及经济能力等。

（5）管理与政策诊断：①现有社会经济发展政策；②现有社区卫生政策；③现有社区发展政策；④现有和需要制定的慢性病防治政策；⑤政策的受益面及实际覆盖面，政策的受损面等；⑥卫生防病资源及可利用的状况分析。

3. 资料的收集 利用现有资料，如统计报表、经常性工作记录和既往做过的调查等；定性方法收集资料，如个体访谈、社区论坛、专题小组讨论、现场观察、地图法等；定量方法收集资料，如抽样调查、普查、照相、视频等。社区诊断收集的资料主要有：人口学资料、疾病监测资料、疾病现患率资料、交通事故登记资料、健康体检记录、现患疾病及危险因素的调查、研究结果等。

4. 资料的分析 对收集到的社区诊断资料，在开始分析之前应先完成收集资料的质量可靠性评价。将数据进行整理，逻辑检错，垃圾数据的处理等手段，把数据变为可供分析的数据库。对所获的信息采用医学统计分析、流行病学分析、归纳综合分析。

（三）制定社区预防服务计划

1. 社区预防服务计划 是以社区诊断所获得的信息为基础，发现本社区的主要健康问题，首先明确其中需优先解决的健康问题，然后设定出解决优先问题的目标、策略和方法。主要健康问题确定的依据：①引起大量死亡的疾病或死亡顺位中的前几位；②潜在寿命损失的主要原因和疾病；③本社区发病、死亡情况严重于全国平均水平的疾病；④与这些疾病和死亡相关的主要危险因素。

2. 社区预防服务计划的内容 ①明确对社区人群健康威胁的严重程度排序和危险因素的可干预性排序；②确定优先干预的内容、重点干预对象、重点干预因素等；③制定出社区综合防治策略与方法。

3. 社区预防服务计划的种类 ①按照服务时间分类分为长期计划（大于等于5年）、中期计划（大于等于1年，但小于5年）、短期计划（小于1年）。②按照作用范围分类为全面工作计划和专项工作计划。

（四）社区预防服务计划的实施

1. 明确现存问题和优先领域 明确现存问题是根据社区诊断的监测和评估，由社区提出社区存在的最重要的需要解决的问题，然后确定现存的重要问题。确定社区优先问题首先确定需要解决的最重要问题，其次排列需要解决问题的次序。

2. 制定目标 目标是为了减少或消除某一问题所制定的预期要达到的标准。对目标的具体指标，实现预期目标的程度、所需时间等要素进行明确制定。

3. 制定实现目标的策略 策略是根据社区资源和现状，为实现既定的目标而提出和采取的一系列措施的原则。制定策略应遵循宏观性、方向性的原则。根据问题的可能原因制定实现目标的策略；针对一个问题可制定和采取多种策略。

4. 确定可能的解决办法 根据问题发生的每一个原因和制定的策略，并结合社区实际情况，提出的减少和消除问题的具体的、可操作性的活动，包括：做什么（what）、在哪做（where）、什么时间做（when）、谁去做（who）、如何做（how）。

5. 确定优先解决办法 优先办法确定后应分析办法的有效性和可行性。

6. 制定实施计划 包括社区要解决问题所需要完成的任务；所需资源；活动地点；经费预算；时间计划；负责单位和人员等。

（五）社区预防服务的监测与评价

社区预防服务的评价是社区参与收集资料，确定适当的定性和定量分析方法，以评价社区健康计划的各项活动的一个过程。监测可以帮助社区管理者定期了解当地健康服务计划的现状和社区实现健康项目目标的进度，及时对工作进行调整，以重点支持社区健康既定的工作计划。评价是指把已经取得的成绩与既定的目标相比较，评价目标是否成功实现，或者目标达到的程度进行评估。监测和评价对计划的实施均有重要的调控作用。监测是动态观测，注重的是了解活动进展，评价则是在特定时期或有重大项目活动时，注重的是目标。

社区预防服务评价的类型：①形成评价（formative evaluation）：对将要实施的项目的合理性、可行性及科学性进行评价。②过程评价（process evaluation）：是测量项目活动、质量、事实效率，有利于对实施过程中存在的问题做出及时调整。③总结性评价（summative evaluation）：近期影响的评价（impact evaluation）即项目执行后的直接效果，如行为的改变，促使环境改变的法规、政策是否制定等；远期效果评价（evaluation of long-term results），也称结局评价（outcome evaluation）目的是评价规划目标是否达到，如患病率、病伤率、死亡率的变化或健康状况的改变，人们的生命质量是否改进，经济效益与社会效益，以及结果的可持续性。

社区监测与评价贯穿于整个计划的实施过程中，根据测量和评估计划中所安排的各项活动的进展及有关目标的达标情况，不断地做出调整，确保社区服务项目的持续发展。

第三节 社区中医药卫生服务

一、社区中医药卫生服务概述

中医药是中国传统文化之瑰宝，具有独特疗效优势，包含着丰富的科学内涵。中医历来注重社会环境、心理环境，强调"天人合一"的整体观念。中医重视辨证论治，对社区居民的常见病、慢性病、老年病、妇科病与皮肤病等更具有独到优势。此外，中医的诊疗技术简、便、验、廉的特点，适合社区医疗活动，对于解决过快增长的医药费用，减轻国家负担，可以发挥更大作用。

开展社区中医药卫生服务是中国卫生事业与中医药事业发展的需要，也是建立中国特色的社区卫生服务的需要，更是顺应当今世界医学发展的要求。

1. 社区中医药卫生服务的定义 是以社区卫生服务网络为基础，充分利用现有中医药资源，发挥中医药的优势和特色作用，满足社区群众对中医药需求，将中医药知识、理论与技术充分运用到社区卫生服务各个环节中，为社区群众提供方便、优质、价廉、可及的社区卫生基本服务。社区中医药卫生服务是具有中国特色地区特征的社区卫生服务新模式。

2. 社区中医药卫生服务的基本原则 ①坚持中西医并重，突出中医药特色，充分发挥中医药的优势与作用。②坚持以社会需求为导向，不断拓宽中医药服务领域，提高中医药服务能力。③坚持在城市社区卫生服务网络建设中，合理配置和充分利用中医药资源，完善社区中医药服务功能。④坚持因地制宜，分类指导；点面结合，稳步发展。

3. 社区中医药卫生服务的目标 到 2010 年，社区卫生服务机构能够提供中医药服务，中医药服务设施齐备、人员配备合理、服务功能完善、服务水平有较大提高，基本满足社区居民对中医药服务的需求。东中部地区地级以上城市和西部地区省会城市要根据本地区经济发展水平和社区居民的需要，加快社区中医药服务的发展。

4. 发展社区中医药卫生服务的重要意义 ①社会需求：随着人口老龄化程度加深，老年病、慢性病成为危害人们健康的主要因素。同时医源性、药源性疾病的增加，以及环境污染和生态失衡的困扰，人们逐渐认识到化学药品的危害，一个回归自然返朴归真，热衷于传统疗法，崇尚利用天然药物的潮流逐渐形成，而传统的中医药对老年病、慢性病具有很好的疗效，并且副作用小，中医理论和技术越来越成为社区卫生保健、康复、防病、治病的理想途径。②减轻经济负担：中医诊疗技术简便、方法灵活，中医资源丰富、安全有效，成本相对低廉，适合社区医疗活动，对于解决医药费用增长过快，减轻国家负担，可以发挥巨大作用。长期以来中医药有着深厚的群众基础，利用中医药适宜技术为社区群众服务，既深受欢迎，也符合低收入、高效益、低成本、广覆盖的要求。很多地区已将中医药融入社区卫生服务工作中，有的地区中医药服务已经成为社区卫生服务的特色所在，也成为吸引社区居民选择到社区卫生服务机构就诊的亮点。③发挥中医特色：中医学本身所具有的整体观念、辨证论治、三因制宜等理论，对中医药在社区卫生服务中的发展有得天独厚的竞争优势，不但丰富了社区卫生服务的内涵，而且在与全科医学的"生物－心理－社会"医学模式的结合等方面，有着广阔的发展领域和前景。④世界医学发展离不开中医药：随着社会城市化、工业化进程的加快，人类对回归自然的渴望显得更为迫切，人们盼望得到"绿色食品、绿色药品"以增进健康，然而化学合成药品在治疗疾病的过程中所带来的毒副作用也越来越引起人们的重视，提倡使用天然药物的呼声日增，中医药正是采用植物、动物、矿物等天然的药材来诊治疾病的，顺应了这个世界的潮流。

二、社区中医药卫生服务的基本内容

在开展社区中医药服务中，社区卫生服务机构要充分发挥中医药的特色优势，开展中医药预防、医疗、保健、康复、健康教育、计划生育技术服务和常见病、多发病的诊疗服务。

1. 预防服务　根据社区居民的主要健康问题，制定中医药干预方案。利用中医药预防流感、水痘、腮腺炎等传染病的发生，如流感易发期发放艾叶燃熏、板蓝根等中药煎水服用；开展中医"治未病"服务，针对不同体质类型的人提出个体化调护方案，指导起居调养、药膳食疗、情志调摄、动静养生和经络腧穴按摩保健等；开展社区常见慢性病的预防指导，制定个性化的中医防治菜单式服务，包括病因病机、诊断要点、预防和行为干预、中医辨证治疗、中医药适宜技术应用、中医药养生保健、家庭护理等；运用中医理论开展流行病调查，建立有中医内容的居民健康档案。

2. 医疗服务　提供基本的中医医疗服务，如中药、针灸、推拿、火罐、敷贴、刮痧、熏洗、穴位等中医药治疗方法；在门诊、病房、出诊、家庭病床等工作中运用中医理论辨证论治处理社区的常见病、多发病；提供中成药和中药饮片品种数量应当满足开展中医药服务需要，中成药品种应当在 50 种以上，中药饮片应当在 250 种以上。为患慢性病需连续治疗的卧床或高龄老人以及有特殊需求的患者，上门提供家庭中医药治疗服务。

3. 保健服务　制定适合社区老年人、妇女、儿童等重点人群以及亚健康人群的中医药保健方案，开展具有中医特色的养生保健工作。根据中医养生保健理论，开展针灸、推拿、按摩、经络养生及四时养生；常见病食疗与药膳；冬病夏治、夏病冬治；五禽戏、八段锦、扇舞运动、太极拳及气功等运动。指导特殊需求人群如老年人、慢性病患者、残疾人的养生保健、用药指导等。

4. 康复服务　中医康复是指在中医药理论指导下，通过针灸、推拿、中药等康复手段，结合现代理疗手段，组织康复对象及其家属共同参加，帮助病、伤、残者逐步改善躯体、心理、精神和社会的功能，改善或恢复其独立生活、学习和工作的能力，以更好地适应环境，提高生活质量。慢性阻塞性肺部疾患患者应用穴位注射和中医健身呼吸操锻炼进行康复；中风患者应用躯体运动、日常生活活动及心理调适等进行康复；小儿脑瘫应用针刺按摩配合体能训练进行康复。社区成立康复之家，组织中医康复专家进入社区诊疗和宣传中医康复知识，讲解中医康复进行的最佳时机、中医康复技术的基本操作、原理、适应症、禁忌症等各种知识。

5. 健康教育　在社区居民中，开展有组织、有计划的多种形式的中医药预防、养生保健和心理咨询等活动，普及中医药基本知识与养生保健技术，指导对补益类中药的正确使用，增强居民的健康意识和自我保健能力，引导人们健康投资，促使人们自觉采纳有益于健康的起居、饮食，增强体质，消除或减轻影响健康的危险因素，预防疾病，促进健康，提高生活质量。中医的四季养生、食疗药膳、情志调摄、运动功法、体质调养、冬令进补、合理营养和中医防病等养生保健知识；结合"全国肿瘤防治宣传周"、"高血压日"、"糖尿病日"、"世界艾滋病日"等主题日活动开展相应的中医药健康教育活动。

6. 计划生育咨询以及技术指导　运用中医药知识开展优生优育、生殖保健和孕产妇保健的咨询及指导。孕期妇女的某些健康问题适宜采用中药复方、针灸、推拿等非药物疗法，毒副作用小，常常是唯一可供选择的治疗方法。产后饮食起居指导，若脾胃虚弱者可服山药扁豆粳米粥；肾虚腰疼者食用猪腰子菜末粥；产后恶露不净者可服当归生姜羊肉汤或益母草红糖水、醪糟；适当饮用补血、祛瘀、下乳的药膳，多吃流质食物，促进乳汁分泌。断乳可采用中药的方法回乳，用炒麦芽加水煎服，每日 1 剂，连服 3 天，乳房局部做湿热敷。不孕症的中医药治疗具有独特的优势，往往能取得意想不到的疗效，针灸治疗能提高试验婴儿的受孕率。

思考题

1. 简述人人享有卫生保健的涵义，社区卫生服务及社区诊断的概念。
2. 社区预防服务的基本内容有哪些？
3. 中医药在社区卫生服务中可以发挥哪些作用？
4. 建立社区卫生服务体系应遵循哪些原则？
5. 在社区卫生服务中应用中医药时应遵循哪些原则？

第六章　临床预防

[**案例**] 王先生，男，45 岁，离婚，律师。主诉：过去 6 周，反复出现上腹部烧灼感，进食后加重。服抗酸药可以减轻。无恶心、呕吐、腹泻、便秘。类似情况以往也曾发生，但以 2 个月前离婚后更为加剧。近日睡眠不好，有时靠安眠药入睡。每日吸烟 20 支，每天饮咖啡 4～5 杯。

既往史：30 岁曾查出乙肝表面抗原阳性。家族史：父亲 75 岁时死于大肠癌。

检查：病人紧张焦虑。腹软，上腹部有轻压痛。无包块。大便隐血试验阳性。

初步诊断：胃溃疡。

提示健康危险因素：①吸烟、饮咖啡等刺激性饮料加重了胃溃疡症状；②离婚作为大的生活事件，增加了胃溃疡等身心疾病的发作机会；③有肠癌的家族史，隐血试验阳性，患者应予以注意，必要时进行结肠镜检查；④肝功能也需定期复查。

问题：以上案例给你什么启示？如何进行评估？如何制定干预计划？

很多情况下，病人所经历的疾病或死亡在生命的早期都可以有效预防。

第一节　临床预防概述

临床预防是预防医学的重要组成部分，强调临床与预防相结合，通过对疾病危险因素进行评价和预防干预，达到防病促健康的目的。

一、临床预防服务的概念

临床预防服务（clincal preventive service）是由医务人员在临床场所对健康者和无症状"患者"的健康危险因素进行评价，实施个性化的预防干预措施来预防疾病和促进健康。临床预防服务与传统中医学"无病先防"、"既病防变"、"病后防复"的预防理念相一致，强调临床与一、二级预防相结合，临床与预防一体化的卫生服务相结合。对患者的常规性治疗和护理不包括在临床预防服务的范畴。

为了有效地开展临床预防服务，医务人员应具备相应的知识和技能：①鉴别和评价个体疾病危险因素的能力。②应用生物、行为和环境的方法，为纠正或减少疾病/损伤的危险因素进行干预的技能。③组织和管理临床诊疗室工作，有利于临床预防与医疗工作相结合，便于疾病监控，是开展个体健康促进活动的倡导者。④对社区以及其他人群包括职业群体实施危险因素评价，减少人群健康危险因素，并通过大众传媒等手段，成为实施健康促进活动和利用预防策略信息和资源的倡导者。⑤评估用于减少个人和社区危险因素的技术的有效性，了解相关信息，成为工作场所和政府对临床预防服务的发展和评价的顾问。

健康管理（health management）是对服务对象的健康危险因素进行全面、系统和针对性的评估并对整个生命全程进行干预，减少健康危险因素的威胁，早期发现并及时治疗疾病，预防并发症的发生，从而经济有效地避免早亡和提高生活质量。

健康管理是以管理学、经济学的思维理念以及方法对健康危险因素的检测、评价、进行干预的系统管理过程，该过程涉及疾病预防、保健、临床诊疗、康复等多个领域。

随着我国的经济发展和生活水平的提高，人们不仅要求有病看医生，还希望医生能够为他们提供健康保健的服务。临床预防服务和健康管理是顺应这样的需求而产生的。临床预防服务和健康管理通过实现个体健康危险性的量化评估，获得控制疾病危险因素的健康干预策略，有利于个人的健康状况管理，有效地调动个人改变不良行为与生活方式的积极性和主动性，早期发现疾病并及时治疗，有利于提高患者生活质量并延长寿命。对于预防疾病的发生发展，控制医疗费用，解决群众看病难、看病贵问题以及建设和谐社会等均具有重要的现实意义，已成为当今医学发展的重要趋势。

二、临床预防服务的内容

临床预防服务是医务人员能够在常规临床工作中提供的第一级预防和第二级预防服务，其主要内容：

1. 健康咨询（health counseling） 通过收集求医者的健康危险因素，与求医者共同制定改变不健康行为的计划，督促求医者执行干预计划等，促使他们自觉地采纳有益于健康的行为和生活方式，消除或减轻影响健康的危险因素，以预防疾病、促进健康、提高生活质量。根据当前疾病主要以不良行为生活方式导致的慢性非传染性疾病为主的现状，建议开展的健康咨询内容主要有：劝阻吸烟、倡导有规律的适量运动、增进健康饮食（平衡膳食、避免三餐无规律、偏食及节食等）、保持正常体重、预防意外伤害和事故、预防人类免疫缺陷病毒（human immunodeficiency virus，HIV）感染以及其他性传播疾病等。

2. 健康筛检（health screening） 指运用快速、简便的体格检查或实验室检查以及危险因素监测与评估等手段，在健康人群中发现未被识别的病人或有健康缺陷的人，努力做到疾病的"早发现、早诊断、早治疗"，如肿瘤的筛检，以及高血压、高血脂、糖尿病筛检等。

3. 免疫接种（immunization） 是指将抗原或抗体注入机体，使人体获得对某些疾病的特异性抵抗力，从而保护易感人群，预防传染病发生。我国目前实行的是计划免疫，它是指根据疫情监测和人群免疫状况分析，按照规定的免疫程序，有计划地进行预防接种，以提高人群免疫水平，达到控制乃至最终消灭相应传染病的目的。免疫接种的实施必须要按照《中华人民共和国传染病防治法》、《中华人民共和国急性传染病管理条例》、《全国计划免疫工作条例》、《计划免疫技术管理规程》、《疫苗流通和预防接种管理条例》及《预防接种规范》等相关法律法规进行。

4. 化学预防（chemoprophylaxis）　指对无症状者使用药物、营养素、生物制剂或其他天然物质作为第一级预防措施，提高人群抵抗疾病的能力，阻止疾病的发生和发展，促进康复。已出现症状的病人和有既往病史的人使用上述物质治疗疾病不属于化学预防。化学预防必须在医务人员指导下进行，如对育龄或怀孕妇女、幼儿补充含铁物质降低罹患缺铁性贫血的危险；在缺氟地区补充氟化物降低龋齿患病率；孕期妇女补充叶酸降低神经管缺陷婴儿出生危险；绝经后妇女使用雌激素预防骨质疏松和心脏病；用阿司匹林预防心脏病、脑卒中等。

三、临床预防服务的实施原则

1. 重视危险因素的收集　临床预防服务的基础是全面收集个人健康相关资料，并在全面收集个人信息、体检和实验室检验资料的基础上，进行危险因素以及危险度评估。

2. 医患双方共同决策　医务人员除了将发现的不利于健康的危险因素及后果告知"病人"，还应尊重病人的选择，鼓励医患双方共同参与决策，作出最佳的选择。医务人员能够而且应该为"患者"提供与行为有关的危险因素的信息，鼓励他们做出改变不良行为生活方式的具体建议和策略，但最终是否改变取决于"病人"而不是医务人员。因此，医务人员应对"病人"的感情和态度给予充分的注意和尊重。

3. 健康咨询与教育为先导　研究表明，健康教育比筛检产生的效果更佳，通过健康咨询、教育与指导改变人们的不良行为生活方式是最有效的预防干预方式。为了预防高血压，可采取教育"病人"不吸烟、不酗酒、避免吃过咸的食品、适当运动、保持理想体重、劳逸结合等第一级预防措施；教育"病人"定期测血压以早期发现高血压，发现有高血压后及时联系医务人员，治疗中遵从医嘱，坚持非药物和药物治疗并举等二级预防措施。

4. 合理选择健康筛检的内容　临床预防服务的一个突出特点是取代了每年常规检查身体的传统做法，而是根据个体不同性别、不同年龄和不同危险因素，制定相应的疾病筛检策略。

有效发现早期疾病或健康缺陷的健康筛检：①定期测量血压：成年人血压（收缩压～舒张压）＜130/85mmHg者，每2年测1次血压；在130～139/85～89mmHg之间者，每年测1次；≥140/90mmHg并确诊为高血压者纳入规范化管理。其他原因就诊者应常规测血压。②成年人应每2年至少测量1次身高、体重和腰围。$BMI \geq 23$ 的超重者，应进行减肥。③35～65岁男性、45～65岁女性定期测定血胆固醇。④对3～4岁幼儿进行1次弱视和斜视检查，对65岁以上老年人进行青光眼筛检。⑤定期询问和监测老年人听力以发现听力损害。⑥成年人每年进行1次牙科检查和保洁，以减少牙病的发生。⑦有性生活的妇女至少3年进行1次脱落细胞涂片检查（pap smear，又称巴氏涂片）直至65岁。⑧40岁以上妇女每1～2年接受1次乳房临床物理检查，有条件时50～75岁妇女每1～2年进行1

次乳腺钼靶摄影检查以及时发现乳腺癌。直系亲属中有绝经前患乳腺癌史者，建议在 40 岁前应接受乳房临床物理检查。⑨所有 50 岁以上人群每年进行 1 次大便隐血试验或不定期乙状结肠镜检查，以及时发现结肠直肠癌。

5. 根据不同年龄阶段开展针对性的临床预防服务 "健康生命全程路径"是将人生划分为四个明确的阶段（围生和婴幼儿期、青少年期、成年工作期和老年期）开展预防并根据不同的年龄阶段生理特点和所处的环境的主要健康问题实施个性化服务。婴幼儿时期，除了常规的免疫接种和婴幼儿保健外，意外伤害的问题、肥胖问题、被动吸烟问题以及铅接触问题必须引起关注。青少年时期，意外伤害、饮食习惯和体力活动、吸烟、婚前怀孕和性传播性疾病、心理问题等是这个时期比较常见的健康问题。中青年时期，主要健康问题往往与职业有害因素、健康有关的生活行为方式、心理问题等有关。老年期，除了要关注健康有关的生活行为方式和心理问题外，老年的认知功能、用药问题、乃至社会支持网络等都与改善老年人的生活质量密切相关。

第二节　个体化保健服务及健康维护计划

健康维护计划（health maintenance schedule）是在特定的时期内，依据病人的年龄、性别以及具体的危险因素等有计划进行的一系列干预措施。是根据个人或团体的健康状况，提供以健康档案管理为实施基础，健康体检与健康评估为监测手段，健康讲座和健康通讯资料为促进措施的服务计划。强调体现健康管理服务的连续性与个性化。

一、健康维护计划制订的原则

①根据危险度评估结果找出最主要的危险因素进行干预；②结合"患者"的具体情况、资源的可用性和实施的可行性，选择合适、具体的干预措施；③计划的制订应与"患者"共同商量确定；④制定行为改变的目标要切实可行，应该从小而简单开始；⑤确定筛检频率的两个因素是筛检试验的灵敏度和疾病的进展，而不是疾病发生的危险度。

二、健康维护所含服务项目

健康维护服务包括 6 个子项目：即健康档案管理服务、健康体检管理服务、团体健康评估服务、个人健康评估服务、健康知识讲座服务、健康通讯资料服务。

1. 健康体检管理服务 是指在签约体检机构范围内为客户推荐体检机构、协商体检价格、呈递体检报告、管理体检结果等。同时，根据团体客户的健康状况，有针对性地设计团体健康体检计划，并进行团体健康体检服务的预约安排。

2. 健康评估服务 健康评估服务包含两方面的内容，即团体健康评估和个人健康评估。

团体健康评估包括以下五个方面：①服务对象的基本情况；②团体的总体健康水平；③体重、血压、血糖、血脂、吸烟等健康影响因素的分布情况；④团体的主要健康问题及危险因素汇总；⑤主要干预措施及建议。

个人健康评估包括以下六个方面：①个人健康信息清单；②个人健康危险因素重点提示，包括肥胖、高血压、血脂异常、血糖异常、腰围过大等因素；③个人慢性疾病危险性重点提示，包括冠心病、中风、糖尿病；④个人健康改善重点提示，包括体质指数（体质指数、腰围）、运动状况（运动水平、锻炼频次）、生活习惯（吸烟、饮酒）、精神压力、膳食（谷类、水果、蔬菜、油脂、肉食、食盐）、膳食烹调建议；⑤个人疾病危险性评价，包括冠心病、糖尿病、中风、肺癌四种疾病；⑥个人健康管理处方。

三、健康维护计划的选择

危险因素与健康之间常常是多因多果关系，所以应采取综合性干预措施。医务人员应根据上述原则与服务项目内容，结合病人的具体情况，资源的可用性和实施的可行性，选择合适的、具体的健康维护计划，同时根据个体"病人"存在的主要危险因素进行修改或增减进行健康维护计划。制定健康维护计划后，决定实施时则需要确定多长时间进行 1 次（实施频率）。对于多数疾病的筛检，频率过高会增加费用，增加假阳性结果，以及增加不必要工作量；而筛检间隔时间太长将增加重要疾病漏诊的危险性。健康维护随访的频率与干预措施的频率意义不同。健康维护随访是指在计划制定后，医务人员跟踪"病人"执行计划的情况以及感受与要求等，以便及时发现曾被忽视的问题。目前权威专家组对个体预防维护建议：糖尿病人应增加眼、足部检查；超重者应增加血糖测定；对吸毒者应增加 AIDS、结核病检测以及乙肝疫苗接种；有不良性行为者应增加 AIDS、梅毒、淋病、衣原体的检测；酒精成瘾者增加流感、肺炎球菌接种；结核病检测。

一般而言，所有"病人"在执行健康维护计划 3 个月后都要进行定期随访，随访时间应根据具体情况确定。一般 50 岁以下健康成年人，每 2 年随访 1 次；50 岁以上成年人，每年随访 1 次。

四、健康维护计划的实施

1. 建立流程表 为了便于健康维护计划的实施与监督，一般要求为每位"病人"制定 1 张健康维护流程表。该表它除了有编号、年份和年龄外，主要内容包括三个部分：①健康指导；②疾病筛检；③免疫接种。每一部分都留有空白的项目，以便医务人员根据病人的具体情况确定其他需要开展的项目并做记录。表中的最下一栏是为上级检查做记录所用。在具体操作时，医务人员应根据病人的特征与需求增删项目，使流程表体现个体化。已建立的流程表允许医务人员在随访过程中根据"病人"的需要而适当修正。使"病人"看到自己的进步，逐步树立纠正不良行为危险因素的自信心，从而能长期坚持，达到维护健康的效果。如成人健康维护流程见表 6 – 1。

表6-1　成人健康维护流程表

姓　　名：_____　出生年月：_____　编　　号：_____

健康指导		项目（代码）									
（1）吸烟　（7）计划生育 （2）饮　酒　（8）职业卫生 （3）营养与饮食　（9）心理卫生 （4）运动　（10）吸毒 （5）损伤　（　）_____ （6）性行为　（　）_____		年　龄 日　期 项目代码 日　期 项目代码 日　期 项目代码									
检查与试验	（项　目）	（频　率）	日期 结果代码	0	0	0	0	0	0	0	0	0
	体　检	每3年1次，<50岁 每年1次，≥50岁	日期 结果代码	0	0	0	0	0	0	0	0	0
	血　压	每两年1次	日期 结果代码	0	0	0	0	0	0	0	0	0
	胆固醇	每5年1次，35~60岁	日期 结果代码	0	0	0	0	0	0	0	0	0
	大便隐血试验	每年1次<50岁	日期 结果代码	0	0	0	0	0	0	0	0	0
	听　力	每两年1次 ≥65岁	日期 结果代码	0	0	0	0	0	0	0	0	0
	乳房检查	每3年1次，<40岁	日期 结果代码	0	0	0	0	0	0	0	0	0
		每年1次，≥40岁	日期 结果代码	0	0	0	0	0	0	0	0	0
	乳腺X线拍片	每年1次，≥50岁	日期 结果代码	0	0	0	0	0	0	0	0	0
	巴氏涂片	每3年1次 18~65岁	日期 结果代码	0	0	0	0	0	0	0	0	0
			日期 结果代码	0	0	0	0	0	0	0	0	0
			日期 结果代码	0	0	0	0	0	0	0	0	0
			日期 结果代码	0	0	0	0	0	0	0	0	0

结果代码说明：N—正常；A—异常；R—拒绝；Z 在其他地方已做；把日期右上角"O"涂成"●"
——下次检查的时间。

	项　目	频　率		0	0	0	0	0	0	0	0
免疫 接种			日期 厂商与批号								
			日期 厂商与批号	0	0	0	0	0	0	0	0
			日期 厂商与批号	0	0	0	0	0	0	0	0

2. 提供健康教育资料　为了提高"病人"对计划执行的依从性，应给他们提供一些有针对性的相关健康教育资料。对病人强调只有改变不良行为生活方式，才能真正提高其健康水平和生活质量。

第三节　健康管理

健康管理是一种对个人及人群的健康危险因素进行全面管理的过程，是健康管理循环的不断运行，即对健康危险因素的检查监测（发现健康问题）—评价（认识健康问题）—干预（解决健康问题）—再监测—再评价—再干预。其中健康危险因素干预（解决健康问题）是核心。健康管理循环每循环一周，就可能解决一些健康问题，健康管理循环的不断运行使管理对象走上健康之路。不能形成有效的健康管理循环就不能成为健康管理。

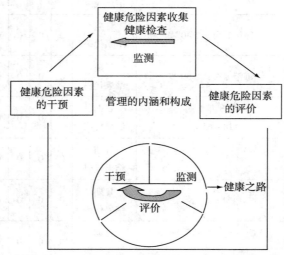

图 6-1　健康管理循环运行模式

不管是临床预防服务还是健康管理，健康危险因素的评价都是前提。危险因素是指机体内外存在的使疾病发生和死亡增加的诱发因素。如不良的行为（如吸烟）、疾病家族史、暴露于不良的环境以及有关的职业、血压、血清胆固醇浓度过高、超重、心电图异常等。

　　健康危险因素评价（health riskassessment）是研究危险因素与慢性病的发病率及死亡率之间的数量依存关系及其规律性的一种技术。它研究人们生活在有危险因素的环境中发生死亡的概率，以及当改变不良行为，消除或降低危险因素时，死亡与危险改变的情况、可能延长的寿命。其目的是促进人们改变不良行为，减少危险因素，提高健康水平。

一、不良生活方式疾病的危害

　　主要由不良生活方式导致的慢性非传染性疾病称为不良生活方式性疾病或慢性生活方式性疾病。慢性非传染性疾病简称慢性病。因其死亡、发病和残疾约占所有死亡的60%和全球疾病负担的47%，预计到2020年将分别上升至73%和60%；我国卫生部、科技部、国家统计局对城市人口营养和健康状况调查结论是：膳食结构不尽合理，普遍缺乏体力活动，慢性病大幅度上升。高血压和血脂紊乱、糖尿病和无症状空腹血糖受损、超重与肥胖等城市的患病率均高于农村，且患病率随着生活富裕、老龄化、城市化程度的提高而持续升高。这些疾病又是心脑血管疾病、肿瘤、众多并发症的危险因素，但患者对慢性生活方式疾病的知晓率很低，诊疗率低，导致并发症多，致残、致死，严重地危害人民的健康和影响经济社会的发展。

二、不良生活方式疾病的健康管理

　　1. 不良生活方式疾病的自然进程　慢性病的自然进程是健康危险因素作用的长期积累、叠加、协同的过程。它包括了可变的健康危险因素和不可变的危险因素。可变的健康危险因素：①不良生活方式：多吃、少动、吸烟、饮酒、熬夜、心理障碍等；②代谢异常：超体重、高血压、高血糖、高血脂等。不可变的健康危险因素与遗传、性别、年龄等相关。

　　2. 健康管理阻断不良生活方式疾病自然进程的机会　通过健康管理和适时预防干预、控制或改变健康危险因素的致病性，可阻断不良生活方式性疾病的自然进程，见图6-2。

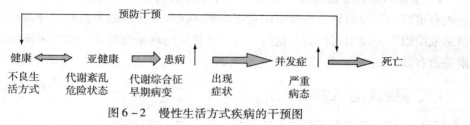

图6-2　慢性生活方式疾病的干预图

　　3. 有效地预防控制健康危险因素　控制亚健康（机体代谢紊乱）是关键，亚健康是介于健康与疾病之间的受健康危险因素影响的中间状态，是一个动态不间断的过程。

代谢紊乱（高体重、高血糖、高血脂、高血黏、高尿酸、高胰岛素血症、脂肪肝、血压波动）现象，是一类亚健康状态，控制亚健康就是要控制代谢紊乱。饮食结构不合理（高脂肪、高蛋白、高热量、低纤维膳食）和缺乏身体活动（体力活动减少，缺少体育锻炼）是引起代谢紊乱酿成慢性生活方式疾病的基础。其后果是营养过剩、体质酸化、胰岛素抵抗、代谢紊乱、代谢综合征而患病。因此，合理饮食、适量运动是干预措施的核心。

自然状态下，亚健康是可逆的，疾病几乎是不可逆的。早发现、早诊治，防止亚健康演变成疾病；促使亚健康逆转恢复健康；防止疾病演变产生并发症是关键。

4. 预防、控制不良生活方式疾病的健康管理实践　建立并实施控制慢性病的健康管理循环运转，彻底改变只检查，不干预；重检查，轻干预，检查与干预脱节的局面。

三、评价危险因素的优先次序

无论个体还是群体的健康危险性因素往往较多也较复杂，那么哪些危险因素该优先评价和亟待解决呢？其主要判别依据包括：

1. 危险因素的严重性　常用某种危险因素导致疾病的发生频率和该疾病对个体和社会影响的严重程度来评价。估计疾病严重性的指标包括发病率、死亡率、存活率、生命质量、伤残调整生命年（disability adjusted life years，DALY）、质量调整生命年（quality amusted Life year，QALY）、死因谱（即总人群死因排序），也可以针对特定的危险因素组进行分层排序。

2. 危险因素的普遍性　非常少见的危险因素一般不值得列入常规筛检。但如果一个相对弱的危险因素流行范围很广，则它比一个相对强但流行范围小的危险因素更值得去筛检。人群中危险因素的频度也可用检出率和发生率来测量。

3. 危险因素与疾病的关联性　可通过相对危险度或特异危险度来确定。相对危险度是暴露组发病率是非暴露组的多少倍，即具有某危险因素的人患疾病的机会是没有此危险因素人的多少倍。特异危险度是暴露组与对照组发病率差值的绝对值，即由危险因素导致疾病的程度。

4. 危险因素能否被准确地检测　不准确的筛检试验可产生假阳性或假阴性结果，假阳性结果引起不必要的焦虑，而假阴性结果可延误危险因素的检测和处理。

5. 干预后能否促进健康　接受了某种危险因素干预措施的病人比没有接受干预的病人有更好的健康后果，该危险因素则应列入优先干预。如果只有部分流行病学证据提示某危险因素可以引起疾病，这时，可以从证据的联系强度和一致性来推断改变危险因素是否有效。

四、健康危险因素的干预

干预的核心是改变不良的生活行为习惯，养成能量平衡的、健康的生活方式。对一般人群进行健康教育；对高危人群进行非药物治疗的个体化指导；对疾病人群采用健康促进诊疗管理的模式，对健康危险因素进行综合干预，改变单纯依靠药物治疗的传统做法。健康促进就是要"促进人们提高、维护和改善他们自身健康的过程"（世界卫生大会《渥太华宪章》），即医生和患者互动，医生把诊疗变成指导患者自己掌握疾病防治技术和方法，与疾病作斗争的过程。

五、危险因素询问的主要内容和技巧

1. 危险因素询问的主要内容 在临床场所，一个重要的挑战是时间的限制。因此在与病人接触时，有必要确定危险因素询问的主要内容，以求与病人接触后能建立病人的危险因素档案。其内容包括：吸烟、体力活动、日常饮食、性生活、酒精及其他毒品的使用、伤害、接触紫外线、口腔卫生、精神卫生及其功能状态、过去史和家族史中的危险因素、职业与环境的危险因素、旅游史以及接受所推荐的筛查试验、免疫和化学预防状况。对于儿科病人，应依据年龄确定询问的内容，询问病人自己，或是他们的父母。

2. 危险因素询问的技巧 在任何诊疗中与病人接触时，医生都应尊重病人和遵循医学访谈的基本原则。包括确定与病人的讨论议程、应用开放式提问和保持目光接触等。在应诊过程中讨论生活方式的细节时，病人常无思想准备，所以提出危险因素问题时病人可能会被突然的主题转变弄得不知所措，甚至感到被冒犯，以致不乐于配合回答问题，因此，医生应注意病人的情绪反应，病人的措辞、语调、语音、语速和非语言性交流。识别他们的不自在、不耐烦或不愿意讨论某种生活方式问题，并向病人提出与其共同分担是十分重要的。

重要危险因素的初筛问题实例

1. 您吸烟吗？

2. 您每天有多少时间进行体力活动？

3. 最近 24 小时内您吃过哪些食品？

4. 您的朋友中有婚外性生活的人吗？您是否有这种行为？您使用什么避孕措施？

5. 您每天喝酒吗？您的朋友中有吸海洛因或鸦片的人吗？您吸过吗？

6. 您一直遵守交通规则吗？您曾骑自行车猛拐、抢道吗？您曾经酒后驾车吗？您是否曾乘坐由酒醉司机驾驶的汽车？

7. 您在户外活动时，是否采用防晒措施？

8. 您每天刷牙吗？或隔多久刷一次？您的牙有过出血吗？您最近一次看牙医是什么时候？

9. 近来您的情绪怎样？

10. 医生曾经诊断您患有心脏病、癌症、糖尿病或哪种传染病？

11. 您是否有心脏病、癌症或糖尿病的家族史？

12. 您目前从事何种工作？过去曾从事过什么工作？

13. 您到过其他地方或其他国家吗？或正准备去什么地方或国家？

14. 您最近一次参加的体检是在什么时候？查什么？

15. 您最近一次接受的免疫接种是在什么时候？什么免疫接种？

16. 您服用雌激素吗？您每天服用阿司匹林吗？

思考题

1. 何谓临床预防服务、健康维护计划、健康管理、健康危险因素？
2. 开展临床预防服务要求医务人员应具备哪些基本知识与技能？
3. 简述临床预防服务的主要内容。
4. 简述健康危险因素评价的内容与目的。

第七章 食品安全与食源性疾病

第一节 食品安全

食品安全（food safety）是指食品中不应含有可能损害或威胁人体健康的有毒、有害物质或因素，以免导致消费者发生急性、慢性毒害或感染性疾病，或产生危及消费者及其后代健康的隐患。我国食品卫生法对食品的界定：食品是安全的，食品是有营养的，食品是能促进健康的。

食品的安全性是食品必须具备的基本要素。当前生物技术和其他高新技术在食品中的应用范围扩大而导致的安全问题，资源开发、环境保护与食品安全之间的问题备受关注。

一、《食品安全》决议

2001 年第 53 届世界卫生大会上，全球 100 多个成员国针对食品安全问题达成了一项《食品安全》决议，评估了当前的国际性食品安全问题，提出了在国际水平、国家水平和地区水平上的食品安全控制策略。

1. 把食品安全作为公共卫生的基本职能之一，并提供足够的资源以建立和加强食品安全规划。

2. 制定、实施系统的、持久的预防措施，以显著减少食源性疾病的发生。

3. 建立和维护国家或区域水平的食源性疾病调查手段及食品中有关微生物和化学物的监测和控制手段，强化食品加工者、生产者和销售者在食品安全方面应负的关键责任；提高实验室能力，尤其是发展中国家。

4. 为防止微生物抗药性的发展，应将综合措施纳入到食品安全策略中。

5. 支持食品危险因素评估科学的发展，包括与食源性疾病相关的危险因素的分析。

6. 把食品安全问题纳入消费者卫生和营养教育及资讯网络，尤其是在小学和中学的课程中。开展针对食品操作人员、消费者、农场主及加工人员进行的、符合其文化特点的卫生和营养教育规划。

7. 从消费者角度建立食品安全改善规划，通过与食品企业（包括个体从业人员，尤其是在城市食品市场内的个体从业人员）的合作，提高他们对良好的农业生产、卫生和生产规范的认识。

8. 协调国家级食品安全相关部门的食品安全活动，尤其是与食源性疾病危险性评估相关的活动。

9. 积极参与食品法典委员会及其工作委员会的工作，包括对新出现的食品安全风险的分析活动。

二、食品安全策略

WHO 推荐的食品安全策略包括以下 7 项：①加强食源性疾病监测体系的建设；②改进危险性评价的方法；③创建评价新技术食品安全性的方法；④加强 WHO 在食品法典委员会中科学性和公共健康方面的作用；⑤加强对危险因素的交流、提倡食品安全是公共卫生的首要问题；⑥增进国际、国内的协作；⑦加强发展中国家食品安全职能部门的建设。

三、我国的食品安全工作

搞好我国的食品安全工作，关键在于理顺执法体制，加大执法力度，强调技术执法，在执法中要研究食品安全对人体健康的影响。制定的《食品安全法》对食品的若干生产、销售环节上做了不少规定，将监督的重点从单纯对终产品的抽检过渡到对生产经营全过程的管理，使之逐步与国际接轨。2011 年国家食品、药品安全管理委员会提出了进一步完善、提高食品质量控制标准的制定；提出加强对食品市场的治理整顿，要求食品生产企业加强自我监督管理，抓生产环节上的关键控制点，确保食品安全与质量。

四、食品质量认证

（一）绿色食品

绿色食品是指按特定生产方式生产，并经国家有关的专门机构认定，准许使用绿色食品标志的无污染、无公害、安全、优质、营养型的食品。

绿色食品分 A 级和 AA 级。AA 级绿色食品指在生产过程中不使用任何有害化学合成物质，按特定的生产操作规程生产、加工，产品质量及包装经检测、检查符合特定标准，并经专门机构认定，许可使用 AA 级绿色审批标志的产品。A 级绿色食品指在生产过程中允许限量使用限定的化学合成物质，按特定的生产操作规程生产、加工，产品质量及包装经检测、检查符合特定标志，并经专门机构认定，许可使用 A 级绿色食品标志的产品。

（二）有机食品

有机食品是一种国际通称，是从英文 Organic Food 直译过来的，又称生态或生物食品。有机食品指采取一种有机的耕作和加工方式，按照这种方式生产和加工的食品（不含化学概念）。有机食品在其生产加工过程中绝对禁止使用农药、化肥、激素等人工合成物质，不允许使用基因工程技术；而其他食品不禁止基因工程技术的使用，如绿色食品对基因工程和辐射技术的使用就未作规定。从生产其他食品到有机食品需要 2～3 年的转换期，而生产其他食品（包括绿色食品和无公害食品）没有转换期的要求。有机食品应符合国际或国家有机食品要求和标准，并通过国家相关机构认证，才能上市，其认证要求定地块、定产量（其他食品没有如此严格的要求）。因此，生产有机食品要比生产其他食品难度大，需要建立全新的生产体系和监控体系，采用相应的病虫害防治、地力保护、种子培育、产品加工和储存等替代技术。目前，国内市场经认证、销售的有机食品主要是蔬菜、大米、茶叶、蜂蜜、水果、奶制品、禽畜产品、水产品、调料等。有机食品标志认证一次有效许可期限为一年。一年期满后可申请"保持认证"，通过检查、审核合格后方可继续使用有机食品标志。

（三）无公害食品

无公害农产品是指产地环境、生产过程、产品质量符合《中华人民共和国农业部颁发的农业行业标准》，经认证合格，取得认证书，并允许使用无公害农产品标志的未经加工或初加工的食用农产品。

根据《无公害农产品管理办法》（农业部、国家质检总局第 12 号令），无公害农产品认证分为产地认定和产品认证，产地认定由省级农业行政主管部门组织实施，产品认证由农业部农产品质量安全中心组织实施，获得无公害农产品产地认定证书的产品方可申请产品认证。无公害农产品可合理使用农药、化肥，其定位是保障基本安全、满足大众消费。

（四）食品质量安全认证

食品质量安全认证是国家质检总局在建立食品安全市场准入制度的同时，创建的一种既能证明食品质量安全合格，又便于监督，同时也方便消费者辨别的认证方式。全国统一规范的食品市场准入标志为《食品生产许可证》。食品质量安全市场准入制度是指食品生产企业必须在生产环境、生产设备、制造工艺、产品标准等方面达到国家标准，并获得国家颁发的食品生产许可证后，才有资格从事食品生产。

《食品生产许可证》编号由英文字母 QS 加 12 位阿拉伯数字组成。QS 为英文质量安全的缩写，编号前 4 位为受理机关编号，中间 4 位为产品类编号，后 4 位为获证企业序号。当食品最小销售单元小包装的最大表面积小于 10 平方厘米时，可以不加印（贴）《食品生产许可证》编号，但在其大包装上必须加印（贴）《食品生产许可证》编号。

目前，我国实施食品质量安全认证制度管理的食品种类有大米、食用植物油、小麦粉、酱油、醋、肉制品、奶制品、茶叶、饮料、调味品、方便食品、加工罐头、膨化食品、冷冻食品、调味品等 15 个种类。

（五）食品良好生产规范

食品良好生产规范（Good Manufacturing Practice，GMP）是为保障食品质量和安全而制定的贯穿食品生产全过程一系列措施、方法和技术要求。GMP是国际上普遍应用于食品生产过程中的先进管理系统，它要求食品生产企业应具备良好的生产设备、合理的生产过程、完善的质量管理和严格的检测系统，以确保终产品的质量符合有关标准。

（六）危害分析及关键控制点

危害分析及关键控制点（Hazard Analysis and Critical Control Point，HACCP）是从食品安全保障角度提出来的，应用于从食物产出直至消费的整个流通过程中。HACCP是一个系统管理方法，它覆盖食品从原料到消费的全过程，对食品生产加工过程中的各种因素进行连续系统分析，是一种新的产品质量保证体系。生产者在实施HACCP时，必须检查其产品和生产方法，还须将HACCP应用于原材料供应，成品储存，发售环节，消费终点。HACCP是对食品生产加工过程中可能造成食品污染的各种危害因素进行系统和全面的分析，从而确定其能有效预防、减轻或消除危害的加工环节（称之为"关键控制点"），在关键控制点对危害因素进行控制，并对控制效果进行监控，从而达到消除食品污染与腐败变质、保证食品安全性的目的。

第二节　食源性疾病与食物中毒

一、食源性疾病的概念及分类

食源性疾病是指摄入人体内的各种致病因子引起的具有感染性质或中毒性质的一类疾病。感染性是指食品污染致病微生物（包括病毒、细菌）和寄生虫所引起的、经食物传播的传染病和人畜共患病；中毒性是指有害化学物质污染食品所致的急、慢性中毒以及由动植物毒素引起的中毒。因此，食源性疾病的致病因子可能是生物性的，也可能是化学性的。

广义的食源性疾病指与摄食有关的一切疾病（传染性和非传染性疾病），包括食物中毒、肠道传染病、食源性寄生虫病、食源性变态反应性疾病、食物中某些污染物引起的慢性中毒和食物营养不平衡所造成的慢性退行性疾病。食源性疾病的病原物按性质可分为生物性、化学性和物理性3类。其中，生物性病原物是食源性疾病最常见的病原。

二、食源性疾病的预防

倡导合理营养，加强食品卫生监督管理，控制食品污染，提高食品卫生质量，可有效地预防食源性疾病的发生，其预防措施包括以下几方面：

1. 充分认识食源性疾病对人类健康的危害，提高法制观念，全面贯彻落实《食品安全法》。

2. 认真落实《企业卫生规范》（GMP），以确保终产品的质量符合标准。采用 HACCP 的方法，对食品生产经营的危害关键控制点进行分析，加以控制，并同时监测控制效果，随时对控制方法进行校正和补充。

3. 减少食品污染，在生产经营过程中防止细菌、病毒、寄生虫、真菌及其毒素、有毒有害化学物和农药对食品的污染，控制食源性疾病。种植业选用高效、低毒、低残留的农药品种，积极推广使用无害的生物制剂农药。使用食品添加剂必需按食品添加剂使用卫生标准规定的品种、最大使用量，在规定的使用范围内使用。

4. 防止因从业人员带病原生物，而传播食源性疾病。

5. 向社会和消费者宣传卫生知识，不断提高公民的卫生意识，减少家庭传播食源性疾病的机会。

三、食物中毒

食物中毒（food poisoning）是摄入了含有生物性、化学性有毒有害物质的食品，或把有毒有害物质当作食品摄入后所出现的非传染性的急性、亚急性疾病。食物中毒不包括暴饮暴食所引起的急性胃肠炎、食源性肠道传染病和寄生虫病，或食者原有的胃肠道疾病，以及过敏体质摄食后发生的疾病。有毒食物导致的机体慢性损害（如致癌、致畸、致突变）亦不属此范畴。

食物中毒的主要特点：①发病潜伏期短，呈爆发性。短时期内可能有多数人发病，发病曲线呈突然上升趋势。②中毒患者临床表现基本相似，以恶心、呕吐、腹痛、腹泻等胃肠炎症状为主。③发病与某种食物有关，患者有食用同样食物史，发病范围局限在食用该类食物的人群，不吃者不发病。④人与人之间无直接传染。

食物中毒按病原分为：细菌性食物中毒、真菌及其毒素食物中毒、有毒动植物食物中毒、化学性食物中毒四类。

（一）细菌性食物中毒

食物中毒中最常见的细菌性食物中毒是指因摄入被致病菌或其毒素污染的食品后所发生的急性或亚急性疾病。细菌性食物中毒全年皆可发生，但好发于夏秋季。这一方面是因为夏季气温高，适合微生物的生长繁殖；另一方面人体肠道的防御机能下降，易感性增强。引起细菌性食物中毒的食品主要为动物性食品，如肉、鱼、奶、蛋类等及其制品；其次为植物性食品，如剩饭、糯米凉糕等。

食品被致病性微生物污染，在适宜的温度、水、酸碱度和营养等条件下，微生物大量生长繁殖，当食入未经彻底加热被微生物污染的食物，大量活菌进入人体，侵犯肠黏膜，引起急性胃肠炎症状，称为感染型食物中毒。细菌污染食品并繁殖，产生的有毒的代谢产物（如外毒素）随食物进入人体，导致系列中毒症状，称为毒素型食物中毒。

细菌性食物中毒多呈集体爆发，其发病率高，病死率较低（除肉毒中毒外）。抵抗力较弱的患者、老人、儿童临床症状较重。如能及时抢救，一般病程短，恢复快，预后好。

1. 沙门菌属食物中毒 沙门菌属食物中毒是最常见的食物中毒，也是食物中毒的预防重点之一。

（1）病原学特点：沙门菌属肠杆菌科，具有周身鞭毛的革兰阴性杆菌。种类繁多，约 2000 多个血清型，常导致食物中毒的有鼠伤寒沙门菌、猪霍乱沙门菌、肠炎沙门菌等。沙门菌在外界生命力较强，在水中可生存 2～3 周，在粪便和冰水中可生存 1～2 个月，在冰冻土壤中可过冬，在含盐 12%～19% 的咸肉中可存活 75 天。100℃ 时立即死亡，70℃ 5min、60℃ 1h 可被杀死。氯化消毒 5min 可杀灭水中的沙门菌。沙门菌属不分解蛋白质，食品被污染后多无感官性状的改变，应予注意。

（2）流行特点：沙门菌属食物中毒全年皆可发生，多见于夏秋季。

（3）污染来源：引起食物中毒的食品主要是动物性食品。其污染来源有两方面：一是家畜生前感染沙门菌（牛肠炎、猪霍乱），细菌通过血液进入肌肉和内脏，使肌肉和内脏含有大量活菌；二是宰后污染，家畜在宰杀后其肌肉、内脏接触粪便、污水、不洁容器或带菌者而受沙门菌污染。此外，蛋类可因家禽带菌而被污染；水产品可因水体污染而带菌；带菌的牛羊所产的奶液亦可有大量沙门菌，所以鲜奶和奶制品，如果消毒不彻底，亦可引起食物中毒。

（4）临床表现：沙门菌属活菌致病，其临床多见的是急性胃肠炎型。潜伏期一般为 12～36 h。患者临床有恶心、呕吐、腹痛、腹泻黄绿色水样便，有时为恶臭、带脓血和黏液。体温可达 38℃ 以上，重症者有寒战、惊厥、抽搐和昏迷。病程 3～7 天，一般预后良好。老人、儿童及体弱者，如急救处理不及时可发生死亡。临床还可出现类霍乱型、类伤寒型、类感冒型和败血病型。

（5）预防措施：沙门菌属食物中毒的预防措施包括防止污染、控制细菌繁殖和杀灭病原菌等 3 方面。加强检疫，控制带沙门菌的病畜肉流入市场。凡属病死、毒死或死因不明的畜、禽、兽的肉及内脏，一律禁止出售和食用。家庭与集体餐饮业中，刀、菜墩、盆等要生熟分开，防止交叉污染。低温储藏食品，以控制细菌繁殖。食用前彻底加热是预防沙门菌食物中毒的关键。

2. 副溶血性弧菌食物中毒

（1）病原学特点：副溶血性弧菌为革兰阴性杆菌，主要存在于近岸海水、鱼贝类海产品中。海港及鱼店附近的蝇类带菌率也很高。该菌均为嗜盐菌，无盐时不生长，在 3%～4% Nacl 培养基中生长良好，在 12% 以上 Nacl 培养基中不易繁殖，海水中可存活 47 天以上，淡水中存活 2 天。最适繁殖温度为 30℃～37℃。56℃ 5min，或 90℃ 1min 即可杀灭。对醋酸敏感，1% 食醋处理 5min 即可灭活。

（2）流行特点：副溶血性弧菌食物中毒多发生于沿海地区，7～9 月为高峰期，以青壮年发病为多，病后不能获得牢固免疫力，可重复感染。新入沿海地区的人如进食受副溶血性弧菌污染的食物，发病率高于本地居民。

（3）污染来源：副溶血性弧菌的来源主要是海产品，其次为受到该菌污染的肉类及咸菜，沿海居民带菌率较高，也可发生带菌者传播。受副溶血性弧菌污染的食物在较高温度下存放，细菌大量繁殖，食用前不加热或加热不彻底，大量活菌随食物进入人体就可引起食物中毒。

（4）临床表现：副溶血性弧菌食物中毒的潜伏期为 11 ~ 18h，多以剧烈腹痛开始，有腹泻、呕吐、发热等症状。腹痛多在脐周，呈阵发性绞痛；腹泻多为水样、脓血便或黏液血便；体温为 38℃ ~ 40℃。重症者可发生脱水、虚脱、血压下降等。病程一般 3 ~ 4 天，预后良好。

（5）预防措施：预防副溶血性弧菌食物中毒主要是防止食品污染、控制繁殖和杀灭病原体等 3 个环节。低温储存各种食品，食品不宜在室温下放置过久，防污染；海产品和其他肉类要烧熟煮透，不生吃海产品或盐腌不当的贝壳类食物；凉拌的海产品用食醋浸泡或在沸水中漂烫以杀灭副溶血性弧菌；剩余食物食前需彻底加热，养成良好的饮食习惯。

3. 葡萄球菌食物中毒

（1）病原学特点：葡萄球菌为革兰染色阳性球菌，兼性厌氧，抵抗力较强，在干燥条件下可存活数月，耐热，80℃ 30min 才能被杀死。pH 值为 6 ~ 7、温度为 31 ~ 37℃、水分较多、含蛋白质、淀粉较丰富、通风不良、氧分压降低时，即易产生肠毒素。金黄色葡萄球菌和表皮葡萄球菌产生的肠毒素导致的食物中毒，属毒素型食物中毒。葡萄球菌肠毒素是单链蛋白质，共有 A、B、C_1、C_2、C_3、D、E、F 等 8 个血清型，均能引起食物中毒，其中 B 型能抵抗消化酶，耐热性最强，100℃ 30min 仍能保持活性。

（2）流行特点：葡萄球菌食物中毒全年皆可发生，多见于夏秋季。人体对该菌肠毒素的感受性较高，食入被该菌污染的食品后发病率可达 90% 以上。

（3）污染来源：葡萄球菌是常见的化脓性球菌，人体鼻咽部带菌率可高达 80%。人和动物的化脓部位接触食品，即可使食品受到污染。摄入被葡萄球菌污染的食品则可发生食物中毒。引起中毒的食品主要是乳类及乳制品、肉类和剩饭等。

（4）临床表现：葡萄球菌食物中毒潜伏期为 2 ~ 5 h。患者有恶心、呕吐，呕吐为主要特征，呕吐物中常有胆汁、黏液和血，伴有上腹部痉挛性疼痛，水样腹泻。一般不发热。剧烈吐泻，常导致中毒者失水和休克。儿童对肠毒素敏感，其发病率高于成人，病情也重。葡萄球菌食物中毒病程短，一般 1 ~ 2d，预后良好。

（5）预防措施：预防葡萄球菌食物中毒的关键是防止食品被葡萄球菌污染和肠毒素的形成。特别是防止肉类食品、含奶糕点、冷饮食品及剩饭受污染。严格执行《食品安全法》，对皮肤患有化脓性感染、上呼吸道感染的食品加工员、饮食从业人员、保育员，均应暂时调换工作。低温储藏食品，防止葡萄球菌繁殖和产生肠毒素，食品在食用前应彻底加热。

4. 肉毒梭菌毒素食物中毒

肉毒梭菌食物中毒是由肉毒梭菌在食物中生长繁殖产生肉毒毒素（外毒素）所引起的神经型食物中毒，此类中毒发病急，病情重，病死率高，危害严重。

（1）病原学特点：肉毒梭菌是革兰阳性厌氧芽孢杆菌，对外界抵抗力强，在缺氧和含水分较多的中性或弱碱性的食品中容易生长，产生肉毒毒素。肉毒毒素是一种强烈的神经毒素，其毒性比氰化钾强 1 万倍，对人的致死剂量约为 10 ~ 9mg/（kg·bw）。肉毒毒素有 8 型，其中 A、B、E、F 等 4 型引起人类中毒。肉毒梭菌的芽孢对热抵抗力强，干热 180℃ 5 ~ 15 min、湿热 100 ℃ 5 h 或高压蒸汽 121℃30min 才能将其杀死。肉毒毒素不耐热，在 100℃ 10 ~ 20min 即可被完全破坏。

（2）流行特点：肉毒梭菌食物中毒与人们的饮食习惯密切相关。引起中毒的食品在国外多为火腿、香肠、罐头食品，在我国牧区多为肉类，其他地区多为植物性食品，大多为家庭自制的发酵食品，如豆豉、豆酱、臭豆腐等。使用被肉毒梭菌污染的原料制作肉类罐头，如果芽孢未彻底杀灭，亦可产生毒素导致食者中毒。

（3）临床表现：肉毒梭菌食物中毒潜伏期一般为 12 ~ 48h。肉毒毒素进入体内后被胰蛋白酶活化，释放出神经毒素，主要作用于中枢神经的颅脑神经核、神经肌肉接头处以及植物神经末梢，抑制乙酰胆碱释放，引起肌肉麻痹和神经功能不全。早期表现为全身疲倦无力、头晕，随后出现恶心、呕吐、腹泻等胃肠症状，随病程进展患者表现对称性颅神经损害症状，如视力模糊、眼睑下垂、复视、咽喉肌麻痹症状、咀嚼吞咽困难、颈无力、声音嘶哑等，继而出现呼吸肌麻痹，胸部压迫感，呼吸困难，最后呼吸功能衰竭而死亡。患者一般体温正常，意识清楚。

（4）预防与治疗：预防肉毒梭菌食物中毒的主要措施是严格按照食品操作规程，减少原料在运输、贮存和加工过程中的污染。制作发酵食品的原料应充分蒸煮，制作罐头应严格执行灭菌方法（100℃、10 ~ 20min）使毒素破坏。加工后的熟制品应低温保存，防止细菌繁殖和产生毒素。

首选多价抗肉毒毒素血清特异性治疗肉毒毒素中毒，能有效降低病死率。同时用全身支持疗法，预防呼吸肌麻痹和窒息。

（二）真菌及其毒素中毒

真菌产生的有毒代谢产物称为真菌毒素，其特点是结构简单，分子量小，对化学药物或抗生素不敏感，对热稳定，一般的加热温度下不会被破坏。人们多因食入被真菌毒素污染的粮食、食品中毒，或进食用被真菌毒素污染的饲料喂养的畜禽的肉、奶、蛋而致病。中毒与食物有一定的联系，检查可疑食物或饲料时，常可发现真菌或真菌毒素；检查中毒者的排泄物常可发现真菌毒素。中毒发生有季节性、地区性。反复接触真菌，机体不会产生特异抗体。

1. 赤霉病麦食物中毒

（1）病原学特点：赤霉病麦是由于真菌中的镰刀菌感染了麦粒所致，其毒性成分为赤霉病麦毒素，为真菌的代谢产物。赤霉病麦毒素对热稳定，一般烹调不能去毒；耐酸、耐干燥，用碱或高压蒸汽处理后，毒性可减弱，但不能完全破坏。

（2）流行特点：麦类赤霉病每年都有发生，我国每 3 ~ 4 年就有一次大流行。中毒原因主要是麦收后吃了受污染的新麦，或误食库存的赤霉病麦或霉变玉米所致。

（3）临床表现：赤霉病麦食物中毒的潜伏期为 0.5 ~ 2h，主要为恶心、呕吐、腹痛、腹泻、头晕、头痛、手足发麻、四肢酸软、步态不稳、颜面潮红等症状，形似醉酒，故又称"醉谷病"。重者可出现呼吸、体温、血压的波动，一般 1 天左右可恢复正常。

（4）预防措施：加强田间和贮藏期的防霉措施，选用抗霉品种，及时脱粒、晾晒，降低谷物水分含量至安全含量；对已霉变的谷物，采取去毒措施（如用碾磨去皮法）除去毒素；制定粮食中赤霉病麦毒素的限量标准，加强粮食卫生管理。

2. 霉变甘蔗食物中毒　霉变甘蔗中毒是指食用了因保存不当而霉变的甘蔗引起的急性食物中毒。

（1）病原学特点：霉变甘蔗分离出产毒真菌为甘蔗节菱孢霉，产生的毒素为 3 - 硝基丙酸，是神经毒，主要损害中枢神经系统。

（2）流行特点：中毒主要发生在我国北方春季，多见于儿童，重症者可出现生命危险。

（3）临床表现：潜伏期短，食入后十几分钟即可发生中毒。发病初期有一过性消化道症状，如恶心、呕吐、腹痛、腹泻等，随后出现神经系统症状，有头晕、头痛和复视。重者可出现阵发性抽搐、眼球侧向凝视、四肢强直、手呈鸡爪状、大小便失禁、牙关紧闭、瞳孔散大、紫绀、口吐白沫等，呈去大脑强直状态。每日发作几次至数十次，随后昏迷，多因呼吸衰竭死亡。目前无特效治疗方法，只能对症处理。幸存者可留下神经系统后遗症，严重影响患者的生活能力。

（4）预防措施：甘蔗在成熟后才可收割，贮存时应防止霉变，已变质的严禁售卖。加强宣传教育工作，不买、不吃霉变甘蔗。

（三）有毒动植物食物中毒

食入有毒的动物性和植物性食品引起的食物中毒称为有毒动植物中毒，多由以下 3 种情况引起。①某些动植物在外形上与可食的食品相似，但含有天然毒素，如河豚引起的食物中毒；②某些动植物食品由于加工处理不当，没有除去或破坏有毒成分，如苦杏仁、未煮熟的豆浆等引起的食物中毒；③保存不当产生毒素，如发芽马铃薯产生龙葵素引起的食物中毒。有毒动植物食物中毒一般发病快，无发热等感染症状，依中毒食品的性质不同而有较明显的特征性症状，通过患者进食史的调查和食物形态学的鉴定较易查明中毒原因。

1. 河豚中毒

（1）有毒成分：河豚是一种剧毒的鱼类，在淡水、海水中均能生活，我国沿海及江河出海口均有发现，其有毒成分为河豚毒素。河豚毒素主要存在于河豚的内脏、血液及皮肤中，以卵巢的毒性最大，肝脏次之。每年春季为河豚鱼的生殖产卵期，此时其毒性最强，食之最易引起中毒。新鲜洗净的鱼肉一般不含毒素，但鱼死时间较长，其毒液及内脏的毒素可渗入肌肉组织。有的河豚品种鱼肉也具毒性。河豚毒素为无色针状结晶，微溶于水，易溶于稀醋酸；对热稳定，需 220℃ 以上方可被分解；盐腌或日晒不能破坏，碱性环境中可破坏。

（2）中毒机制：河豚毒素是一种神经毒，主要作用于人的神经系统，使末梢神经和中枢神经发生麻痹。其中毒机理是毒素阻碍细胞膜对钠离子的通透性，阻断了神经兴奋的传导。中毒者首先感觉神经麻痹，然后出现运动神经麻痹。该毒素还可导致外周血管扩张、动脉压急剧下降，最后出现呼吸中枢和血管运动中枢麻痹。

（3）临床表现与急救治疗：河豚中毒发病急速、剧烈，潜伏期为 10min ~ 3h。中毒早期手指、舌、唇有刺痛感，然后出现恶心、发冷、口唇及肢端麻痹，进一步出现四肢肌肉麻痹、瘫痪。还可有心律失常、血压下降等心血管系统的症状，患者最后因呼吸中枢和血管运动中枢麻痹而死亡。目前河豚中毒没有特效解毒剂，一旦中毒，应尽快排出毒物，并给予对症处理。

（4）预防措施：开展宣传教育，使群众认识河豚，以防误食。加强对河豚鱼的监督管理，集中加工处理，禁止零售。新鲜河豚应先除去头，充分放血，除去内脏、皮后将肌肉反复冲洗，加 2% 碳酸氢钠处理 24h，制成干制品并经检验合格后方准出售。

2. 毒蕈中毒　已知毒蕈有 80 多种，其中剧毒的有 10 多种。人们因误食而中毒，多发生在高温多雨季节。中毒症状复杂，如不及时抢救，病死率较高。

（1）有毒成分及中毒机制：毒蕈的有毒成分较复杂，几种毒蕈可能共存一种毒分，或一种毒蕈含有多种毒分。有毒成分中的毒肽主要为肝脏毒性，毒性强而作用快，导致中毒患者约 1 ~ 2 h 内死亡；毒伞肽为肝肾毒性，毒性强而作用缓慢，中毒 15 h 后才出现死亡；毒蝇碱作用类似于乙酰胆碱，兴奋副交感神经系统，收缩气管平滑肌，导致呼吸困难；光盖伞素可引起幻觉和精神症状；鹿花毒素会导致红细胞破坏，出现急性溶血。

（2）临床表现与急救治疗：根据毒蕈有毒成分、中毒症状，毒蕈中毒可分为以下 4 型。

①胃肠炎型：潜伏期 10min ~ 6h。主要症状为剧烈恶心、呕吐、腹痛、腹泻等。经过适当对症处理可迅速恢复，病程 2 ~ 3 天，预后好。②神经精神型：中毒症状除有胃肠炎症状外，主要表现为副交感神经兴奋症状，可引起多汗、流涎、流泪、瞳孔缩小、缓脉等，重者有神经兴奋、精神错乱和精神抑制等。此型中毒用阿托品类药物及时治疗，可迅速缓解症状。病程短，1 ~ 2 天可恢复，无后遗症。③溶血型：潜伏期为 6 ~ 12h，除急性胃肠炎症状外，可有贫血、黄疸、血尿、肝脾肿大等溶血症状，严重者可致死亡。给予肾上腺皮质激素治疗，能控制病情。④脏器损害型：依病情发展可分为潜伏期、胃肠炎期、假愈期、内脏损害期、精神症状期及恢复期。患者中毒后 2 ~ 3 天出现肝、肾、脑、心等内脏损害。以肝损害最严重，出现肝肿大、黄疸、转氨酶升高，严重者出现肝坏死、肝昏迷。肾损害出现少尿、无尿或血尿，甚至尿毒症、肾功能衰竭。该型中毒症状凶险，如不及时积极治疗，病死率很高。临床上用二巯基丁二酸钠或二巯基丙磺酸钠解毒，同时用护肝疗法。

（3）预防措施：加强宣传教育，教育人们不采、不吃不认识的蘑菇。有毒野生菇（菌）类常具备以下特征：①色泽鲜艳度高；②伞形菇（菌）表面呈鱼鳞状；③菇柄上有环状突起物；④菇柄底部有不规则突起物；⑤野生菇（菌）受损部位多会流出乳汁。

3. 组胺中毒　因食用不新鲜或腐败鱼而发生食物中毒。鱼死后被细菌侵入产生脱羧酶将鱼体组织中的组氨酸脱羧形成组胺，人们食入后引起过敏性食物中毒。以海产鱼中的青皮红肉鱼（如金枪鱼）较为常见。中毒特点：发病快，恢复快。潜伏期很短，一般为 0.5～1 h。表现为面部、胸部及其他部位的皮肤潮红，眼结膜充血，并伴有头痛、头晕、胸闷、心跳加快、血压下降，以及荨麻疹或哮喘等。一般不发热，大多在 1～2 日内恢复。采用抗组胺药物和对症治疗，如口服盐酸苯海拉明、扑尔敏，静脉注射 10% 葡萄糖酸钙，同时口服维生素 C。预防措施：鲜鱼应低温保存防变质；禁止销售腐败变质的鱼；烹调时加醋可减少组胺含量。

（四）化学性食物中毒

化学性食物中毒是因摄入被有毒有害的化学物质污染的食品引起的中毒。常见原因：将有毒化学品误认为是食品、食品添加剂、营养强化剂；食品中添加非食品级的、伪造的或禁止使用的食品添加剂和营养强化剂；超量使用食品添加剂的食品；食品的营养素发生变化。化学性食物中毒特点：潜伏期短，病死率高，后果严重。

化学性食物中毒最常见的是亚硝酸盐中毒，又称肠原性青紫病、紫绀症。是食入含有大量硝酸盐、亚硝酸盐食物所致。蔬菜贮存过久、腐烂或煮熟后放置时间过长，原来蔬菜中的硝酸盐在细菌硝酸盐还原酶的作用下转化为亚硝酸盐；腌制不透的蔬菜含有大量亚硝酸盐；用含有较多硝酸盐水煮粥或食物；食用蔬菜（特别是叶菜）过多时，大量硝酸盐进入肠道，若肠道消化功能欠佳，则肠内的细菌可将硝酸盐还原为亚硝酸盐；加工咸肉、腊肠、火腿等食品时将亚硝酸盐作为发色剂过量加入造成中毒；误将硝酸盐或亚硝酸盐作食盐使用引起中毒。

1. 中毒机制 亚硝酸盐进入血液后，血红蛋白中二价铁离子被氧化为三价，血红蛋白变为高铁血红蛋白而失去携带氧的能力，引起组织缺氧，发生紫绀。摄入 0.3～0.5g 亚硝酸盐即可引起中毒，摄入 3g 时人体死亡。

2. 临床表现及急救治疗 亚硝酸盐中毒潜伏期较短，为 10min～3h。主要症状为口唇、指甲以及全身皮肤出现紫绀，头晕、头痛、心率加速、嗜睡、烦躁不安、呼吸急促等症状。中毒者起病急，病程进展快，病情重，不及时抢救治疗，可因呼吸困难、缺氧或呼吸麻痹、循环衰竭而死亡。急救治疗常用的药物是美蓝和维生素 C，促使高铁血红蛋白还原成正常或亚铁血红蛋白是治疗的关键。

3. 预防措施 亚硝酸盐运输和贮藏要有明显标志，防误食误用；严格按照国家标准使用亚硝酸盐腌制肉食品及肉类罐头，防止滥用；加强蔬菜运输贮存过程中的卫生管理，不吃腐败变质及腌制不充分的蔬菜；加强水质监测，不饮用硝酸盐和亚硝酸盐含量高的井水。

四、食物中毒的处理

一旦发生食物中毒，应及时进行认真调查，查明原因，提出改进措施，以免同类事件的再次发生。

（一）明确诊断和抢救病人

通过询问病史和体检，初步确定是否为食物中毒，由何种食物引起中毒，并及时上报疾病预防控制机构，暂时封存可疑食物。及时抢救病人，重点是老人、儿童和重症患者。对已经摄入食物暂时无症状者要密切观察。

（二）现场调查

1. 中毒情况调查　当地疾病预防控制机构和有关部门接到报告后，立即组织现场调查，进一步了解发病经过、临床表现、中毒地点、单位、时间、人数、重病人数、死亡人数、可疑食物、进食范围、发病趋势以及已经采取的措施和亟待解决的问题。

2. 现场卫生调查　了解餐具、炊具、食品用具、设备是否符合卫生要求，从业人员卫生健康状况，分析可能原因。

3. 确定中毒食物　详细了解病人发病前 24 ~ 48 小时内进食食谱，找出可疑食物；了解可疑食物的来源、运输、储存、制作、销售情况，找出有无污染的可能。

4. 采样检验　对可疑的食物、餐具等，以及病人排泄物等采样检验。

（三）现场处理

确定中毒类型后，针对原因立即对现场进行处理，以防止事件继续扩大：销毁引起中毒的食物；针对污染原因及时督促改进；传染病病原携带阳性者或患者要暂时调离饮食及服务工作岗位；制定和完善卫生管理制度；指导现场消毒。

思考题

1. 食品质量安全认证的几种方式的区别？
2. 你认为如何才能从本质上提高食品质量安全？
3. 食物中毒与食源性疾病的区别？
4. 家庭厨房可能发生哪些食物中毒？如何预防？

第八章　职业病预防与控制

第一节　职业卫生服务

一、职业卫生服务的概念

职业卫生服务（occupational health service，OHS）是整个卫生服务体系的一部分，是以保护和促进职业人群的安全与健康为目的的全部活动。OHS 以健康为中心，以职业人群和劳动环境为对象的一种特殊形式的预防性卫生服务，是"人人享有卫生保健"（health for all，HFA）全球卫生战略目标在职业人群中的具体体现；要求相关部门、雇主、职工及其代表，建立和维持能保证职工安全和健康的工作环境，使其从事的工作适合于职工的生理特点，从而促进职工的身心健康。

二、职业卫生服务的实施原则

1. **保护和预防的原则**　OHS 应保护职业人群健康，预防工作过程中的各种危害。
2. **适应的原则**　OHS 应使职业人群所从事的工作和环境适合于人的能力。
3. **健康促进的原则**　OHS 应促进职业人群的生理、心理健康以及社会适应能力。
4. **治疗与康复的原则**　OHS 应使职业危害、事故损伤、职业病和工作有关疾病的影响减少到最低程度。
5. **全面的初级卫生保健原则**　OHS 应为职业人群及其家属提供全面的卫生保健服务。

三、职业卫生服务的基本程序内容

1. **企业职业安全卫生状况的定位和规划**　通过收集各种资料，对工作场所职业人群的健康需求和企业职业安全卫生状况进行评估，并提出改进或指导意见。
2. **职业环境卫生监测**　在初步了解职业安全卫生状况的基础上，通过监测来确定工作场所有害因素水平、工作条件、工人暴露情况等，以采取利于促进劳动者健康的措施。
3. **职业人群健康监护**　包括医学监护、职业环境检测和信息管理。通过对职业人群进行健康检查，分析评价职业有害因素对其健康的影响及其影响程度，以便采取相应的预防措施。

4. 健康危险度评价 通过环境监测、健康监护、生物监测、职业流行病学调查及实验室监测等手段对职业有害因素的潜在危险进行定期、定量的鉴定和危险度评价。

5. 危险告知、健康教育与健康促进 用人单位有义务知道工作场所中存在的职业性有害因素，并有责任告知工人和对其进行职业卫生与安全操作培训；工人有权利知道和关注与自己工作相关的有害因素的信息。对工作场所存在的职业危害因素可能造成的健康损害，有针对性地对工人进行健康教育和健康促进。

6. 实施与职业人群健康相关的其他初级卫生保健服务 如预防接种、合理膳食、常见病的诊断和治疗、与慢性病有关的不良生活方式的干预等。

四、职业人群健康监护

职业人群健康监护（occupational health surveillance）是以预防为目的，通过对职业人群健康状况进行系统的检查和分析，评价其接触职业性有害因素的影响及其危害程度，掌握职业人群健康状况，及早发现健康损害的征象，并采取相应的预防、处理措施，防止职业性疾患的发生与发展。

职业健康监护内容包括医学监护、职业环境监测和信息管理。

1. 医学监护 医学监护（medical surveillance）是指对职业人群进行医学检查和医学实验，以确定在其所处的职业危害中是否出现了职业性疾患。为了规范和加强职业健康监护管理工作，2002年3月卫生部发布了卫生部第23号令，即《职业健康监护管理办法》，规定了职业健康检查应由省级卫生行政部门批准从事职业卫生检查的医疗卫生机构承担。

职业健康检查的结果应当客观、真实，体检机构对健康检查结果承担责任。职业健康检查包括：①就业前健康检查（pre-employment health examination），是指用人单位对准备从事某种作业人员在参加工作前进行的健康检查。目的在于掌握从业者就业前的健康状况及有关健康的基础资料和发现职业禁忌证（occupational contraindication），防止接触劳动环境中的有害因素而使原有疾病加重，或对某种有害因素敏感而容易发生职业病。②定期健康检查（periodical health examination）是指用人单位按一定的时间间隔，对从事某种职业或接触某种职业性有害因素的工人进行健康状况的检查。目的是及时、及早地发现职业性有害因素对职业人群健康的早期损害和影响，对职工进行动态健康观察，以利于早期诊断、早期治疗，防止新病例继续出现、同时为生产环境的防护措施效果评价提供资料依据。一般情况下可每年检查1次，对疑似职业病者，应定期体检复查，及时观察病情进展情况。③离岗或转岗时体格检查（leave or transfer health examination）是指职工调离当前工作岗位时或者改换为即将从事的岗位前所进行的健康检查，目的是为了掌握职工离岗或转岗时的健康状况，分清健康损害责任，同时为离岗从事新岗位的职工和接受职工新岗位的业主提供健康与否的基础资料。④应急性健康检查（emergency health examination）是指对出现职业卫生与职业安全事故的工作场所或生产环境中受职业有害因素暴露的职工进行健康检查，其目的是为了了解受事故影响的职业人群范围和职工受事故的危害程度，确定事故的处理措施和职工的救治方案。

2. 职业环境监测（occupational environmental monitoring）是指通过对作业环境中有害因素进行有计划、系统的检测，分析作业环境中有毒有害因素的性质、强度及其在时间、空间的动态分布及消长规律，以评价作业环境的卫生质量，以及在此作业环境下职工接触有害因素的水平。

3. 信息管理　是为了有效地开发和利用信息资源，以现代信息技术为手段，对信息资源进行计划、组织、领导和控制的社会活动。职业健康监护信息管理在于对职业健康监护的环境监测资料和有关个人健康资料（劳动者的职业史、职业病危害接触史、职业健康检查结果和职业病诊疗等）建立健康监护档案，并及时整理、分析、评价和反馈，实现职业健康监护的信息化管理，以利于职业病的防治。

职业健康监护档案是职业人群个体健康变化与职业病有害因素关系的客观历史记录，不仅反映个体健康状况，也利于评估群体健康水平，包括生产环境监测和健康检查两方面资料。职业健康监护档案是职业病诊断鉴定的重要依据之一，也是区分健康损害责任的重要依据，同时又是评价用人单位职业病危害治理情况的依据。

对职工健康监护资料应及时整理、分析、评价和反馈，使之成为开展和搞好职业卫生工作的科学依据。评价方法分为个体评价和群体评价。

职业健康监护档案管理是一项非常重要的工作，应利用现代化的科学技术进行管理，提高职业健康监护档案的科学性、规范性、实用性和查找资料的快速性；建立全国职业健康网络管理系统，落实职业病网络直报制度，加强职业健康监护工作的网络信息管理，不断提高职业健康监护工作管理的系统性和先进性，使之符合我国经济快速发展的要求。

第二节　常见职业病预防与控制

一、铅中毒

（一）理化特性

铅（lead，Pb）为灰白色重金属，质地较软，延展性较大。当加热至400℃~500℃时，即有大量铅蒸气逸出，在空气中氧化成氧化亚铅，并凝集为铅烟。

（二）接触机会

铅的用途很广，是我国最常见的生产性毒物之一。主要有铅矿开采及冶炼，熔铅作业和含铅化合物的生产加工和使用。

（三）毒理

生产过程中，铅及其化合物主要以粉尘、烟和蒸气的形态经呼吸道进入人体，少量经消化道摄入。进入血液的铅约 90% 与红细胞结合，其余在血浆中。血循环中的铅早期主要分布于肝、肾、脑、皮肤和骨骼肌中，以肝、肾浓度最高，数周后，由软组织转移到骨，并以难溶性的磷酸铅形式沉积下来。人体内 90% ~ 95% 的铅储存于骨内，比较稳定。体内的铅排出缓慢，主要通过肾脏随尿液排出。铅中毒机制在某些方面尚有待继续研究。铅作用于全身各系统和器官，主要累及血液及造血系统、神经系统、消化系统、血管及肾脏。

（四）临床表现

经口摄入大量铅化合物可致急性铅中毒，多表现为胃肠道症状，如恶心、呕吐、腹绞痛等。工业生产中急性中毒极为少见。职业性铅中毒基本上为慢性中毒，早期表现为乏力、关节肌肉酸痛、胃肠道症状等。随着病情的进展，主要表现为神经、消化和血液系统三方面的症状。

1. **神经系统**　主要表现为类神经征、周围神经病，严重者出现中毒性脑病。
2. **消化系统**　主要表现为食欲不振、恶心、隐性腹痛、腹胀、腹泻或便秘。严重者可出现腹绞痛，部位常在脐周，发作时患者面色苍白、烦躁、冷汗、体位卷曲，一般止痛药不易缓解，发作可持续数分钟以上。口腔卫生不好者，在齿龈与牙齿交界边缘上可出现暗蓝色线，即铅线。
3. **血液及造血系统**　可有轻度贫血，多呈低色素正常细胞型贫血；外周血可有网织红细胞、点彩红细胞和碱粒红细胞增多等。
4. **其他**　部分患者可出现肾脏损害。铅可使男工精子数目减少、活动力减弱和畸形率增加；还可导致女工月经失调、流产、早产等。

（五）诊断

急性铅中毒一般不难作出诊断。慢性职业性铅中毒主要依据我国现行《职业性慢性铅中毒诊断标准》（GBZ37 - 2002），密切结合职业接触史、参考职业卫生现场调查资料和临床表现及实验室检查结果，进行综合性分析诊断。

（六）治疗

1. **驱铅疗法**　首选药物为金属络合剂依地酸二钠钙（$CaNa_2$ - EDTA）。
2. **对症疗法**　如有类神经征者给以镇静剂，腹绞痛发作时可静脉注射葡萄糖酸钙或皮下注射阿托品。
3. **支持疗法**　适当休息，合理营养，补充维生素等。

（七）预防措施

关键在于控制生产环境中的铅浓度，用无毒或低毒物代替铅，改革生产工艺；加强通风；控制熔铅温度，减少铅蒸气逸出；加强个人防护，做好就业前及上岗后定期体检等健康监护工作。

（八）职业禁忌证

贫血、神经系统器质性疾患、肝肾疾患、心血管器质性疾患。

（九）职业性健康检查

内科检查、血常规、尿常规、尿铅（血铅）等。

二、一氧化碳中毒

（一）理化特性

一氧化碳（carbon monoxide，CO），俗称"煤气"，为无色、无味、无臭、无刺激性的气体。微溶于水，易溶于氨水。易燃、易爆，不易为活性炭吸附。

（二）接触机会

含碳物质不完全燃烧或以 CO 为生产原料的生产环境中常存在 CO，主要有冶金工业、机械制造工业、化工工业、燃气制取、采矿爆破作业、耐火材料、玻璃、陶瓷、建筑材料等工业。

（三）毒理

CO 经呼吸道进入血液循环，与血红蛋白（Hb）发生紧密而可逆性结合，形成碳氧血红蛋白（HbCO），失去携氧功能。CO 与 Hb 的亲和力比 O_2 与 Hb 的亲和力大 240～300 倍，而 HbCO 的解离速度比氧合血红蛋白（HbO_2）的解离速度慢 3600 倍，而且，HbCO 的存在还影响 HbO_2 的解离，阻碍氧的释放和传递，导致低氧血症，引起组织缺氧。进入机体的 CO 绝大部分以原形随呼气排出。中枢神经系统对缺氧最为敏感。

（四）临床表现

吸入 CO 气体可引起急性中毒、急性一氧化碳中毒迟发脑病和慢性损害。

1. **急性中毒** 起病急骤、潜伏期短，主要表现为急性脑缺氧所致的中枢神经损伤。中毒程度与血中 HbCO 浓度有关。

（1）轻度中毒：以脑缺氧反应为主要表现，出现剧烈的头痛、头昏、恶心、呕吐、四肢无力等症状；可有意识障碍，但无昏迷；血液 HbCO 浓度可高于 10%。

（2）中度中毒：在轻度中毒的基础上出现面色潮红、多汗、烦躁、心率加速、口唇和皮肤黏膜呈樱桃红色；意识障碍表现为浅至中度昏迷；血液 HbCO 浓度可高于 30%。

（3）重度中毒：中度中毒症状进一步加重，因脑水肿而迅速进入深度昏迷或去大脑皮层状态，常见瞳孔缩小、对光反射迟钝、四肢肌张力增高、大小便失禁等；血液 HbCO 浓度可高于 50%。

2. **急性一氧化碳中毒迟发脑病** 指少数急性一氧化碳中毒意识恢复后，经 2～60

天的"假愈期"，又出现严重的神经精神和意识障碍症状，又称急性一氧化碳中毒神经精神后发症。

3. 慢性损害　CO 是否可引起慢性中毒尚有争论。有人认为长期反复接触低浓度的 CO 可引起类神经征和对心脑血管系统有不良影响。

（五）诊断

职业性一氧化碳急性中毒的诊断必须依据职业史、职业卫生现场调查资料、临床表现及实验室辅助检查结果，同时排除非职业性疾病的可能性，并参照我国《职业性急性一氧化碳中毒诊断标准》（GBZ23 - 2002），进行综合性分析诊断。

（六）治疗与处理

1. 脱离接触　迅速将中毒患者移至通风处，保持呼吸道通畅，注意保暖，密切观察意识状态。

2. 纠正缺氧　轻度中毒者，给予氧气吸入及对症治疗；中度及重度中毒者积极给予常压口罩吸氧治疗，有条件时应尽早给予高压氧疗。

3. 对症支持治疗　视病情给予消除脑水肿；纠正水、电解质平衡紊乱；给予足够营养；加强护理；积极防治并发症和后遗症。

（七）预防措施

加强预防 CO 中毒的卫生宣传，普及自救、互救知识；装置 CO 自动报警器；生产场所加强通风；加强个人防护，进入高浓度 CO 的环境工作时，要佩戴特制的 CO 防毒面具。

（八）职业性健康检查

内科、神经科检查，心电图、HbCO 定量、血常规等。

三、苯中毒

（一）理化特性

苯（benzene）常温下为带特殊芳香味的无色液体，极易挥发，易着火，微溶于水，易溶于有机溶剂。

（二）接触机会

苯在工农业生产中被广泛使用：①苯的制造；②用作化工原料；③用作溶剂、萃取剂及稀释剂；④用作燃料。

（三）毒理

苯在生产环境中主要以蒸气形式由呼吸道进入人体，皮肤仅能吸收少量。进入体内的苯，主要分布在含类脂质较多的组织和器官中，如骨髓、脑等；约50%的苯以原形由呼吸道排出，约10%以原形贮存于体内，40%左右被肝脏等器官代谢，代谢产物（主要是酚类物质）随尿排出。

迄今，苯的毒作用机制尚未完全阐明。苯代谢产物被转运到骨髓或其他器官，可能表现为骨髓毒性和致白血病作用。

（四）临床表现

1. 急性苯中毒　主要表现为中枢神经系统的麻醉作用，轻者可出现头晕、头痛、恶心、呕吐、兴奋、步态蹒跚等酒醉样状态，严重者可出现神志模糊、抽搐甚至呼吸、心跳停止。

2. 慢性苯中毒

（1）神经系统：患者常有头痛、头晕、失眠、记忆力减退等类神经征，有的伴有自主神经系统功能紊乱，个别病例有肢端麻木和痛觉减退表现。

（2）造血系统：造血系统的损害是慢性苯中毒的主要特征，以白细胞计数减少最常见，主要是中性粒细胞减少。此外，血小板亦出现降低，皮下及黏膜有出血倾向。重度中毒可出现全血细胞减少，引起再生障碍性贫血。

（3）其他：长期直接接触苯，皮肤可因脱脂而变干燥、脱屑以至皲裂，有的出现过敏性湿疹、脱脂性皮炎。苯还可损伤生殖系统，苯接触女工月经量增多、经期延长，流产和胎儿畸形发生率增高。

苯是国际癌症研究中心已确认的人类致癌物。

（五）诊断

急性苯中毒的诊断是根据短期内吸入大量高浓度苯蒸气，临床表现有意识障碍，并排除其他疾病引起的中枢神经功能改变，可诊断为急性苯中毒。

慢性苯中毒的诊断应根据较长时间密切接触苯的职业史，以造血系统损害为主的临床表现，参考作业环境空气中苯浓度的测定资料，同时排除其他原因引起的血象改变，并按我国《职业性苯中毒诊断标准》（GBZ68－2002），进行综合性分析诊断。

（六）治疗与处理

1. 急性中毒　应迅速将中毒者移至空气新鲜处，立即脱去被污染的衣服，用肥皂水清洗被污染的皮肤，注意保暖和休息。可静脉注射葡萄糖醛酸和维生素C，忌用肾上腺素。

2. 慢性中毒　无特效解毒药，治疗根据造血系统损害所致血液疾病对症处理。可采用中西医结合疗法，给以多种维生素、核苷酸类药物以及皮质激素、丙酸睾丸酮等。

（七）预防措施

以无毒或低毒的物质代替苯；改革生产工艺过程和通风排毒；对苯作业现场进行定

期劳动卫生学调查，监测空气中苯的浓度。注意个人防护，佩戴防苯口罩或使用送风式面罩；做好就业前及上岗后定期体检等健康监护工作。女工怀孕期及哺乳期必须调离苯作业，以免对胎儿和乳儿产生不良影响。

（八）职业禁忌证

血象指标低于或接近参考值下限者，各种血液病，严重的皮肤病，月经过多或功能性子宫出血。

（九）职业性健康检查

内科检查，血常规。

四、矽肺

矽肺（silicosis）是在生产过程中长期吸入游离二氧化硅含量较高的粉尘而引起的以肺组织弥漫性纤维化为主的全身性疾病。矽肺是尘肺中最常见、危害最严重的一种。

（一）矽尘作业

通常将接触含有 10% 以上游离二氧化硅的粉尘作业，称为矽尘作业。常见的矽尘作业有矿山采掘中的凿岩、爆破、运输、选矿等；铸造车间的原料粉碎、碾磨、配料、铸型、喷砂等生产过程；其他方面如修建水利工程、开山筑路等。

（二）病理改变

矽肺的基本病理改变是弥漫性间质纤维化和矽结节形成，矽结节是矽肺的特征性病理改变。

（三）临床表现

1. 症状与体征　矽肺患者可在早期无明显自觉症状，随着病情的进展或发生并发症时，症状和体征才渐趋明显，出现胸闷、气短、胸痛、咳嗽、咳痰等。有时症状的轻重和严重程度与肺内病变的进展程度并不一定平行。

2. X 线胸片表现　矽肺 X 线胸片影像是矽肺病理改变在 X 线胸片上的反映，与肺内粉尘蓄积、肺组织纤维化的病变程度有一定的相关关系。矽肺 X 线影像诊断依据为小阴影和大阴影。X 线胸片上其他表现，如肺门改变、肺气肿、肺纹理及胸膜改变等，对矽肺诊断也有重要的参考价值。

3. 肺功能改变　矽肺早期即有肺功能损害，但临床肺功能检查多属正常。随着病变进展，肺弹性下降，可出现肺活量及肺总量降低；伴肺气肿和慢性炎症发生时，时间肺活量降低，最大通气量减少。当肺泡大量损害和肺毛细血管壁增厚时，可出现弥散功能障碍。

4. 并发症　肺结核是矽肺最常见和危害最大的并发症，此外还有肺部感染、自发性气胸、肺心病等。一旦出现并发症，病情进展加剧，甚至死亡。

（四）诊断

根据可靠的生产性粉尘接触史、职业卫生现场调查资料，以技术质量合格的高仟伏X线后前位胸片表现作为主要依据，参考动态系列胸片及流行病学调查资料，结合临床表现和实验室检查，排除其他肺部类似疾病，并按我国《尘肺病诊断标准》（GBZ70 – 2009），进行综合性分析诊断。

（五）治疗与处理

目前尚无特效治疗方法。矽肺病人应及时脱离接尘作业环境，根据病情需要进行综合治疗，注意增强营养，生活规律化，坚持体育锻炼，积极预防并发症和对症治疗，以改善症状、延缓病情进展、延长病人寿命、提高生命质量。

（六）预防措施

控制粉尘危害、消除尘肺的根本措施是贯彻执行国家有关防止矽尘危害的法律法规，坚持综合防尘，把粉尘浓度降到国家卫生标准的接触限值以下。我国在多年实践的基础上，总结出"八字"综合防尘措施，即革（改革工艺过程，改进生产设备）、水（湿式作业）、密（密闭尘源）、风（加强通风）、护（做好个人防护）、管（健全防尘设备管理制度）、教（普及防尘知识的宣传教育）、查（定期监测和健康检查），对我国控制粉尘危害具有重大指导意义。

（七）职业禁忌证

凡不满18周岁，有活动性肺结核、严重的慢性呼吸道疾病、严重影响肺功能的胸部疾病、严重的心血管系统疾病者不得从事接尘作业。

（八）职业性健康检查

内科检查、胸部X线摄片和肺功能检查等。

思考题

1. 职业卫生服务的概念、实施原则及基本内容。
2. 职业人群健康监护的概念和基本内容。
3. 铅中毒的临床表现及治疗。
4. 苯中毒的临床表现及预防措施。
5. 矽肺的概念、临床表现及预防措施。

第九章　心身疾病的预防与控制

　　人是生物属性和社会属性有机结合的统一整体，人体的健康受精神因素和躯体因素共同作用的影响。社会心理因素在疾病发生中的作用，越来越受到医学界的重视。我国医学名著《黄帝内经》早就论述了情志刺激的致病作用，如《内经·素问·举痛论》中指出："怒则气上"、"喜则气缓"、"悲则气消"、"恐则气下"、"惊则气乱"、"思则气结"。"七情"虽然是人体对外界客观事物和现象所作出的情感反应，属于人体正常的精神活动，但突然的、强烈的、持久的超过人体本身精神活动调节范围的刺激，就会造成疾病。如《内经·素问·阴阳应象大论》说："暴怒伤阴，暴喜伤阳。厥气上行，满脉去形。喜怒不节，寒暑过度，生乃不固。"这些论述都强调了情绪、心理状态的失衡会损害健康甚至致病。

第一节　心身疾病概述

一、心身疾病的概念

　　心身疾病（psychosomatic disease）是与社会心理因素密切相关的一组躯体疾病或综合征，又称心理生理疾病；社会心理因素是心身疾病的病因或主要病因，对心身疾病的发展、预后、转归以及预防和治疗都起决定性作用。

　　广义的心身疾病是指心理社会因素在发病、发展过程中起重要作用的躯体器质性疾病和躯体功能性障碍。狭义的心身疾病是指心理社会因素在发病、发展过程中起重要作用的躯体器质性疾病。

　　身心疾病是因人的机体发生了生理变化而引发了个体心理、行为上的变化所致疾病。例如老年性痴呆、经期精神紧张、更年期综合征等等。

二、心身疾病的特点

1. 心身疾病必须具有与躯体症状相关的体征；
2. 心身疾病的发病原因是社会－心理因素或主要是社会－心理因素；
3. 心身疾病通常涉及植物神经所支配的系统或器官；
4. 同样强度、同样性质的社会心理因素影响，对一般人只引起正常范围内的生理反应，而对心身疾病易患者则可引起病理变化；

5. 遗传和个性特征与心身疾病的发生有一定的关系，具某种个性特征的人易罹患某一"靶器官"的心身疾病；

6. 多数病人不熟悉社会心理因素在发病过程中的作用，感到某种心理因素能加重自己的病情；

7. 心身疾病的诊断应涉及躯体和社会心理等方面的内容；

8. 心身疾病的治疗以心理治疗为主要手段。

三、常见的心身疾病

心身疾病范围广，种类多，几乎涉及机体的各大系统，对人体健康危害大，给社会、家庭带来沉重的精神压力。

1. 原发性高血压 原发性高血压是最早被确认的心身疾病之一，躯体因素和心理因素皆对高血压的发病起着重要作用，被强烈压抑的愤怒、不安全感、严重焦虑、紧张等常为诱发因素。

2. 冠心病 冠心病的发生、发展与许多生物行为和社会因素有关，包括遗传、高血压、高血脂、大量吸烟、肥胖、活动过少、A 型性格、人际关系紧张、焦虑、抑郁等有关，且精神紧张刺激及个性特征因素占有不可忽略的重要地位。

3. 消化性溃疡 消化性溃疡常与紧张的生活事件（如亲人分离、丧偶、失业和任务繁重、时间紧迫感等）有关。

4. 糖尿病 糖尿病是一种典型的心身疾病，病人的情绪状况对本病的发生、发展与治疗，都有很大的影响。研究表明，糖尿病患者具有情绪压抑、自卑、心胸狭窄、倔强、急躁易怒等特点。

5. 恶性肿瘤 恶性肿瘤的发生和病人存活时间都与心理因素有密切关系。忧郁、失望和难以解脱的悲哀是癌症发生的重要原因，恶劣情绪可能是癌症的活化剂。

6. 妇科疾病 学习或工作过于紧张，或遇到紧张生活事件时，常发生痛经或经期紊乱，以致停经。对妊娠和分娩的影响也很明显，甚至有些不育症也与紧张情绪有关。

四、心身疾病的分布趋势

由于心身疾病界定的范围不同，心身疾病发病率的报道数据差异甚大。

1. 地区分布 城市高于农村；经济发达地区高于经济发展落后地区。

2. 临床分布 在综合性医院的初诊病人中，略高于 1/3 为躯体疾病，不到 1/3 为神经官能症，其余 1/3 即为心身疾病。内分泌科约占病人的75.4%，心血管专科约占病人的60.3%，呼吸科约占病人的55.6%，普通内科约占病人的30.8%，皮肤科约占病人的26.6%。

3. 性别分布 女性高于男性，但有些病种如溃疡病、冠心病、支气管哮喘等则以男性患病率为高，而甲状腺功能亢进仍以女性为多。

4. 年龄分布 65 岁以上的老人和 15 岁以下的少年患病率较低，青年人略高，患病率高峰为更年期。

5. 职业分布　脑力劳动者高于体力劳动者。

五、人体对社会心理刺激的应对机制

(一) 认知评价

认知和评价是人日常生活中两个重要心理活动，认知是接受信息，评价是对信息的性质作判断。认知评价就像人体生命轨道上的"道岔"，积极的评价可使生活事件成为激励人奋发向上的动力，将人引向健康；消极的评价将不愉快的体验指向自身，可使生活事件成为人生无法摆脱的阴影，将人引向疾病。有许多因素影响认知评价过程。

1. 人格特征　研究证实，人格特征对心身疾病的发生、发展和转归产生重要的影响。美国心理学家 Friedman 等发现 A 型性格与冠心病发病有密切关系。B 型性格则与恶性肿瘤关系密切。病人依其人格特征来体验疾病，并建立了对特殊应激的反应模式。同样一种疾病发生在不同个体，其病情表现、病程长短转归都可能不同。

2. 应对策略　个体采取的应付策略，与人格特征有着密切关系。一般来说，内向和情绪不稳定特征的人，其应付策略的有效性明显低于外向伴情绪稳定特征的人。陷入危机情境的人，有人能采取积极有效的行为方式，有的人则采取自罪或自责、自伤、甚至自杀等行为方式。应激应付策略有效性的研究证实，应付策略的失败，将主要导致强迫、焦虑和恐怖的负性情绪发生。

3. 社会支持　研究发现，社会支持能降低缺血性心脏病和急性心肌梗塞的发生率。

4. 生活经历　同一类生活事件发生次数越多，心理应激的强度越低，这是个体积累了多种适应和应付能力的结果。

(二) 情绪调节

不良的社会刺激可引起消极的情绪体验，如愤怒、焦虑、悲伤等，这是人适应环境的正常心理反应，人体可以通过情绪调节系统使情绪活动恢复正常；但在负性认知评价作用下，情绪调节屏障遭到破坏时，会出现焦虑、抑郁、否认、猜疑等负性情绪反应，达到一定程度时将导致躯体病理活动的变化。

1. 突然性的超强度紧张刺激　这种应激刺激达到极高程度，可以突然突破情绪心理防线，使机体丧失适应能力，进而导致躯体生理学方面变化。比如亲人突然死亡、威胁生命安全突发事件等。

2. 持久性的恶性刺激　恶性刺激接踵而来，或某种恶性刺激导致长期的不良心境，或压抑的情绪反应得不到必要的疏泄等，以持续累积的方式逐渐攻克心理防线，损害自我调节功能，导致植物神经系统功能紊乱，并引起机体器官或组织的病理性改变。同样应激刺激条件下，人与人在情绪反应的程度上有很大差异。影响情绪反应程度的因素有性格特征、社会支持、社会经验、价值观以及躯体健康状况等。

（三）生理屏障

社会因素通过激发负性情绪体验而引发一系列躯体生理生化变化，特别是植物神经系统功能的改变，导致肾上腺素和肾上腺皮质激素分泌增加，心率加快，血压升高，呼吸加深等等。这些生理反应是人体动员全身潜能以应对面临的遭遇的生理屏障。在心身疾病的病因学和发病过程研究中，生理因素的研究主要有两个方面：

1. 生理始基　指心身疾病患者在患病前机体的生理学特点，或生理屏障的特点。为什么同样的波及大量人口的社会心理刺激，如地震、洪水、战祸、灾荒等，其中只有少数人得了心身疾病？且这些患者得的心身疾病又不都是同一种病？如有人患溃疡病，有人患高血压，有人却患冠心病，这主要是由患者的生理特点不同所致。如机体胃蛋白酶增高在胃溃疡发生中起重要作用。患者在发病前，胃蛋白酶的前体胃蛋白酶原的水平就已经高出一般人，因此这种胃蛋白酶原的增高被称作溃疡病的生理始基。然而有溃疡病生理始基的人并不一定会得溃疡病，人群中有相当多的人具有这一特征，仅有一部分人患溃疡病，这是由于社会心理刺激对他们起着"扳机"作用，只有生理始基和社会心理刺激同时存在的情况下，才会导致溃疡病的产生。已发现高甘油三酯血症是冠心病的生理始基，高尿酸血症是痛风症的生理始基，小动脉收缩敏感性增高是高血压的生理始基；细支气管平滑肌的痉挛是支气管哮喘的生理始基，高蛋白结合碘者则为甲状腺功能亢进的生理始基。

2. 生理中介机制　社会心理因素以各种信息形式作用于大脑皮层，而大脑皮层又是通过生理中介机制，使各器官产生病变。目前认为，比较重要的中介机制有：神经内分泌系统、中枢神经递质和免疫系统。

五、心身疾病的发病学机制

心身疾病的发病学机制是医学领域正在深入研究的课题之一，有多种理论对此做出解释，主要学说有 3 种。

1. 心理动力理论　该理论重视潜意识心理冲突在各种心身疾病发生中的作用，认为潜意识心理冲突是通过植物神经系统功能活动的改变从而造成某些脆弱器官的病变而致病的。例如心理冲突在迷走神经功能亢进的基础上可造成哮喘、溃疡病等，在交感神经亢进基础上可造成原发性高血压、甲状腺功能亢进等。并认为只要查明致病的潜意识心理冲突即可弄清发病机制。心理动力理论发病机制的不足是夸大了潜意识的作用。

2. 心理生物学理论　该理论既重视心理刺激因素、生理中介途径和生物特异性化导致心身疾病发生、发展中的各自作用，更重视其共同性和关联性的致病作用。由于心理社会因素对不同的人可能产生不同的生物学反应，因此不同生物反应可能导致不同的器官组织出现病理反应，呈现不同的心理生理中介途径。

不同种类的心理社会因素，可能产生不同的心身反应过程，如紧张劳动和抑郁情绪；不同心身疾病的发生也可能与特定的心理社会因素有关。

心理社会因素在不同遗传素质个体上的致病性存在差异，既个体素质上的易感性在疾病发生中起着重要作用，如高胃蛋白酶原血症的个体在心理因素作用下更可能产生消化性溃疡。

3. 学习理论 某些社会环境刺激引发个体习得性心理和生理反应，由于个体素质问题，或特殊环境因素的强化，或通过泛化作用，使得这些习得性心理和生理反应被固定下来演变成为症状和疾病，如情绪紧张、呼吸加快、血压升高等，最后演变为紧张性头痛、过度换气综合征、高血压等心身疾病。

六、与心身疾病有关的危险因素

参见第四章社会、心理、行为因素与健康。

第二节 心身疾病的诊断、治疗和防制

一、心身疾病的诊断

心理疾病应由执业心理医师作出诊断。但是多少心身疾病患者就诊的第一位医生是临床医生，而不是心理医生，这样病人出现的临床症状和体征可能作为医生治疗的重点，而社会心理因素的影响容易被忽略，因此，临床医生应掌握心身疾病的知识，在诊断疾病过程中要注意识别心身疾病。在诊断心身疾病的过程中，除了采集临床各科病史，做出躯体方面的诊断外，还应注意收集病人社会心理方面的有关材料，例如生活事件、人际关系、社会支持程度、心理发展史、个性或行为特点等，从中初步寻找与心身疾病发生发展有关因素，进一步进行心理行为检查，做出精神状态的诊断，并找出社会心理因素在疾病发生、发展、转归中的作用规律，最后，作出综合诊断。

心身疾病的诊断原则：①疾病的发生与心理社会因素有关。②躯体症状有明确的器质性病理改变。③排除神经症和精神病。

二、心身疾病的治疗

原则上需要心理和躯体同时治疗或综合治疗。目前许多心身疾病都已经有了十分有效的躯体治疗措施。例如：溃疡病采用制酸剂治疗，高血压用降压药治疗，支气管哮喘用支气管扩张剂治疗等。这只是达到治标的目的，要想治本就需要采取综合治理的方法。

（一）心身疾病的治疗原则

1. 消除社会－心理刺激因素 针对病人受到的不良社会－心理因素刺激使用干预手段，如通过调节家庭矛盾、协调邻里或工作单位人际关系等方法解除矛盾，必要时可请病人短期住院或更换环境。

2. 消除心理学病因 应在心理医师的指导下采用适宜心理干预手段和心理疏导措施。

3. 消除生物学症状 主要通过心理学技术直接改变病人的生物学过程，提高身体素质，促进疾病的康复。如采用气功疗法、瑜伽疗法，利用自己的意志去控制或调整内脏的活动以达到治疗强身的目的。通过自我训练控制自己的情绪，如每天有一定的时间松弛紧张情绪，听轻音乐、练书法、画画、栽培花草以及运用生物反馈（biofeedback）疗法等，使患者学会在某种程度下调节这些功能，以达到预防发作和治疗的目的。

4. 心、身同治原则 对于急性发病而又躯体症状严重的病人，应以躯体对症治疗为主，辅之以心理治疗。例如，对于急性心肌梗死病人，综合的生物性救助措施是解决问题的关键，同时也应对那些有严重焦虑和恐惧反应的病人实施术前心理指导。对于以心理症状为主、辅以躯体症状的疾病，或虽然以躯体症状为主但已呈慢性经过的心身疾病，则可在实施常规躯体治疗的同时，重点安排好心理治疗。

（二）心身疾病的治疗方法

1. 心理干预疗法 主要是通过医护人员的言行来改善病人的情绪；应在比较充分了解病人的病史及心理状态下对病人进行解释、指导和鼓励，提高病人对疾病的认识，解除顾虑，处理好心理刺激和心理矛盾，增强战胜疾病的信心。如早期乳腺癌术后复发者研究发现，未复发者对疾病多采取否认或斗争态度的明显多于默认事实，忍受痛苦或感到无助及绝望的患者。心理干预疗法包括：心理咨询、认知疗法、心理分析疗法和催眠疗法等等。

医务人员高尚的医德与良好的服务态度，对病人富有同情心，耐心倾听病人的诉述，与病人建立良好的医患关系，可以大大改善与提高治疗的效果。

中医十分重视心理治疗，在《素问·阴阳应象大论》中明确地指出了情志相胜的心理治疗原理，即"悲胜怒""恐胜喜""怒胜思""喜胜忧""思胜恐"。这是在五行制约的理论基础上，根据脏腑之间相互依存和相互制约关系而创建的一种心理疗法。此外，古代心理治疗方法还有劝说开导法、移精变气法、移情易性法、安神静志法、顺情纵欲法等等。

2. 生物反馈和行为治疗 生物反馈疗法指通过学习来改变自己的内脏反应，使通常人们意识不到的生理活动如血压、心率、胃肠蠕动、皮肤温度等，通过灵敏的电子仪器予以显示，如此反复进行，使患者学会在某种程度上调节这些功能，以达到预防发作和治疗的目的。有人对50例A型性格的冠心病患者进行10周有规律的运动训练，发现A型行为有明显的转变，体重、血压和血脂均有不同程度的下降。

3. 环境治疗 对病人的社会－心理因素，如家庭、邻里或工作单位作适当的调整，通过解释、指导以解除矛盾，协调关系，必要时可考虑请病人短期住院或更换环境。

4. 药物治疗 在对患者进行心理治疗的同时，可根据病情，配合用一些抗焦虑药，如安定、利眠宁等，或抗忧郁药，如阿米替林或多虑平等药物。心身疾病情绪障碍用药应该特别注意：必须经过专科医生诊断，根据患者心身疾病的种类和病情以及情绪障碍状况选择适当的药物；用药应考虑患者的年龄、性别等因素，对老年有器质性脑病及心血管疾患的病人可选择副作用较少的氟西汀类药；应关注弱安定类药物所产生的依赖性和突然停药所产生戒断症状。

中医治疗心身疾病的方剂，有疏肝解郁的柴胡疏肝散、重镇安神的朱砂安神丸、养心安神的酸枣仁汤、祛痰的二陈汤、祛瘀的血府逐瘀汤、清热泻火的龙胆泻肝汤、补益的四君子汤等。

三、心身疾病的三级预防

（一）第一级预防

防止社会心理因素长期反复刺激并导致心理失衡。包括提高自我认知能力，培养健康的心理素质，改善社会适应能力，学会缓解心理应激的技巧，建立友善的人际关系，提高应对社会心理危险因素刺激的能力，是预防心身疾病的根本措施。

培养健康的心理素质应从儿童时期开始。家长和老师应为孩子们创造和谐、温馨的生活和学习环境，培养儿童乐观、自信、积极向上的精神，耐心纠正可能产生的心理偏差，对防止儿童时期情感障碍和成人期的心身疾病都有重要意义。

青少年处于青春发育期，情绪不稳定，易产生冲动行为。研究表明，不良的情绪和伙伴关系是青少年吸烟、酗酒、性行为和自杀等健康危险行为的危险因素，教给他们正确的人际交流、控制情绪、解决问题的方法，培养独立、有效的处理生活中遇到的各种困难和挑战，有助于他们人格社会化的形成，可预防危险行为的发生。

培养个人良好的情绪防御机制，提高个体抵御挫折的能力，在强应激作用条件下，学会采用合理化、升华、抵消、回避、否认和幽默排泄等手段，消除内心所产生的紧张、不安和痛苦，从而恢复心理上的平衡。有目的的通过改善个体生活的社会环境，达到预防心身疾病发生的目的。

倡导以社区为范围，建立全科医疗网络，积极宣传健康生活理念，开展社区精神卫生教育，普及精神卫生知识，提高公众心理健康意识；通过社会力量，创造一个良好的工作条件和环境，形成和谐的社会氛围，特别是要避免人为的精神创伤。

此外，还应有精神卫生立法及精神卫生机构，建立心理咨询室，提供心理咨询服务，做好个体和群体精神卫生工作。对社区高血压、冠心病、糖尿病、肥胖症等慢病患者的精神卫生状况进行必要的心理咨询，对存在的不良行为进行心理干预。

（二）第二级预防

防止社会心理因素导致的心理失衡阶段发展成为功能失调阶段。中医学重视对心身疾病的早期诊断和治疗。华佗的《青囊秘录》记载"医者先医其心，而后医其身，其次医其病"。第二级预防的重点是对于那些有明显行为偏差者，如吸烟、酗酒、多食、缺少运动及A型行为等，用心理行为技术予以指导矫正；对那些工作和生活环境里存在明显应激源的人，要进行适当的调整，以减少或消除心理刺激；对出现情绪危机的人，应及时进行心理疏导，疏通负性情绪外泄的渠道；对那些有明显心理素质缺陷的人，如有易怒、抑郁、孤僻及多疑倾向者，应及早通过心理指导，帮助改善个体认知能力，缓解情绪体验的强度；开展癔症集体发作心理干预工作；开展自杀的心理干预；灾难事故等事件的心理危机干预。

现代临床医生必须了解社会心理因素可以引起心理失衡，进而导致功能失调，最后发展为躯体疾病的心身疾病发病规律，积极采取第二级预防措施，通过临床心理咨询（psychological counseling）和治疗，及早帮助和指导患者恢复失衡的心理，及早调整患者的功能失调，阻断病情向躯体疾病方向转化。

（三）第三级预防

是针对患者在经历了心理失衡，功能失调进入躯体疾病阶段情况下防止病情恶化所采取的措施。这个阶段不仅需要有效的药物，还应充分发挥心理咨询和心理治疗的作用。心理咨询和心理治疗工作不仅要求医生有较高的医德修养，广博的医学知识，娴熟的医学技能，还要求医患之间能建立起相互信任和相互合作的关系。

思考题

1. 心身疾病与身心疾病概念。心身疾病都有什么特点？
2. 简述人体对社会心理刺激的应对机制，举例说明什么是生理始基。
3. 简述心身疾病的分布特点、心理生理中介机制、影响认知评价过程的因素。
4. 心身疾病的诊断原则和治疗原则是什么？
5. 如何开展心身疾病的三级预防？

第十章　医源性与药源性疾病的防制

第一节　医源性疾病的预防与控制

自从有了医生职业就有了医源性疾病不同程度的发生，并且随着医学的发展，新理论、新医术、新药物、新器材的不断应用，新的医源性疾病也在不断出现，对人类健康产生不同程度的危害，由此受到愈来愈多的高度关注。

一、医源性疾病的概念、病因及分类

（一）医源性疾病的概念

医源性疾病（Iatrogenic Disease）系指由于医护人员的诊断、治疗或预防措施不当而引起的不利于身心健康的疾病，包括医院获得性感染，药物所致的药源性疾病，长期或大量使用某些药物所致的营养缺乏症等。

医源性疾病学（The Science of Iatrogenic Disease）是研究医源性疾病的发生、发展，影响因素及其规律，并进行防治和促健康的一门医学学科。

对医源性疾病的正确认识和有效防治，不仅能避免、减少医源性疾病对广大患者和群众的危害，而且有助于临床医学水平的不断提高。

（二）医源性疾病的病因及分类

医源性疾病的病因十分复杂，由多种因素引起，可发生在防治疾病过程的任何环节中，几乎涉及所有临床医学的各学科及各种诊疗技术措施。

1. 按发生原因和环节分类　①诊断性医源性疾病；②治疗性医源性疾病；③药物性医源性疾病；④护理性医源性疾病；⑤防病性医源性疾病。

2. 按发生范围分类　①散发性医源性疾病；②流行性医源性疾病。

3. 按能否避免分类　①难免性医源性疾病；②可免性医源性疾病。

二、医源性感染的分类、形成与传播条件

医院获得性感染（Nosocomial Disease）是病人、医护人员或来访者在医院内获得的

感染，简称院内感染或医源性感染。院内感染的确定可根据潜伏期推算、流行病学调查和同源性测定等方法。

（一）与院内感染有关的因素

医院的环境在很多方面不同于其他公共场所。大多数院内感染是由于条件致病微生物引起的。这类微生物在健康人群中不会引起疾病或仅出现轻微症状。因此院内感染发生有其特定条件：

1. 机体因素　一般病人均处于抵抗力低下状况，几乎所有传染因子均可引起院内感染。一个病人的正常或条件致病菌感染可以转给其他病人。尤其是新生儿免疫机制尚未成熟，老年人随年龄增长发生生理改变，故危险性大。

2. 某些诊断或治疗措施实施阶段　接受某些诊断或治疗中的病人往往对院内感染易感性增加。例如外科手术后保留导管（尤其是静脉内和膀胱内）、气管插管或切开、输血、麻醉、使用免疫抑制药物、抗生素等。

3. 各种疾病和各类病人集中　各类病人密集程度和相互接触机会决定了院内感染发生的可能性。且当医院内耐药菌株增多或一般卫生状况不良时，都可增加院内感染发生的危险程度。

（二）院内感染的种类

1. 交叉感染　医院内各种人员间的相互感染方式包括：由病人传给病人、病人传给医务人员、医务人员传给病人、病人家属作为带菌者传给病人等。

2. 环境污染物感染　指接触到被污染过的物品所获得的院内感染，例如接触被污染的尿布、被单、床架、床头柜、擦桌布、病历卡、门把手、拖把、餐具、玩具等。

3. 内源性感染　指来自病人自身的感染，病人本身是病原体携带者，由于机体抵抗力低下而引起自身易感性提高所致。

（三）传播途径

1. 空气　与病人近距离接触时，病原体由空气或飞沫经呼吸道传给他人。轻度咳嗽时飞沫可传播 2~3 米远。一些存活力强的微生物甚至可在飞沫核或尘埃中存在较长时间并经较远距离传播，如结核菌。有的呼吸道病毒，如流行性感冒病毒，尽管对外界抵抗力不强，但经空气传播危险性甚大。

2. 手　手的接触面广泛，最易受污染和传播病原体。这种间接传播对易感者来说获得的病原体数量不一定很大，但由于病人机体抵抗力低下，对感染剂量要求低，从而引起传播。

3. 医疗器械　一次性医疗用品质量不合格或被冒充替代，非一次性医疗器械每次用后消毒达不到效果，都可使此传播途径易于实现。

4. 血制品及药品　血制品传播肝炎，静脉用和口服制品受污染引起院内感染机会甚多。有些不宜进行灭菌（因灭菌后失效或改变药性或产生副作用）的非无菌制剂，受微生物污染机会甚多。一些口服液剂，包括糖浆、饮剂等含糖较多的液剂，因呈酸性，不适于细菌生长，但易受真菌污染。

三、医源性感染的防制

1. 医院合理布局 在医院建筑设计时就应考虑到防止交叉感染，兼顾方便病人就诊和治疗，妥善处理各种废弃物，以免污染环境。我国公共场所卫生标准（GB – 9071 – 88）对医院候诊室提出卫生标准，其中细菌总数要求不超过 4000 个/m³。传染病科应有单独建筑和隔离带，传染病房污水应有消毒处理设施；医院的出入口、走廊、楼梯、电梯等应有标示牌和功能分区等；病室中两排床之间最小间距应为 1 米；每床占用横宽为 2 米。候诊室最易发生交叉感染，应分科设立，尤其是儿科，应设预检查，发现有传染可疑时，即送隔离诊断室诊察，并有专用出口。

2. 建立健全规章制度 如严格的隔离消毒制度、无菌操作规程、家属探望制度、病区清扫制度、污物处理制度、合理使用抗生素及限制性使用抗生素制度、高危病人定时巡视制度、高危病区（如手术室、新生儿室、术后监护室）严格消毒制度等。

隔离包括传染源隔离和反隔离（将非传染病病人与有传染可能的人隔开，以免遭病原体侵袭）。入院时已确诊为传染病者均应进行分类，进入相应的传染病病区。隔离时间和长短视疾病传染期长短和药物治疗效果而定。对大面积烧伤、粒细胞缺乏症或严重免疫缺陷病人"反隔离"更为重要，但这类病人往往由于他们自身带到医院的病菌引起感染。

当隔离一旦失败或发现有病人已患某些可引起院内感染的疾病并可危及医务人员和其他高危病人时，应采取积极措施预防病情扩大和疾病播散。例如对某一常见传染病，尽可能动员易感儿童及早出院或在潜伏期的后半阶段置于隔离室。

3. 加强监测控制 监测控制是控制感染的关键。全国已全面开展院内感染监测控制工作，每个医院建立院内感染管理委员会，执行院内感染监测制度。各临床科室有专（兼）职人员负责日常工作以及早发现和统计院内感染病例，及时发现危险因素、病原菌及其耐药性问题，为采取有效控制措施提供依据。

第二节　药源性疾病的预防与控制

药源性疾病的发生率不断增加，给人民健康带来了很大的危害，预防与控制药源性疾病已引起人们的高度重视。

一、药源性疾病的概念与分类

（一）药源性疾病的概念

药源性疾病（Drug – induced Disease）又称药物诱发疾病，指由于药物作为致病因子，引起人体功能或组织结构损害，并具有相应临床经过的疾病，属医源性疾病范畴。研究药源性疾病是临床药学的重要内容之一，对于保证临床的合理用药具有重要的理论意义和实际意义。

临床上不合理的用药包括药物的滥用、选药不当和误用。药物使用前，首先应全面考虑用药物治疗的利弊，不应只看到药物治疗的有利一面，还应认真地考虑到病人的机体状态、年龄和性别，特别要全面分析病人的心血管功能，肝肾功能以及神经系统功能状态等病理生理基础。

选药时还须考虑合并用药问题，合并用药的原则是为了获得疗效的协同或对副反应的拮抗，不合理的用药往往导致新药源性疾病的发生。实践证明，疗效的协同多见于抗生素、抗癌药和抗高血压药等合并用药，其次拮抗副反应的发生也是合并用药的目的之一。此外，在选药时还有剂型选择问题，特别是口服剂型一定要对被选择药物的生物利用度有充分了解。

（二）药源性疾病的分类

1. 就病理表现而言，药源性疾病分为功能性改变和器质性改变两类。

（1）功能性改变：如抗胆碱和神经节阻断药可引起无力性肠梗阻，利血平引起心动过缓等。

（2）器质性改变：包括有炎症型（如各型药物性皮炎），增生型（如苯妥英钠引起皮肤萎缩、皮肤变薄、表皮乳突消失），血管型（如药物变态反应发生的血管神经性水肿），血管栓塞型（如血管造影剂引起的血管栓塞），赘生型（如药物致癌变）等。

2. 就病因学而言，药源性疾病可分为 A、B 两种基本类型。

（1）A 型药物不良反应：由药物本身或/和其代谢物引起，是药物的固有作用增强和持续发展的结果。其特点是剂量依赖性，能够预测，发生率较高但死亡率较低。

（2）B 型药物不良反应：即与药物固有作用无关的异常反应，主要是人体的特异体质有关。其特点是与剂量无关，难以预测，常规的毒理学筛选不能发现，发生率低但死亡率高。

二、药源性疾病的预防与控制

（一）药源性疾病的预防

1. 充分认识药源性疾病的危害性　随着药物广泛应用，药源性疾病的发生率不断增加，给人民的健康带来了很大危害。要充分认识到，药物不单是治疗的一种手段，也是一种致病的因素，如果对其致病作用认识不足，不加以科学管理，它将成为社会的公害因素，可以给人类带来严重危害。在诊断过程中，要警惕药物可能是致病的因子，应及时排除药物的危害。在用药过程中，要严密观察药物反应，以便及时调整剂量或调换治疗药物。

2. 做到合理用药　滥用和误用药物是引起药源性疾病的主要原因，如何做到合理用药，下列几点必须考虑。

（1）选药要有明确的指征，选药不仅要有适应证，还要排除禁忌证。要充分认识滥用药物的危害性，不用药效不确切的药物。

（2）要有目的的合用药，可用可不用的药物尽量不用，争取能用最少品种的药物达到治疗目的。联合用药时，要排除药物之间相互作用可能引起的不良反应。

（3）根据所选药物的药理作用特点，即药效学与药动学规律，制定合理的用药方案。

（4）应用新药，需预先熟悉其药效学与药动学知识，切忌盲目使用。

3. 加强药源性疾病的监督　药源性疾病的监督主要目的是保证病人使用药物安全有效，同时又为人类健康、幸福和社会文明、昌盛提高保障。但目前对于药源性疾病的监督还没有统一的标准和要求，综合有关资料，大致包括新药研制过程中毒理学监督、病人用药的安全监护以及新药上市后安全性监督。

（二）药源性疾病的诊断依据

药源性疾病发生于用药之后，因此用药时间与发病时间的关系对于诊断有重要意义。患者的病史和用药史、临床表现、病理学检查、生化检验等资料是诊断的依据。

常见影响药源性疾病发生的机体易感因素有以下3种。

1. 遗传因素　如长期服用异烟肼，快乙酰化易使异烟肼转化为酰肼，后者可导致肝脏损害，慢乙酰化型则易发生周围神经炎。

2. 性别　药物不良反应在妇女中的发生率要比男子高，如保泰松和氯霉素引起的粒细胞缺乏为男性的3倍，对氯霉素引起的再生障碍性贫血为男性的2倍，药源性红斑狼疮女性亦较男性多见。

3. 年龄　如老年人应用地高辛后血药浓度较高，半衰期较长；应用肝素过程中易导致出血；应用硝基安定治疗量即易致脑功能紊乱；对保泰松引起的不良反应发生率较高；用利尿剂易致失钾；用降压药和吩噻类易致体位性低血压；用抗胆碱药和抗震性麻痹药易致尿潴留。婴儿用氯霉素易发生灰色综合征；磺胺、维生素 K 可引起或加重核黄疸；对耳毒性抗生素较为敏感等。

（三）药源性疾病的处理原则

对药源性疾病的处理，原则上是若怀疑出现的病征由药物所引起，而又不能确定为何种药物时，首先应停止应用的所有药物。这样不但可以及时制止药物继续损害机体，而且有助于诊断。若停药后，临床症状减轻或缓解常可提示疾病为药源性。然后，根据病情采取治疗对策。由于药源性疾病多有自限性特点，停药后无需特殊处理，待药物自体内消除后，可以缓解。症状严重时须进行对症治疗，如致病药物很明确，可选用特异性拮抗剂；若是药物产生的变态反应，应将致病药物告知病人，防止以后再度发生。

第三节　中药不良反应的预防与控制

中药在国际上的应用越来越广泛，但由于人们对中药应用特点认识的不足，以及使用不当等原因，导致中药不良反应时有发生，因此中药不良反应的监测、预防和控制不可忽视。

一、中药不良反应的认识历程

20 世纪 60 年代国际上发生了"反应停"等化学药物严重不良反应的事件，学者们日渐重视天然药物的不良反应。1977 年美国 FDA（Food and Drug Administration）宣布停止使用由碎杏仁制成的维生素 B_{17} 制剂，因其主要成分苦杏仁苷水解可产生氰化氢。1979 年新加坡政府禁止进口和销售含小檗碱的制剂（黄连、黄芩中均含有小檗碱），20 世纪 80 年代后日本发现含中药柴胡（如小柴胡汤）的制剂可导致急性肝损害、间质性肺炎等药源性疾病，日本厚生省于 1991 年 2 月的第 13 号通告宣布，对小柴胡汤、小青龙汤等 8 个品种的汉方制剂进行重新评估，以确定其安全性和有效性。世界上不少中药进口国认为中药饮片、中成药的包装和说明书中对农药残留量、重金属含量、不良反应等指标未能详尽说明，因而缺乏可信性和安全性。

迄今为止，关于中药毒副作用、不良反应的研究尚停留于一般零散报道，未能就中药不良反应的发生原因、发病机理、临床表现、防治措施作出系统的整理和研究，这与中药学源远流长的发展史、中药临床应用的广泛性和在防治疾病中的重要地位是不相适应的。对中药不良反应的临床表现、发生机制、治疗方法、预防措施进行科学、全面、系统的研究，使人们能正确地认识中药作用的双重性，有效地减轻中药不良反应所造成的损害，进一步提高中药的安全性、合理性、有效性。

二、中药不良反应的概念与分类

（一）基本概念

在防治疾病的过程中由于应用中药所产生的与用药目的不符，且给患者带来不适、痛苦或有害的反应，称为中药不良反应。主要是指正常用量、用法条件下所产生的非防治反应。多数不良反应是中药的固有作用和效应，在一般情况下是可以预知的，有些是可以避免的，而有些则是不可避免的。

（二）分类

中药不良反应根据其发生的严重程度分为轻度、中度和重度。轻度是指发生的不良反应患者可以忍受，不会影响治疗进度，不需要特殊的处理，对患者的康复没有影响。中度是指患者难以忍受的不良反应，需要撤除药物或做出相应的处理，对患者的康复有直接影响。重度是指发生的不良反应直接危及患者的生命，或导致残废，住院或并发症，需要立即撤出药物并进行紧急处理。以下介绍 A 型、B 型中药不良反应的临床症状。

按临床特点和作用机制分为 A 型和 B 型中药不良反应两类。

1. A 型中药不良反应主要包括

（1）作用增强型：是由于药物本身固有作用的增强和放大而导致的。如三七、云南白药具有止血抗凝作用，亦可引起出血倾向；消渴丸，亦可引起低血糖反应。

（2）副作用型：指在治疗剂量时，随药物的治疗作用而发生的一些与防治目的无关的作用。如应用人参来补阳补气的过程中，可引起口干、心烦，即属于此类。

（3）毒性型：主要是指药物在正常剂量、正常用法下发生的毒性反应，也包括用药时间过长、用药剂量过大和相对剂量过大所引起的毒性反应，均可导致人体生理生化机能异常和病理改变，毒性反应可累及机体各大系统，包括急性中毒和慢性蓄积性中毒反应。如应用雷公藤抗风湿，治疗腰腿痛过程中，可引起肝肾损伤及妇女不孕症。

（4）继发型：是由于药物作用诱发的一些病症。如番泻叶、火麻仁等可以引起此类反应。

（5）首剂综合征：是指首次应用某些药物时所发生的不可耐受的强烈反应。

（6）撤药综合征：是指突然停用某种药物后出现的症状反跳现象。如长期服用罂粟类药物可出现成瘾现象。

2. B 型中药不良反应

（1）不耐受性不良反应：是因患者个体差异而表现出来的对药物毒理作用耐受低下，低于常量时就可发生的不良反应。

（2）特异质性不良反应：是一种与正常药物作用不同的特异反应，与患者遗传背景有关，多由机体生物化学过程的异常引起，发生率较低。

（3）变态反应性不良反应：是患者被药物致敏，再次用药时诱发的一种免疫反应。如中药中的很多种动物药，如蟾蜍、僵蚕、全蝎等都可引起此类反应，不少中药注射剂注射给药特别是静脉注射给药时可引起变态反应。

三、中药不良反应的预防与控制

我国中药不良反应的预防与控制尚属摸索阶段，虽没有规范程序和统一标准，也应等同于药源性疾病预防与控制的要求和方法开展工作；尤其要加大中药的药理、药性、炮制及配伍等基础性研究，同时建立健全和完善的中药不良反应监测机构和制度体系并发挥应有效能。

虽然我国在中药不良反应监测方面已经做了一些工作，但仍存在很多的困难和问题。要继续深入地开展中药不良反应监测工作，不可能完全照搬化学药的监测和评价方法，这是由中药本身和临床使用的特殊性而决定的。

中药不良反应的发生，有其特殊的发生原因、发病机理和临床特征。由于中药临床应用是以中医辨证论治为指导的，而且中药在体内吸收、分布、代谢、排泄与化学药物有所不同，因而其不良反应有自身的特点和规律。不仅要考虑到药材品种及品质、炮制制剂质量、剂型合理与否等因素，还涉及中医临床辨证施药的方式方法。因此，中药不良反应监测工作要根据中医学临床用药的规律，确立符合中医药实际的、确实可行的药品不良反应（Aderse Drag Reaction，ADR）监测方法。并在获得详细资料的前提下，探讨其发生的原因或易发因素，为临床医生、研究人员和政府有关部门提供全面的、准确的、可靠的数据。在更广泛的范围内实施监控，进一步将中药不良反应的监测工作推广应用于多种剂型中药及其他相关范围，全面提高中药的安全性、有效性，以指导临床正确合理用药。

思考题

1. 简述医源性疾病、医源性感染及药源性疾病的概念。
2. 简述医源性感染的形成与传播条件。
3. 药源性疾病的类型有哪些？
4. 影响药物不良反应的主要因素有哪些？
5. 如何正确认识中药不良反应？

第十一章　传染病的防制

传染病属于常见、多发性疾病，在人类历史中，曾经一度猖獗流行，肆虐为患，严重危害人类健康和生命。虽然由于抗生素和疫苗的普及应用，大多数传染病被基本消灭或控制，但是仍有许多传染病广泛存在，一些传染病还在死灰复燃，新发传染病也不断出现。因此，我们必须加强传染病的预防和控制。

第一节　传染病的流行机制

一、传染病的概念和分类

1. **概念**　传染病（communicable diseases）是由特异性病原体（及其毒性产物）所引起、在一定条件下可造成流行的疾病。这种病原体可以通过被感染的人、动物或储存宿主直接地或间接地传染给易感宿主。

感染性疾病（infectious diseases）是指由病原生物引起的所有人类疾病，除了传染病外，还包括非传染性感染性疾病。

2. **分类**　1989 年我国颁布了《中华人民共和国传染病防治法》，2003 年 SARS 流行后，国家于 2004 年加以修订，使我国的传染病防治管理从行政管理过渡到法制管理。

《中华人民共和国传染病防治法》把传染病分为甲、乙、丙三大类，2004 年经修订后共包含了 37 种法定传染病，其中甲类 2 种，乙类 25 种，丙类 10 种。

甲类传染病：鼠疫、霍乱。

乙类传染病：传染性非典型肺炎、艾滋病、病毒性肝炎、脊髓灰质炎、人感染高致病性禽流感、麻疹、流行性出血热、狂犬病、流行性乙型脑炎、登革热、炭疽、细菌性和阿米巴性痢疾、肺结核、伤寒和副伤寒、流行性脑脊髓膜炎、百日咳、白喉、新生儿破伤风、猩红热、布鲁氏菌病、淋病、梅毒、钩端螺旋体病、血吸虫病、疟疾。

丙类传染病：流行性感冒、流行性腮腺炎、风疹、急性出血性结膜炎、麻风病、流行性和地方性斑疹伤寒、黑热病、包虫病、丝虫病，除霍乱、细菌性和阿米巴性痢疾、伤寒和副伤寒以外的感染性腹泻病。

对乙类传染病中传染性非典型肺炎、炭疽中的肺炭疽和人感染高致病性禽流感按甲类传染病的预防、控制措施执行。其他乙类传染病和突发原因不明的传染病需要采取甲类传染病的预防、控制措施的，由国务院卫生行政部门及时报经国务院批准后予以公布、实施。省、自治区、直辖市人民政府对本行政区域内常见、多发的其他地方性传染病，可以根据情况决定按照乙类或者丙类传染病管理并给予公布，报国务院卫生行政部门备案。

二、传染病的流行过程及影响因素

（一）传染病的流行过程

任何一种传染病的发生、发展和传播都是病原体和宿主、外环境相互作用的结果。传染病流行过程的发生需要具备三个基本条件，即传染源、传播途径和人群易感性。这三个环节相互依赖、相互联系，缺少任何一个环节，传染病的流行就不会发生。

1. 传染源　传染源（source of infection）是指体内有病原体生长、繁殖，并且能排出病原体的人和动物。包括病人、病原携带者和受感染的动物。

（1）病人：病人是最重要的传染源，病人作为传染源的意义主要取决于：病程的不同阶段所排出的病原体的数量和频度。感染者排出病原体的整个时期，称为传染期（communicable period）。传染期的长短可以影响到传染病的流行病学特征，如传染期短的传染病，继发病常呈成簇出现，传染期长的传染病，继发病常呈陆续出现。其流行病学意义在于，传染期是决定传染病病人隔离期限的重要依据。

（2）病原携带者（carrier）：是指没有任何临床症状而能排出病原体的人。带菌者、带毒者和带虫者统称为病原携带者。病原携带者按照其携带状态和疾病分期的关系，分为三类：①潜伏期病原携带者：即在潜伏期阶段携带并排出病原体者。潜伏期（incubation period）是指从病原体侵入机体起，到最早开始出现临床症状这一段时期。②恢复期（convalescent period）病原携带者：指临床症状消失后继续携带和排出病原体者。凡临床症状消失后病原体携带时间在 3 个月以内者，称为暂时性病原携带者；超过 3 个月者，称为慢性病原携带者；有少数人可以携带终身。在恢复期应多作病原学检查，连续三次以上均为阴性，才视为携带状态被消除。③健康病原携带者：指整个感染过程中均无明显临床症状与体征而排出病原体者。

病原携带者作为传染源的流行病学意义取决于其排出病原体的量、携带病原体的时间长短、携带者的职业、社会活动范围，个人卫生习惯、环境卫生条件及防疫措施等。对饮食服务行业、供水企业、托幼机构的工作人员要定期进行病原学检查和病后随访，及时发现病原携带者。

（3）受感染的动物：有自然疫源性疾病，如鼠疫、森林脑炎、钩端螺旋体病、狂犬病、炭疽等。也有以人为主的人畜共患疾病，如人型结核、阿米巴痢疾等。还有以人和动物作为终宿主和中间宿主的，如绦虫病。动物作为传染源的意义主要取决于人与受感染的动物接触的机会和密切程度，动物传染源的种类和密度，以及环境中是否有适宜该疾病传播的条件等。如家养宠物鼠可造成"猴痘"流行。

2. 传播途径　传播途径（route of transmission）指病原体离开传染源，进入新的易感宿主前，在外环境中所经历的全部过程。常见的传播途径有：

（1）**经空气传播**（air-borne transmission）：包括 3 种传播方式：①经飞沫传播：病人通过打喷嚏、咳嗽、说话等将病原体随飞沫排入环境，直接被传染源周围的密切接触者吸入引起传播；这种传播在一些人口密度大、通风不良和拥挤的公共场所较易发生。②经飞沫核传播：飞沫失去水分只剩下由蛋白质和病原体组成的飞沫核，悬浮在空气中，并可造成远距离的传播。③经尘埃传播：含有病原体的分泌物或较大飞沫落在地面，干燥后形成尘埃重新飞扬在空气中，被易感者吸入后感染。随地吐痰就是一种不卫生的习惯，痰中含有大量病原体，对环境造成污染。

经空气传播传染病的主要流行特征为：传播广泛，传播途径容易实现，发病率高；春冬季节高发；少年儿童多发；受居住和学习工作环境条件及人口密度影响。

（2）**经水传播**（water-borne transmission）：许多肠道传染病、部分人畜共患疾病及寄生虫病都可经水传播。①经饮用水传播：饮用水被污染，如自来水管网破损污水渗入，或粪便、地面污物等污染水源。经饮用水传播的传染病常呈现为暴发。流行特征为病例分布与供水范围一致，有饮用同一水源史；在水源经常受到污染处病例终年不断；发病无年龄、性别、职业差异；停用被污染的水源或者是采取消毒、净化措施后，暴发或流行即可平息。②经疫水传播：指接触疫水时，病原体通过皮肤、黏膜侵入机体。如血吸虫、钩端螺旋体等。流行特征为病人有疫水接触史，发病有季节性、地区性和职业性，大量易感者进入疫区接触疫水可致暴发或流行，加强对疫水的处理和个人防护可控制病例发生。

（3）**经食物传播**（food-borne transmission）：食物本身带有病原体或受到病原体污染，又未经彻底消毒或生食、半生食时便可引起传染病的传播。主要包括肠道传染病和某些寄生虫病。流行特征为：病人有进食某一食物史，不食者不发病；停止污染食物后，暴发可平息。

（4）**接触传播**（contact transmission）：①直接接触传播指在没有外界因素参与下，传染源与易感者直接接触而发生的传播，如性传播疾病、狂犬病、鼠咬热。②间接接触传播指易感者接触了被传染源的排出物或分泌物等污染的日常生活用品所造成的传播。被污染的手在间接传播中起重要作用。

（5）**经媒介节肢动物传播**（arthropod vector-borne transmission）：①机械携带传播：指媒介生物通过接触、反吐和粪便排出病原体，污染食物或餐具，媒介生物仅起机械携带作用。如伤寒、痢疾等肠道传染病的病原体可以在苍蝇、蟑螂等体表和体内存活数天。②生物性传播：指病原体在节肢动物体内需要完成其生命周期的某个阶段后（如生长、发育或繁殖等）才具有传染性，这段时间称为外潜伏期。如疟原虫只有通过在按蚊体内发育成熟后才能感染易感者。

（6）**经土壤传播**（soil-borne transmission）：有些传染病可通过被污染的土壤传播。一些能形成芽孢的病原体（如炭疽杆菌、破伤风杆菌、气性坏疽杆菌等）可在土壤中存活数十年之久，通过破损皮肤进入易感者体内，引起感染。有些寄生虫卵从宿主排出后，需在土壤中发育到一定阶段（如钩虫卵发育成丝状蚴、蛔虫卵发育为含杆状蚴的虫卵等），才具有感染易感者的能力。土壤被污染的机会主要有：传染源的排泄物或因传染病死亡的人、畜尸体掩埋不当而污染土壤。

（7）医源性传播（iatrogenic transmission）：指在医疗、预防工作中，由于未能严格执行规章制度和操作规程，人为地造成某些传染病的传播。如医疗器械消毒不严格，药品或生物制剂被污染，使用了被病原体污染的血及血液制品等。

（8）围生期传播（perinatal transmission）：指在围生期病原体通过母体传给子代，也被称为垂直传播或母婴传播。主要传播方式包括：①经胎盘传播：受感染的孕妇经胎盘血液将病原体传给胎儿引起宫内感染。如风疹、艾滋病、梅毒和乙型肝炎等。②上行性感染：病原体从孕妇阴道到达绒毛膜或胎盘引起胎儿宫内感染，如葡萄球菌、链球菌、单纯疱疹病毒等。③分娩时传播：分娩过程中胎儿在通过严重感染的产道时可被感染。淋球菌、疱疹病毒等均可通过这种方式传播。

许多传染病可通过一种或一种以上途径传播。

3. 人群易感性　人群作为一个整体对传染病的易感程度称为人群易感性（herd susceptibility）。人群易感性的高低取决于该人群中易感个体所占的比例。当人群中免疫个体足够多时，由免疫个体构筑的"屏障"使传染源"接触"易感个体的几率减小，虽然此时还有相当比例的易感者存在，但新感染发生的概率却降至很低，从而可阻断传染病的流行，这种现象称为"免疫屏障"现象。有计划地对易感人群进行预防接种可以增强免疫屏障，阻断或预防传染病的流行。此外，传染病流行过后或隐性感染也可以降低人群易感性；而新生儿的增加、易感人口的迁入、免疫人口免疫力的自然消退以及免疫人口的迁出或死亡都可使人群易感性增高。

（二）影响传染病流行过程的因素

传染病的流行依赖于传染源、传播途径和人群易感性这三个环节的连接和延续，任何一个环节的变化都可能影响传染病的流行和消长。这3个环节的连接往往受到自然因素和社会因素的影响和制约。

1. 自然因素　自然环境中的各种因素，包括地理、气象和生态等对传染病流行过程的发生和发展都有重要影响。

（1）对传染源的影响：某些自然生态环境为野生动物传染源的繁殖创造了良好条件，人类进入这些地区后受到感染。如鼠疫、恙虫病和钩端螺旋体病等。

（2）对传播途径的影响：寄生虫病和虫媒传染病对自然条件的依赖性尤为突出，大多数都具有明显的地区性分布和季节性增高的特点，如血吸虫病在南方有地方性流行区，该病与钉螺的分布一致；而黑热病则流行在我国长江以北有中华白蛉分布的地区；自然因素可直接影响病原体在外环境中的生存能力，如钩虫病主要发生在温暖、潮湿、多雨的夏季。近年来全球气候变暖带来了新的降雨格局，使湿地面积扩大，为蚊蝇孳生和钉螺的繁殖创造了条件；温度的上升也促进了媒介昆虫的繁殖生长，增强了其体内病原体的致病力；这些因素使局限于热带亚热带的传染病蔓延至温带。

（3）对人群易感性的影响：气候变化可通过降低机体的非特异性免疫力而促进流行过程的发展，如寒冷可减弱呼吸道抵抗力，炎热可减少胃酸的分泌等。

2. 社会因素　社会因素包括人类的一切活动，如人们的卫生习惯、卫生条件、生活条件、居住环境、人口流动、风俗习惯、宗教信仰、社会动荡等。社会因素对传染病的流行有双向影响。

（1）对传染源的影响：饮食谱和饮食方式的变化，使原来很少有机会与人接触的病原生物（尤其是野生动物所携带的病原生物）进入机体；野外探险、森林旅游等，使更多的人接触野外环境；家庭饲养宠物、不洁性行为、抗生素滥用导致的耐药，都可能导致传染病发生和流行；全球旅游业的急剧发展，航运速度的不断增快给传染源的控制带来困难，有助于传染病的全球性蔓延。

（2）对传播途径的影响：杀虫剂的滥用使传播媒介耐药性日益增强，如蚊媒对杀虫剂的普遍抗药，严重影响了灭蚊，从而引起了疟疾、登革热、黄热病等的流行。环境污染和森林砍伐改变了媒介昆虫的栖息习性，导致传染病的蔓延和传播。

（3）对人群易感性的影响：易感人口大量流动，为某些传染病的流行创造了条件，加强对流动人口传染病的预防和监控，是最有效的措施。

我国通过建立完善的卫生防疫体系对传染病进行预防、管理和监控，消灭了天花，控制了人间鼠疫，并使其他传染病的发病率也降到了非常低的水平。国家还通过建立规范化的供水系统和排污系统，加强饮用水消毒，加强食品卫生监测，建设公共设施，开展群众性的爱国卫生运动等措施，极大地改善了卫生环境和生活环境，人民的健康水平得到了很大的提高。

第二节　传染病预防控制策略与措施

一、传染病的预防控制策略

传染病的预防控制策略主要有：预防为主，建立传染病疾病监测系统与加强国际合作。

预防为主是我国一贯的卫生工作方针。以预防为主、群策群力、因地制宜、发展三级预防保健网，采取综合性防制措施是我国多年来与传染病作斗争策略的概括。

政府领导，依法管理，全社会参与，充分发挥各级疾病预防控制机构和监测系统的作用，同时依靠科技进步，加强国际合作。由于国际交流频繁，人们的观念和行为改变是传染病在国际迅速传播和流行的重要因素，因此要加强疾病的监测。

二、传染病的预防控制措施

预防措施是在传染病未发病、流行或暴发前经常性的预防措施，通过落实这些措施，使得传染病不发生或少发生。控制措施是指疫情发生后，为防止疫情扩散，尽快平息疫情所采取的措施。传染病的防制必须针对流行过程的三个基本环节，采取以抓主导环节为主的综合性措施

（一）传染病的报告

根据《中华人民共和国传染病防治法》和卫生部《突发公共卫生事件与传染病疫情监测信息报告管理办法》规定，凡执行职务的医务人员和检疫人员、疾病预防控制人员、乡村医生和个体开业医生皆为疫情责任报告人，中华人民共和国的每个公民都是义务报告人。

2004 年修订的《中华人民共和国传染病防治法》，共规定了 37 种需报告的法定传染病。

甲类传染病和乙类传染病中的肺炭疽、传染性非典型肺炎、脊髓灰质炎、人感染高致病性禽流感为强制管理的传染病，发现病人或疑似病人时，或发现其他传染病和不明原因疾病暴发时，城镇应于发现后 2 小时内将传染病报告卡通过传染病疫情监测信息网络报告；未实行网络直报的责任报告单位应于 2 小时内以最快的通讯方式（电话、传真）向当地县级疾病预防控制机构报告，并于 2 小时内寄送出传染病报告卡。农村不超过 6 小时。

其他乙类传染病为严格管理的传染病，发现病人或疑似病人和规定报告的传染病病原携带者在诊断后，城镇要求发现后 6 小时内进行网络报告，未实行网络直报的责任报告单位应于 6 小时内寄送出传染病报告卡。农村不超过 12 小时。

丙类传染病为监测管理的传染病，发现病人或疑似病人和规定报告的传染病病原携带者诊断后，在 24 小时内进行网络报告；未实行网络直报的责任报告单位应于 24 小时内寄送出传染病报告卡。

（二）传染病预防控制措施的实施与分类

1. 经常性预防措施

（1）认真宣传防治传染病的卫生知识，充分利用广播、板报、宣传栏、图片、口头宣讲等方式，按季节有重点地进行宣传。让群众掌握预防和识别传染病的知识，加强自我保护。培养健康的、科学的行为习惯和生活方式。

（2）在社区、厂矿、机关学校开展经常性的、定期的消毒、杀虫、灭鼠工作，并铲除其孳生的条件；并加强社区家养宠物的卫生宣传工作。

（3）有计划地建设和改造社区公共卫生设施，对污水、污物、粪便进行无害化处理。

（4）改善社区公共饮用水卫生条件，加强二次供水的卫生管理。农村集体供水（农村自来水）水源附近，禁止有污水池、粪堆（坑）等污染源，禁止在饮用水水源附近洗刷便器和运输粪便的工具。定期检查饮用水的消毒情况。

（5）各级医疗、预防、保健机构，必须严格执行有关的管理操作规程，杜绝传染病的医源性传播，建立、健全和完善消毒隔离制度。

（6）认真贯彻《中华人民共和国食品卫生法》，加强食品卫生监督管理，防止有害食品进入机关学校食堂、家庭和餐饮业。

（7）做好计划免疫工作。国家对儿童实行预防接种证制度。给适龄儿童办理预防接种证，建立预防接种卡片，并按儿童计划免疫程序按时接种疫苗。对漏种儿童要及时补种，对外来流动儿童要查验预防接种证，并及时补种。

2. 疫情出现后的控制措施

（1）控制传染源：①针对病人的措施应做到"五早"即早发现、早诊断，早报告、早隔离、早治疗。病人一经诊断为传染病或可疑传染病，就应按传染病防治法的规定实行分级管理。②对病原携带者应做好登记、管理和随访至其病原体连续 3 次检查阴性后，才能解除管理。③凡与传染源有过密切接触者应酌情采取措施，包括隔离观察、医学观察和应急接种或药物预防。④对危害大且经济价值不高的动物传染源应予以捕杀、焚烧或深埋。对危害不大且有经济价值的病畜可予以隔离治疗。此外，还要做好家畜和家养宠物的预防接种和检疫。

（2）切断传播途径：是许多传染病防治的主要措施；肠道传染病通过粪便等污染环境，应加强对病人排泄物的消毒；呼吸道传染病通过痰和飞沫污染空气，通风和空气消毒至关重要；艾滋病可通过注射器和性活动传播，因此应大力推荐使用避孕套，杜绝吸毒和共用注射器；杀虫是防止虫媒传染病传播的有效措施。

①预防性消毒：对可能受到病原微生物污染的场所和物品施行消毒。

②疫源地消毒：疫源地（infectious focus）是指传染源排出病原体可能波及的范围。也即易感者可能受到感染的范围。范围较小的疫源地（如只有一个传染源）称为疫点，范围较大的疫源地称为疫区。疫源地消毒分为随时消毒和终末消毒。对于强制性管理的传染病，对疫源地可进行必要的封锁，限制疫区与非疫区之间各种形式的交往。疫源地被确定以后，必须满足下列条件才能被解除，即疫源地消灭的条件：传染源已被移走（住院或死亡）或消除了排出病原体的状态（治愈）；传染源播散在环境中的病原体被彻底消灭；所有易感接触者经过该病的最长潜伏期没有新病例或新感染发生。

（3）保护易感者：包括预防接种、药物预防和个人防护。

（4）传染病暴发、流行的紧急措施：根据传染病防治法规定，在有传染病暴发或流行时，当地政府需立即组织力量防治，报经上一级政府决定后，可采取下列紧急措施。①限制或停止集市、集会、影剧院演出或者其他人群聚集活动。②停工、停业、停课。③临时征用房屋、交通工具。④封闭被传染病病原体污染的公共饮用水源。

发生疫情地区应按照当地政府的统一部署，采取相应措施。

三、计划免疫与生物接种

1. 计划免疫概念及程序

（1）计划免疫（planned immunization）：是根据疫情监测和人群免疫状况分析，按照规定的免疫程序，有计划地利用疫苗进行预防接种，以提高人群免疫水平，达到控制乃至最终消灭针对性传染病的目的。

（2）扩大免疫规划（expanded programme on immunization，EPI）：是全球的一项重要的公共卫生行动，始于 20 世纪 70 年代，目的是防治白喉、百日咳，破伤风、麻疹、脊髓灰质炎、结核病等传染病。重点提高上述六种疫苗在儿童中的免疫覆盖率，使每一个儿童在出生后都能按计划获得免疫接种。进入 20 世纪 90 年代后，EPI 的重点转移到对疫苗可预防疾病的控制、消除和消灭。

我国 1980 年起正式加入 EPI 活动，《90 年代中国儿童发展规划纲要》提出：到 1995 年消灭野毒株引起的麻痹型脊髓灰质炎，消除新生儿破伤风。进入 21 世纪后，《中国儿童发展纲要（2001～2010 年）》要求全国儿童免疫接种率以乡（镇）为单位达到 90% 以上，并将乙型肝炎疫苗接种纳入计划免疫，并逐渐将新的疫苗接种纳入计划免疫管理。

（3）中国的计划免疫程序：主要内容是儿童基础免疫，即对 7 周岁及 7 周岁以下儿童进行卡介苗、脊髓灰质炎三价疫苗、百白破混合制剂和麻疹疫苗免疫接种，以及以后的适时加强免疫。最新的计划免疫还要求添加乙型肝炎疫苗，并在部分地区增加对乙型脑炎、流行性脑脊髓膜炎等的免疫接种工作。目前我国实施的儿童基础免疫程序见表 11 - 1。

表 11 - 1　我国儿童基础免疫程序

接种年龄	疫苗名称				
	卡介苗	脊髓灰质炎活疫苗	百白破混合制剂	麻疹疫苗	乙型肝炎疫苗
新生儿	初种				1 次
1 月龄			2 次		
2 月龄		1 次			
3 月龄		2 次	1 次		
4 月龄		3 次	2 次		
5 月龄			3 次		
6 月龄					3 次
8 月龄				初种	
1.5～2 周岁	*		加强		
4 岁		复服			
7 岁	复种		白类加强	加强	加强
12 岁	复种（农村）				

注：＊部分地区 18～24 月龄儿童做第 1 次复服，4 岁第 2 次复服。

2. 生物接种概念及分类

（1）生物接种：是将抗原或抗体注入机体，使人体获得对某些疾病的特异性抵抗力，从而保护易感人群，预防传染病发生。生物接种又称为人工免疫。

（2）生物接种的种类包括：①人工自动免疫：也称人工主动免疫（active immunization）是将减毒或灭活的病原体、纯化的抗原和类毒素制成疫苗接种到人体内，使机体对相应传染病产生特异免疫抵抗力的方法。人工主动免疫的接种时间一般要求在传染病流行前数周进行或按计划免疫程序进行，从而使机体有足够的时间产生免疫反应。②人工被动免疫（passive immunity）：是将含有抗体的血清或其制剂直接注入机体，使机体立即获得抵抗某种传染病的能力的方法。③被动自动免疫：在注射破伤风或白喉抗毒素实施被动免疫的同时，接种破伤风或白喉类毒素疫苗，使机体在迅速获得特异性抗体的同时，产生持久的免疫力。

儿童基础免疫在社区卫生服务中心按期进行；按照新的免疫程序每个孩子在 1 岁之内要完成 15 针次免疫规划疫苗的基础免疫，在 7 周岁前要完成 23 针次的全程免疫。接种后要注意观察，15~20分钟后未出现异常反应方可离开。疫苗保存和携带要严格执行冷链制度，防止疫苗失效。

第三节 常见传染病预防与控制

一、结核病

结核病是由结核杆菌感染引起的慢性传染性疾病。结核杆菌可侵入人体全身各种器官，但主要侵犯肺脏，称为肺结核病。结核病又称为痨病和"白色瘟疫"，是一种古老的传染病，自有人类以来就有结核病。

1. 流行特征 结核病是青年人容易发生的一种慢性和缓发的传染病。一年四季都可以发病，15岁到35岁的青少年是结核病的高发年龄，潜伏期4~8周。其中80%发生在肺部，其他部位（颈淋巴、脑膜、腹膜、肠、皮肤、骨骼）也可继发感染。人与人之间呼吸道传播是本病传染的主要方式。传染源是接触排菌的肺结核患者。

1993年WHO宣布"全球结核病处于紧急状态"，将结核病列为重点控制的传染病之一。1998年，WHO再次指出"遏制结核病行动刻不容缓"。据WHO 2008年全球结核病控制报告估计，2006年我国结核病发病人数为131万，占全球的14.3%，位居全球第二位，是全球22个结核病高负担国家之一。2000年全国结核病流行病学抽样调查结果显示，我国结核病疫情有如下特点：一是感染人数多，全国有5.5亿人口已感染结核菌，明显高于全球平均感染水平；二是患者人数多，全国有活动性肺结核患者约450万人，其中传染性肺结核患者约150万人；三是死亡人数多，全国约有13万人死于结核病；四是农村患者多，全国约80%结核病患者在农村，而且主要集中在中西部地区；五是耐药患者多。2009年估计的结核发病率、流行率和死亡率见表（11-2），表中数字来自《2010年全球结核病控制》。

表11-2 2009年估计的结核病发病率、流行率和死亡率

世卫组织区域	人数（千）	发病率[1]（占全球总数的%）	每10万人口	流行率[2] 人数（千）	（每10万人口）	死亡率[3]（不包括艾滋病毒） 人数（千）	（每10万人口）
非洲	2 800	30%	340	3 900	450	430	50
美洲	270	2.9%	29	350	37	20	2.1
东地中海	660	7.1%	110	1 000	180	99	18
欧洲	420	4.5%	47	560	63	62	7
东南亚	3 300	35%	180	4 900	280	480	27
西太平洋	1 900	21%	110	2 900	160	240	13
全球	9 350	100%	140	14 000	164	1 300	19

注：1. 发病率是指特定时期内出现的新病例；

　　2. 流行率是指在特定时间人口中存在的病例数；

　　3. 死亡率不包括艾滋病毒相关结核病。

2010 年，全球共登记报告了 570 万例结核病新发和复发病例，印度和中国占全球登记报告结核病例的 40%，非洲占 24%。

2. 危险因素 有学者对国内 19 篇关于肺结核病发病危险因素的研究文献进行 Meta 分析，显示结核病病人接触史 *OR* 值为 2.87，室内环境 *OR* 值为 2.62，工作环境 *OR* 值（ 95%*CI* ）为 3.20 （ 2.44 ~4.20），卡痕 *OR* 值为 2.86，*BMI OR* 值为 2.32，与肺结核明显相关，是肺结核发病的危险因素，与独立研究的结果一致。结核病人接触者，特别是密切接触者感染和发生结核病的危险性更大。低 *BMI* 者，细胞免疫功能往往较低，可能对所感染的结核分枝杆菌清除存在困难，而造成其感染。

还有卡介苗接种史 *OR* 值为 0.41 ，是一个保护性因素。卡介苗从 1921 年起在全球推广应用至今，对国际 1200 余篇文献的综合分析得出卡介苗对所有形式结核保护价值平均为 50% 左右，可见卡介苗的接种对预防肺结核有相当重要的作用。

3. 预防与控制

（1）预防：包括：①卡介苗接种；②加强教育宣传；③未感染者预防性治疗。

（2）控制：2006 年，WHO 将现代结核病控制策略（Directly Observed Treatment Shortscourse，DOTS）发展为"遏制结核病策略（Stop TB Strategy）"，并作为 2006 ~ 2015 年全球控制结核病规划的基础。遏制结核病策略包括以下六个方面的内容：

①继续扩展 DOTS 策略，提高 DOTS 质量：政府承诺主要体现在持续的资金投入和不断的增加；采用有质量保证的细菌学方法发现患者；在患者的配合下，采用全程督导的方法进行标准化治疗；建立和完善有效的药品供应和管理系统；利用监控和评价系统及时对防治效果进行评价。DOTS 策略的内容包括：A. 政府对国家控制结核病规划的政治承诺，将结核病列为重点控制的疾病之一；领导国家结核病控制规划的制定与实施；建立和健全全国结核病防治网络；落实结核病规划中人力和财力需求。B. 通过细菌学的方式发现肺结核患者。主要是通过痰涂片检查发现传染源；通过痰培养检查及药物敏感性试验发现结核菌阳患者和耐药结核菌患者。C. 在直接面视下，为患者提供免费的标准化疗方案治疗。治愈传染性肺结核是最好的预防措施。D. 定期、不间断地供应高质量抗结核药物，保证患者规律治疗。E. 建立和维持结核病控制规划的监控与评价系统，包括患者发现、登记报告和治疗结果的监测，通过现场督导了解结核病防治规划的实施质量，以及结核病防治效果的监测。

②应对 TB/HIV，MDR - TB 和其他挑战：开展结核病和艾滋病防治联合行动；预防和控制耐多药肺结核；关注监狱、难民、高危和脆弱人群以及特殊场所的结核病防治。

③为卫生系统功能完善作出贡献：积极参与到完善卫生系统范围的政策、人力资源、财务管理、服务提供和信息系统的活动当中，将结核病关怀与呼吸系统（PAL）关怀相结合。吸纳和利用其他领域的革新经验和方法。

④联合所有的卫生服务提供者：建立公立 - 公立、公立 - 私立卫生服务单位的合作（PPM）机制，实施国际结核病关怀标准（ISTC）。

⑤动员结核患者和社区的力量：开展倡导、交流和社会动员活动（ACSM），动员社区参与结核病防治工作，鼓励患者开展结核病关怀。

⑥促进科学研究：开展为规划服务的实施性研究，研发新型诊断方法、药物和疫苗。

二、甲型病毒性肝炎

1. 流行特征　甲型病毒性肝炎（甲肝）是疫苗可预防的传染性疾病。传染源有HAV 感染者显性感染者和隐性感染者（抗 – HAV IgM 阳性）。研究表明 HAV 传染性最强的时期是症状（黄疸）出现前后 2 周。甲型肝炎病毒主要经粪口传播，传播途径主要经水、食物、患者接触等。易感人群主要为儿童。

甲型病毒性肝炎呈全球性分布，中国（未包括香港、澳门特别行政区和台湾地区，下同）是甲肝病毒（Hepatitis A Virus, HAV）感染的高流行区。中国自 1951 年建立传染病报告系统以来，甲肝流行趋势与流行病学特征发生了明显改变。1992 年中国甲肝血清流行病学调查结果显示，1 ~ 59 岁人群抗甲肝病毒抗体（Antibody to HAV, Anti – HAV）阳性率为 80.9%。随着大范围开展甲肝疫苗（Hepatitis A Vaccine, HepA）的预防接种，我国甲肝发病率有较大幅度的下降，近年来维持在相对较低的发病水平，但局部地区时有爆发或流行。20004 ~ 2009 年甲肝流行病学特征主要为：

（1）发病情况：中国 2004 ~ 2009 年甲肝报告发病数（率）逐年下降，至 2009 年达历史最低水平，报告 43 841 例，发病率 3.30/10 万。2008 年报告甲肝死亡病例最少（10 例），报告甲肝死亡率最低（0.0008/10 万）。

（2）人群分布：2004 ~ 2009 年报告甲肝病例主要集中在小年龄组，年龄组越大，报告甲肝病例数越少。2004 ~ 2007 年平均病例数、2008 年和 2009 报告 <15 岁儿童甲肝病例数分别 24 749 例（占 2004 ~ 2007 年平均报告病例数的 30.98%）、30 081 例（占 2008 年总报告病例数的 38.26%）和 11 954 例（占 2009 年总报告病例的 27.27%）。2004 ~ 2009 年报告甲肝病例中，5 ~ 9 岁发病率最高，2004 ~ 2007 年平均病例数、2008 年和 2009 年甲肝报告发病率分别为 14.56/10 万、10.81/10 万和 6.92/10 万；报告病例数分别占当年甲肝总报告病例数的 13.90%、17.11%、11.84%。

（3）地区分布：2004 ~ 2009 年 31 个省（自治区、直辖市，下同）均有甲肝病例报告。2004 ~ 2009 年甲肝报告病例主要集中在西南和西北地区，其中西南地区 6 个省报告的病例数占全国总报告病例数的 25% ~ 33%，西北地区 5 个省报告的病例数占全国总报告病例数的 17% ~ 25%。四川、云南、河南、新疆、贵州、甘肃 6 个省 2004 ~ 2009 年报告发病数，分别占全国总报告病例数的 44.56%、45.90%、48.52%、44.69%、50.25%、48.86%。2004 ~ 2009 年甲肝报告发病率居前位的省有甘肃、宁夏、贵州、云南、青海、西藏、新疆，其中宁夏 2007 年甲肝报告发病率最高（39.24/10 万）。

（4）季节分布：2004 ~ 2009 年，全年均有甲肝病例报告，未见明显的高发月份。2009 年甲肝每月报告病例数均低于 2008 年和 2004 ~ 2007 年平均报告病例数。

（5）职业分布：2004 ~ 2009 年，甲肝报告病例主要发生在农民、学生、工人、民工、散居儿童和幼托儿童。2004 ~ 2007 年平均病例数、2008 年和 2009 年报告病例中，农民和学生分别占当年总报告病例数的 37.94% 和 23.93%、37.72% 和 25.38%、41.80% 和 19.80%。

2. 危险因素

（1）不洁饮食：不洁饮食是甲肝的主要危险因素。生食受到 HAV 污染的水产品，如毛蚶、泥蚶等，易患甲肝。

（2）卫生条件：卫生条件差是甲肝的主要危险因素。

3. 预防与控制 为有效地预防控制甲型肝炎，中国甲肝的防控策略与措施主要包括：

（1）继续加强甲肝疫苗预防接种工作，提高适龄儿童接种率。

（2）加强饮食卫生、水源的监测与监督，努力做到从水源和食物切断 HAV 传播途径，确保群众饮食及水源符合卫生标准。

（3）积极开展健康教育和健康促进，增强自身防病意识。

（4）建立高质量流行病学和实验室监测，提高流行病学监测敏感性及实验室诊断率，精确描述我国甲型肝炎流行水平和流行模式，尽早发现甲型肝炎疑似病例，尽早采取措施，早隔离早治疗。

（5）学校和托幼机构特别是边缘贫困地区的学校仍然是暴发疫情的重点，要提高学校对甲肝控制的重要性的认识，加强人员培训，提高队伍应急能力，积极应对甲肝突发公共卫生事件。

三、乙型病毒性肝炎

1. 流行特征 HBV 感染呈世界性流行，但不同地区 HBV 感染的流行强度差异很大。据世界卫生组织报道，全球约 20 亿人曾感染过 HBV，其中 3.5 亿人为慢性 HBV 感染者，每年约有 100 万人死于 HBV 感染所致的肝衰竭、肝硬化和肝癌。2006 年全国乙型肝炎流行病学调查结果表明，我国 1～59 岁一般人群 HBsAg 携带率为 7.18%，5 岁以下儿童的 HBsAg 携带率仅为 0.96%。据此推算，我国现有的慢性 HBV 感染者约 9300 万人。其中慢性乙型肝炎患者约 2000 万例。按照 WHO 乙肝流行区的划分，我国已经从高地方性流行区，进入中地方性流行区。

HBV 是血源传播性疾病，主要经血（如不安全注射等）、母婴及性接触传播。由于对献血员实施严格的 HBsAg 筛查，经输血或血液制品引起的 HBV 感染已较少发生，经破损的皮肤黏膜传播主要是由于使用未经严格消毒的医疗器械、侵入性诊疗操作和手术，不安全注射特别是注射毒品等，其他如修足、文身、扎耳环孔、医务人员工作中的意外暴露、共用剃须刀和牙刷等也可传播（Ⅲ）。母婴传播主要发生在围产期，多为在分娩时接触 HBV 阳性母亲的血液和体液传播。随着乙型肝炎疫苗联合乙型肝炎免疫球蛋白（HBIG）的应用，母婴传播已大为减少。与 HBV 阳性者发生无防护的性接触，特别是有多个性伴侣者，其感染 HBV 的危险性增高。

HBV 不经呼吸道和消化道传播，因此日常学习、工作或生活接触，如同一办公室工作（包括共用计算机等办公用品）、握手、拥抱、同住一宿合、同一餐厅用餐和共用厕所等无血液暴露的接触，一般不会传染 HBV。流行病学和实验研究亦未发现 HBV 能经吸血昆虫（蚊、臭虫等）传播引起。

2. 危险因素　有学者采用 Meta 分析对 1994 ~2008 年国内有关乙型肝炎危险因素的文献进行综合分析，显示我国人群乙型肝炎发病的主要危险因素为：无乙肝疫苗接种史、乙肝家族史、注射史、共用剃刀、乙肝患者接触史、在外就餐史、输血史、创伤性美容、口腔诊疗史、手术史等，与国内外文献报道基本一致。

（1）**无乙肝疫苗接种史**：无乙肝疫苗接种史的人群患乙肝的风险 OR 值为 7.82，新生儿接种乙肝疫苗是预防乙肝的关键，此外，将疫苗接种推广到新生儿以外的重点高危人群也应该是乙肝预防工作的重点。

（2）**乙肝家族史**：有乙肝家族史的人群发生乙肝的风险是无乙肝家族史的 6.94 倍，家族性乙肝家庭中父母双方都可以将 HBV 传播给子女，尤其是母亲具有更大的传播概率，母亲可通过孕期、围产期及生后密切接触等途径感染子代。

（3）**侵入性操作**：如，注射史、输血史、创伤性美容、口腔诊疗史、手术史，这些因素均为乙肝的危险因素。注射史的 OR 值为 4.33，输血史的 OR 值为 2.36，创伤性美容的 OR 值为 2.22，口腔诊疗史的 OR 值为 2.12，手术史的 OR 值为 2.10。因此，人们在日常生活及求医就诊过程中应尽量避免不必要的注射、输血和使用血液制品，使用安全一次性注射器或经过严格消毒的器具，杜绝医源性传播。

（4）**其他**：虽然日常生活和工作接触不会传播乙肝病毒，但不良生活习惯也可能感染乙肝病毒。有研究显示：共用剃刀、在外就餐史、乙肝患者接触史均是乙肝的危险因素。共用剃刀的 OR 值为 3.58，在外就餐史的 OR 值为 2.85，乙肝患者接触史的 OR 值为 3.49。为了有效预防乙肝应养成良好的生活卫生习惯，不要与他人共用个人生活用品，不食用不洁食物，在与乙肝患者接触中做好自我防护。

3. 预防与控制

（1）继续强化乙肝疫苗的预防接种，提高适龄儿童乙肝疫苗覆盖率和首针及时接种率；在做好新生儿免疫规划工作的基础上，有计划分步骤开展新生儿以外人群乙肝疫苗预防接种、乙肝疫苗查漏补种工作。

（2）控制 HBV 传播。依据传染病防治法和献血法，继续加强卫生监督执法力度，加强对介入性医疗器械的管理，规范使用一次性注射器具。

（3）建立完善全国乙肝常规疫情监测系统，适时开展血清流行病学调查和重点人群乙肝感染状况监测，了解我国乙肝感染流行态势及变迁。

（4）依法加强准入和监管，规范临床抗病毒治疗，积极开展相关研究，研制新的有效抗乙肝病毒药物，降低由乙肝引发的肝硬化和肝癌的病死率。

（5）加强宣传教育，营造良好社会氛围，增强全民乙肝防治意识，改变公民不良危险行为。

四、艾滋病

艾滋病，即获得性免疫缺陷综合征（Acquired Immune Deficiency Syndrome, AIDS）

是人类因为感染人类免疫缺陷病毒（Human Immunodeficiency Virus，HIV）后导致免疫缺陷，并发一系列机会性感染及肿瘤，严重者可导致死亡的综合征。是一种目前尚无有效治愈办法，病死率极高的传染病，在世界范围内流行，已成为严重的公共卫生问题和社会问题。

1. 流行特征

（1）全球流行特征：WHO 报告 2010 年全世界存活 HIV 携带者及艾滋病患者共3400 万，新感染 270 万，全年死亡 180 万人。每天有超过 7000 人新发感染，全世界各地区均有流行，但 97% 以上在中、低收入国家，尤以非洲为重。专家估计，全球流行重灾区可能会从非洲移向亚洲。性传播是全球艾滋病传播的主要方式，还通过注射毒品、母婴和卫生场所的血液污染传播，且其传播方式存在地区性差异。联合国艾滋病规划署估计，自 1995 年来，通过向感染艾滋病毒的孕妇提供抗逆转录病毒预防，35 万多儿童艾滋病新发感染得以避免。从 2005 年到 2010 年，在 15 岁以下的儿童中，艾滋病死亡率减少了 20%。

（2）我国流行特征：目前，我国艾滋病疫情依然呈上升趋势，且显示以下五个特点：①全国艾滋病疫情依然呈低流行态势，但部分地区疫情严重。②HIV 感染者和AIDS 病人数量继续增加，但新发感染人数保持在较低水平。③既往 HIV 感染者陆续进入发病期，AIDS 发病和死亡增加。④传播途径以性传播为主，所占比例继续增高。⑤感染人群多样化，流行形势复杂化。

截至 2011 年底，估计中国存活艾滋病病毒感染者和艾滋病病人（PLHIV）78 万人，全年新发感染者 4.8 万人，死亡 2.8 万人。全人群感染率为 0.058%。2005～2011 年，据每两年一次的疫情评估，艾滋病病人数分别为 7.5 万、8.5 万、10.5 万和 15.4 万。艾滋病病人占存活感染者比例，2005 年为 11.5%，2011 年为 19.7%。艾滋病死亡人数也呈上升趋势，2005 年为 2.5 万，2011 年为 2.8 万。

78 万 PLHIV 中，异性传播占 46.5%，同性传播占 17.4%，注射吸毒传播占28.4%，既往有偿采供血、输血或使用血制品传播占 6.6%，母婴传播占 1.1%。异性传播多分布在艾滋病流行较严重省份，同性传播多分布在大、中城市及流动人口集中地区。云南、新疆、广西、广东、四川和贵州 6 个省（自治区）注射吸毒传播 PLHIV 总数，占全国该人群总数的 87.2%。

2000～2011 年 9 月，50 岁以上年龄组艾滋病病例报告数增加明显，其中 50～64 岁年龄组人群报告数占总报告数构成比在 11 年间增加 7.5 倍，从 1.6% 升至 13.6%；65岁以上年龄组人群报告数占总报告数的构成比在 11 年间增加 20 倍，从 0.34% 升至7%。此外，2006～2011 年 9 月，报告职业为学生的感染人数也呈逐年上升趋势，学生感染者和艾滋病病人报告数占当年报告总数比例，从 2006 年的 0.96% 升至 2011 年的 1.64%。

随着流动人口增加，异地或异国婚姻造成的输入性感染者也在一些地区出现。据对山东、山西、吉林、安徽、江苏等省部分地区外来媳妇的调查，输入性病例造成了配偶间的性传播及母婴传播。

2. 危险因素

（1）不安全性行为：包括异性不安全性行为和同性不安全性行为，如嫖娼、同性恋、多性伴等。大量的科学研究证实推广安全套的使用能够有效减少其传播。

（2）血液传播：①注射毒品；②输血或血制品；③采血；④共用牙刷；⑤医疗注射与针灸；⑥牙科诊疗和各种手术；⑦理发与纹身用具的使用。保证血液及其制品安全是阻断艾滋病血液性传播的重要关口。

（3）母婴传播：包括艾滋病阳性孕妇的怀孕、分娩和母乳喂养。为艾滋病阳性孕妇提供抗病毒治疗、人工代乳品喂养可以降低将病毒传播给婴儿的风险。除此，还包括采取育龄妇女的基本艾滋病预防服务、预防感染艾滋病病毒的女性意外怀孕和为艾滋病阳性母亲提供适当的阻断治疗、关怀与支持。

3. 预防控制　在政府领导、各部门负责、全社会共同参与的防治工作机制下，中国艾滋病防治的各项策略和措施得到较好的贯彻和落实，并已初见成效。

需要进一步扩大艾滋病相关人群的检测面，以最大限度地早期发现 HIV 感染者，减少二代传播；需要进一步加强 HIV 感染者和 AIDS 病人的及时就诊和有效治疗，以减少艾滋病相关死亡；需要进一步扩大艾滋病健康教育覆盖面，加强行为干预，减少社会歧视，降低艾滋病危害，切实维护人民群众身体健康，保障公共卫生安全。

（1）预防：①加强宣传教育，营造良好社会氛围。加强对农村、边远贫困地区、疫情严重地区和易感染艾滋病人群、流动人群的艾滋病防治知识宣传。②完善艾滋病监测网络，性病监测网络。加强对高危人群的监测，并依法告知检测结果。③促进安全和负责任的性行为和活动。④扩大预防母婴传播覆盖面。

（2）控制：①采取有效干预措施覆盖高危人群和流动人口，目标为 40% 以上符合条件的吸食阿片类毒品（主要指海洛因）成瘾者提供药物维持治疗。安全套使用率达到 70% 以上，静脉注射吸毒人群共用注射器的比例控制在 30% 以下。加强普及抗逆转录病毒药物和其他艾滋病相关药物的使用。充分发挥中医药的作用，扩大中医药治疗艾滋病的规模。②加强血液管理，保障用血安全。

思考题

1. 根据《中华人民共和国传染病防治法》，传染病有几类，多少种？
2. 传染病流行过程的 3 个基本条件和 8 种传播途径是什么？
3. 我国的传染病报告制度是什么？
4. 疫情出现后的控制措施有哪些？
5. 结核病、病毒性肝炎和艾滋病的主要危险因素和预防措施有哪些？

第十二章　慢性非传染性疾病的防制

　　20 世纪中叶以来，全球疾病谱和死因谱发生了重大变化，传统的传染病得到了有效控制，但无论发达国家还是发展中国家，都出现了心脑血管病、糖尿病、恶性肿瘤等逐渐上升的趋势。这类疾病因为起病隐匿、发病后迁延不愈并且病因复杂，通常被称为慢性非传染性疾病（noninfectious chronic disease，NCD），简称为慢性病。由于其发病与不良生活方式密切相关，故又称为"生活方式病"。一般主要指恶性肿瘤、心脑血管病、糖尿病、慢性阻塞性肺病等疾病。

　　由于慢性非传染性疾病已成为当今世界的头号杀手，联合国大会继艾滋病防控会议后，于 2011 年 9 月在历史上第二次就健康问题举行了高级别会议讨论全球预防和控制慢性非传染性疾病的对策。本次会议发布的《慢性病防控政治宣言》中指出：预防慢性非传染性疾病不仅是个人行为和个人责任，更是国家行为和国家责任，应促使全社会行动起来共同应对慢性病的威胁。宣言同时指出：精神和神经疾病（包括阿尔茨海默氏病）也增加了全球慢性非传染性疾病的负担。

第一节　现况及预防策略

一、慢性非传染性疾病的流行概况

　　1. 全球慢性非传染性疾病的流行概况　WHO 发布的首份全球非传染性疾病现状报告证实，非传染性疾病已占据当今世界死因构成的大半，死亡人数仍不断上升。2008年，全球 3610 万人死于心脏病、中风、慢性肺部疾病、癌症和糖尿病等疾病，约 900万死亡者未满 60 岁，其中近 80% 的死亡发生在低收入和中等收入国家。这打破了慢性病主要是富裕社会问题的传统观念。在非传染性疾病死亡病例中，心血管疾病所占比重最大，每年约造成 1700 万人死亡；其次是癌症（760 万人）、呼吸道疾病（420 万人）和糖尿病（130 万人）。这四类疾病约占非传染性疾病死亡病例总数的 80%。

　　2. 我国慢性非传染性疾病流行概况

　　（1）慢性非传染性疾病成为主要死因：2009 年卫生统计数据显示恶性肿瘤、脑血管病、心脏病、呼吸系病、内分泌营养代谢及免疫疾病等慢性病成为我国居民死亡的主要原因，许多贫困县也已占 60%。2009 年，大城市的前 6 位死因为恶性肿瘤、脑血管病、心脏病、呼吸系病、损伤和中毒以及内分泌疾病，除第 5 位的损伤和中毒外，其余 5 类疾病均为慢性病，占全部死因的 88.15%，中小城市上述五种慢性病占全部死因的 85.61%。我国 1990 ~ 2009 年卫生统计数据显示城市人群的慢性病占死因构成在 2000 年前增长较快，而农村人群在 2000 ~ 2009 年间增长极其迅猛，尤其是以糖尿病为代表的内分泌营养和代谢所致死亡倍增。

（2）我国慢性病发病人数多，发展速度惊人：中国有慢性病患者 2.8 亿，高血压现患人数已达 1 亿以上，慢性阻塞性肺疾患患者 2 000 万，糖尿病患者 4 000 万；每年新发病例：肿瘤 160 万，脑卒中 150 万，冠心病 75 万。

3. 慢性病的社会危害

（1）**慢性病严重危害人群健康**：我国慢性病不仅发病率高，患病后死亡率居高不下，而且病程长，多为终身性疾病，预后差，并常伴有严重并发症及残疾。如我国现存的 600 万脑卒中患者中，75% 不同程度地丧失了劳动力，40% 重度致残。糖尿病患者随着寿命的延长，其慢性并发症发生率显著上升，糖尿病致盲率是一般人群的 25 倍，糖尿病致肾衰竭的发生率比非糖尿病高 17 倍。

慢性病不仅会造成患者身体上的损害以及功能的丧失，还可对患者造成心理创伤并对家庭形成巨大负担。当慢性病反复发作或出现严重的功能障碍影响生命质量时，患者甚至会出现失望、抑郁、自杀倾向等。病人种种异常心理的发泄等也会严重影响家庭成员的身体和心理健康，消耗家庭经济积蓄和家人精力。

（2）**慢性病造成的经济负担日益加重，并逐步转化为社会问题**：我国主要慢性病发病率的上升，患者人数的增加，造成居民卫生服务需求增长和卫生服务利用率上升，成为卫生费用过快增长的重要原因。

二、慢性非传染性疾病的主要危险因素

慢性病致病的危险因素可以有上百种，甚至更多，但大致可分为三类：环境危险因素，行为危险因素和宿主危险因素。常见最主要的为不合理膳食、吸烟和体力活动不足，其次是病原体感染、遗传和基因因素、职业暴露环境污染和精神心理因素等。几乎所有的慢性病都有遗传因素的参与，家族史是癌症、心脑血管病、糖尿病、慢性阻塞性肺疾患、精神疾病的重要危险因素。但慢性病的发生与流行并非单一因素引起的，往往是多个危险因素综合作用的结果。而多个因素的作用不是单个因素作用的简单相加，存在多个危险因素之间的交互作用和协同作用。

目前，我国慢性病的主要共同的危险因素暴露水平不断提高：①烟草消耗增加：目前全国约有 3.5 亿吸烟者，烟民趋于低龄化；②膳食结构改变：1982 ~ 2002 年间，中国城市地区饮食中，人均脂肪消耗比重已从 25% 提高到了 35%，而农村地区则是由 14.3% 上升至 27.7%；③身体活动减少：由于工作与生活条件改善，城市地区约有 20% 居民的体力活动每天不超过 20 分钟，每周不超过 3 天；④超重和肥胖：目前有超过 2 亿中国人为超重或肥胖；中国北方沿海城市地区 7 ~ 18 岁男、女性未成年人中，超

重和肥胖率分别为32.5%、17.6%；⑤快速城市化趋向：2000年城镇人口为4.56亿，占总人口的36.09%，乡村人口为8.07亿，占63.91%；与1990年相比，城镇人口增长了9.86%；⑥老龄化：目前60岁以上人口已达1.3亿，预计2050年将达4亿。

三、慢性非传染性疾病的防制策略

慢性非传染性疾病是导致过早死亡和影响健康公平的主要原因，它们具有共同的可改变的危险因素，可防可控。对待慢性非传染性疾病时，全社会应该达成一个共识，即全民健康已经不再是生物技术层面的问题，而是关系社会各个层面的一个全民问题，绝不是卫生部一个部门的任务。为了减轻慢性病的负担以及控制其可能给医疗卫生体系造成的巨大压力，需要采用相应的预防控制策略。

1. **将健康融入所有政策的策略**　这项策略旨在通过卫生部门之外的其他部门的机构、机制和行动，实现改善居民健康的目的。将健康融入所有政策策略的两个最为重要的途径是健康影响评价和健康视角项目。例如，鼓励食品业和农业部门生产健康食品，降低含盐量，这对企业或政府都不会带来额外的负担。第66届联大高级别会议的目的就是推动各国政府通过实施多部门参与，逐步控制慢性病的主要危险因素。

2. **运用生命全程策略防控慢性病**　应用生命全程策略就是利用生命各阶段出现的机遇开展生活方式的调整，实现预防和控制慢性病。我国正在建设的区域卫生信息系统，为做好生命全程慢性非传染性疾病的防制提供了有利条件。

3. **三级预防并重**　通过健康促进和健康教育实现全人群健康。通过多层次干预慢性病的主要危险因素，大部分慢性病可以被预防和延缓发病并减轻危害。

4. **全人群策略与高危人群策略并重**　大量的慢性非传染性疾病流行病学研究结果表明，这两种策略同时应用能起到相辅相成作用。慢性非传染性疾病的防制不能单靠医疗技术的提高，只有发动全社会参与，大力开展以社区为基础的健康教育活动才能实现。

第二节　常见慢性非传染性疾病的防制

一、心脑血管疾病

1. **概念**　通常所说的心脑血管疾病又称循环系统疾病，包括心脏和血管疾病，以及肺循环疾病和脑血管疾病等。其中以高血压、冠心病、脑卒中最为重要。

2. **流行病学特征**　心血管疾病死亡率始终居我国居民死因首位，且呈不断上升趋势。《2007年中国心血管病年报》公布数据显示，目前我国高血压患者1.6亿人，每年新发卒中200万人，死亡100多万人，现患卒中700万人；每年新发心肌梗死50万人，现患心肌梗死200万人；下肢动脉硬化症患病率为2.1%～22.5%；每年新增高血压或血脂异常人数1000万。每年全国心血管病死亡人数达300万人，每死亡3人就有1人是死于心血管病。每年用于心血管病的直接医疗费用已达1300亿元，与1993年统计数据比较医疗费用增加了约 6 倍。

全球 52 个国家（包括中国）参与的国际心血管疾病研究发现，8 种已知的可控的心血管疾病危险因素包括：高胆固醇血症、吸烟、糖尿病、高血压、腹型肥胖、缺乏运动、饮食缺少蔬菜水果和精神紧张。尤其是糖尿病已被列为冠心病的"等危症"。

中国心血管疾病最常见的可预防控制的危险因素是高血压、吸烟、血脂异常、肥胖、缺少体力活动、糖尿病。其危险因素的危害程度在逐年增加，同时发病时间渐趋低龄化。只有单一危险因素的人是少数，大部分人至少有两种及以上危险因素。具有危险因素的人数、多重危险因素聚集的现象均在逐年增加。

3. 预防与控制

（1）第一级预防：心血管疾病一级预防，指疾病尚未发生或疾病处于亚临床阶段时采取预防措施，从根本上控制或减少心血管疾病危险因素，预防心血管事件，减少群体发病率。

心血管疾病一级预防的基石是生活方式干预，如吸烟、规律的体育锻炼、控制肥胖症、重视心理问题的干预都是生活方式干预的重要内容。此外，干预血脂异常、开展血糖监测与控制、加强高血压知识普及和提高血压控制率等对于预防心血管疾病的发生均可起到至关重要的作用。一级预防的有效施行需要医务工作者和全民预防意识的不断提高，需要医生和患者之间建立相互信任的合作关系。

（2）第二级预防：心脏病和脑卒中病人具有再次发病和死亡的倾向，通过联合用药可将这种危险性降低，如采取每日给药来降低胆固醇或降低血压，同时给予低剂量的阿司匹林以降低心脏病发作和脑卒中的危险。为了降低患者再次发病和死亡的风险，还可以采用非药物治疗即治疗性生活方式，包括减轻体重（BMI 保持在 $20 \sim 24 kg/m^2$）、减少膳食脂肪（多摄入水果、蔬菜，总脂肪 < 总热量的 30%，饱和脂肪 < 10%）、限制钠的摄入（控制在 6g 以下）、规律化体力活动（每周 3 ~ 5 次，每次 20 ~ 60 分钟，运动后自我感觉良好，保持理想体重）、保持乐观心理、戒烟、限酒等六方面。

（3）第三级预防：在社区开展强有力的疾病管理，是扭转心血管疾病高死亡趋势最有力的一环，是改变疾病预后的最有利平台。通常情况下，大多数心血管病患者所需的医疗和保健服务要求较低，可以在社区采取患者自我管理；仅约 5% 的病人需要有专业医护人员提供复杂的医疗和保健服务甚至住院治疗；其他患者需要专业人员指导下的规范管理。

美国斯坦福大学病人教育研究中心的学者 Kate Lorig 在 20 世纪 90 年代开发了适合所有慢性病人的慢性病自我管理方法——"慢性病自我管理项目"（chronic, disease self - management program，CDSMP）。它是以患者为主体、在卫生专业人员的协助下，患者自己承担起主要的预防性和治疗性保健任务，通过掌握慢性病防治必要的技能来提高生活质量，延长健康寿命。

慢病自我管理项目的目的是增进和改善患者的健康行为和健康状态，以提高患者的自我管理能力，自我效能，同时也能改善患者和健康服务提供者的关系。因为心血管病患者人数不断增加，服务对象依从性差导致管理不连续，绝大多数的患者只停留在知识层面，知而不行。通过自我管理项目，可实现传播自我管理知识，提高自我管理能力，增强自信心及心理调节技能，改善患者血压、血糖等的控制，预防并发症减少死亡以及提高生活质量。

自我管理的五项核心技能包括：①解决问题的技能：在管理疾病的过程中，患者能够认识自身问题所在，能与他人一起找到解决问题的方法，采用适合自己的方法积极尝试解决自身问题并能够帮助他人；并评估用该方法是否有效。②制订决策的技能：学会与医护人员一起制订适合自己的、切实可行的目标、措施和行动计划。例如掌握什么时候锻炼足够或过量了？怎样才能知道某个症状有严重的临床后果或没有？③获取和利用资源的技能：知道如何从医疗机构或社区卫生服务机构、图书馆、互联网、家人朋友等渠道，获取和利用有利于自我管理的支持和帮助。例如了解社区卫生服务中心在哪里？有多远？如何联系？④与卫生服务提供者建立伙伴关系：学会与卫生服务提供者交流沟通、相互理解和尊重、加强联系，最终建立起伙伴关系，共同管理疾病。⑤采取行动的技能：学习如何改变个人的行为，制订行动计划并付诸实施，确保对行动的信心和决心，对采取的行动进行评估，完善自己的行动计划使得更易于实施。

二、糖尿病

1. **概念**　糖尿病是胰岛素分泌不足或（和）胰岛素相对不足（胰岛素敏感性降低）所致的以高血糖为主要特点的全身性代谢紊乱性疾病。WHO 将其概括为 4 类临床型：Ⅰ型糖尿病，由于 β 细胞受到破坏导致胰岛素绝对缺乏；Ⅱ型糖尿病，由于在胰岛素抵抗背景下进行性的胰岛素分泌缺陷；其他特殊型糖尿病以及妊娠糖尿病。其中Ⅱ型糖尿病占绝大部分，是预防控制工作的重点。

2. **流行病学特征**　自 1980 年我国开展首次糖尿病流行病学调查至今，糖尿病患病率已由当时的不足 1% 增加到 10% 左右，成为继肿瘤、心血管病之后的第三大严重威胁人们健康的慢性病。

2007 年开展的 14 省市糖尿病患病率 5 万人调查发现我国城镇人口糖尿病患者约为 4100 万，以Ⅱ型糖尿病为主。在 20 ~ 70 岁的人群中，男性、女性和总人口糖尿病患病率分别为 12.0%、9.5% 和 10.5%。该调查结果显示，年龄、血压、糖尿病家族史、肥胖、高血脂、男性、低收入、锻炼少是糖尿病或代谢综合征的主要相关危险因素。调查还发现，人群中超重和肥胖的比例大幅度上升，同时中年男性的糖尿病患病率显著高于同龄女性。其根本原因就是中年男性肥胖率明显高于同龄女性，而且甘油三酯水平也明显高。糖尿病的发病年龄提前，血糖调节受损（血糖高，但还未达到糖尿病标准）者越来越多，占调查总人数的 15%。患者的胰岛功能在诊断为空腹血糖损害时即有所下降，而新诊断的糖尿病患者胰岛功能下降了 70% ~ 80%。因此对糖尿病高危人群进行早期的预防非常重要。

3. **预防与控制**

（1）第一级预防：中华医学会糖尿病学会提出糖尿病防制建议：提高全民的健康防病教育、重视肥胖、高甘油三酯血症、脂肪肝及高血压人群的糖尿病预防。在Ⅱ型糖尿病高危人群中，预防措施应重点强调生活方式的改变，即使对于新诊断的 T2DM 患者，也应首先采取至少 3 个月的生活方式干预再考虑是否用药。

（2）第二级预防：主要目标是早期发现糖尿病患者和糖耐量异常者，尤其是无症状的个体，并对其进行早期干预治疗以改变疾病的过程。由于糖尿病起病隐匿，需要在无症状者中进行糖尿病筛查。在无症状的成人，如超重或肥胖（$BMI \geqslant 25 \ kg/m^2$）并有一个以上其他糖尿病危险因素，应该开始筛查糖尿病并评估将来糖尿病的风险。对没有这些危险因素的人群，应从 45 岁开始筛查。如果检查结果正常，至少每 3 年复查一次。对于那些已经确定未来糖尿病风险增加的人群，应该进一步评估并治疗其他心血管疾病的危险因素。

（3）第三级预防：主要目的是改善症状，防止糖尿病并发症的恶化，防止伤残，促进功能恢复，提高患者的生存质量，延长寿命，降低病死率。糖尿病患者应经常测量血压、血脂、血清肌酐并接受眼科检查和足部检查。当自我管理较差时，应筛查压抑、焦虑、饮食障碍以及认知障碍等心理问题。

糖尿病患者的自我管理教育非常重要。糖尿病患者在诊断时和其后需要时，应该接受科学、标准的糖尿病自我管理教育。有效的自我管理和生活质量是自我管理教育的关键结局，应该将其当作治疗的一部分进行评估和监测。

三、恶性肿瘤

恶性肿瘤是以细胞异常增殖及转移为特点的一大类疾病，其发病与有害环境因素、不良生活方式及遗传易感性密切相关。

1. 流行病学特征 2000 年全球新发癌症病例约 1000 万，死亡 620 万，现患病例 2200 万，发病顺位依次是肺癌、乳腺癌、结直肠癌和胃癌，死因顺位依次是肺癌、胃癌、肝癌和结直肠癌。20 世纪 70 年代以来，我国癌症发病及死亡率一直呈上升趋势，至 90 年代的 20 年间，癌症死亡率上升 29.42%，年龄调整死亡率上升 11.56%。2000 年癌症发病人数约180~200 万，死亡 140 万~150 万。1990 年，我国城市居民的癌症死亡率即已超过脑血管病，占死因谱首位；农村居民的癌症死亡率则于 2006 年全面超越呼吸系统、消化系统以及脑血管疾病死亡率跃居死因谱首位。2009 年，我国居民每死亡 4 人中 1 人死于癌症。

我国肝癌、胃癌及食管癌等死亡率居高不下的同时，肺癌、结直肠癌及乳腺癌等又呈显著上升趋势，其中肺癌已跃居首位，即将形成兼具发展中国家与发达国家高发癌谱并存的局面，防制工作的难度进一步加大。2009 年，大城市和中小城市恶性肿瘤死因顺位前列的均为肺癌、肝癌、胃癌、结直肠癌、食管癌，与农村恶性肿瘤的死因顺位大致相同（肝癌、肺癌、胃癌、食管癌、结直肠癌），但大城市肺癌死亡率（51.98/10 万）大大高于中小城市和农村（41.04/10 万、39.64/10 万），而农村消化系统肿瘤的死亡率普遍高于大城市和中小城市。

一般男性恶性肿瘤的发病率和死亡率高于女性，不同地区的恶性肿瘤发病率和死亡率也不同，有些肿瘤的分布具有明显的地区性，常常有高发区并表现出城乡差别。①食管癌：河北、河南、福建和重庆较高，其次为新疆、江苏、山西、甘肃和安徽。②胃癌：甘肃最高，青海次之，另外山西、河北、河南、安徽、江苏和山东也较高。③肝癌：黑龙江、吉林、福建、广西、广东、湖北、重庆、河南和江苏等地均较高。④肠癌：死亡率最高的几个地区为黑龙江、上海和江西。⑤肺癌：东北三省较高，并且黑龙江、吉林和辽宁依次降低。山东、浙江、福建、江苏、江西以及重庆也处于较高水平。

2. 危险因素　恶性肿瘤具有相似的发病机制，但不同肿瘤的危险因素又有所不同。引发肿瘤的原因既涉及外界因素如化学致癌物质、电离辐射、病毒等多种多样的环境致癌因素，又与机体细胞的 DNA 改变、遗传特性、免疫功能、激素水平的变化等密切相关。恶性肿瘤是体内外两方面各种因素之间相互作用的最终结果，是多病因、多阶段与多次突变所引起的一大类疾病。我国癌症的主要危险因素依次为吸烟、乙肝病毒感染、膳食不合理及职业危害等，遗传因素在各类肿瘤中表现出来的作用程度的大小不同。

3. 预防与控制

（1）第一级预防：由于80%以上的癌症是因环境因素及生活方式所致，只要措施得当，癌症对人健康的危害完全可以预防和减轻。第一级预防可从多方面开展：健康教育和健康促进适用于全人群和高危人群；在具备条件的地区逐步开展癌症危险因素的监测工作，为预防、预测提供科学依据；制定并实施国家控制烟草行动计划，将控制烟草作为我国癌症预防与控制的主要策略；落实新生儿接种乙肝病毒疫苗计划，提高全程接种率，控制乙肝病毒感染；大力宣传《中国居民膳食指南》，倡导健康生活方式，发挥营养干预的综合防病效益；认真实施《中华人民共和国职业病防治法》和各类国家职业卫生标准，逐步降低职业危害并减少由此所致的癌症。

（2）第二级预防：早期癌症有比较好的治疗效果，癌症的早期发现、早期诊断及早期治疗是降低死亡率及提高生存率的主要策略之一，现有的技术方法如果应用得当，可使癌症死亡率降低约1/3。各地可以依据国家制定的常见癌症筛查及早诊早治技术指南开展相应筛检活动。在发展中国家，WHO 仅推荐开展宫颈癌的筛查及早诊早治，在发达国家还同时推荐开展乳腺癌的筛查及早诊早治。

（3）第三级预防：对肿瘤患者要依据规范的临床诊治指南进行诊疗，严重的晚期患者可采用姑息治疗方案，提高晚期癌症患者的生存质量。要充分发挥中医中药对抗癌和提升机体免疫力的特殊作用，帮助患者积极进行治疗并开展科学的康复指导。

思考题

1. 当前主要慢性非传染性疾病的流行概况如何？
2. 主要慢性非传染性疾病的预防有哪些策略？
3. 慢性病管理的目的、慢性病自我管理的定义、任务及其基本技能是什么？

第十三章　伤害的预防与控制

第一节　伤害的概述

目前，伤害已成为严重威胁人类健康与生命安全的重要公共卫生问题，也是世界各国的主要死亡原因之一。根据世界卫生组织的报告，伤害与慢性非传染性疾病、传染病已成为危害人类健康的三大疾病负担。2003 年全球死因的构成：慢性病 58.9%（3300万人）、传染病 32.1%（1800 万人）、伤害 8.9%（500 万人）。2003 年中国死因的构成：慢性病 77.8%（700 万人）、传染病 11.1%（100 万人）、伤害 11.1%（100 万人）。中国几乎承担了全球伤害负担的 20%，68% 的伤害死亡属于意外伤害，32% 是故意伤害。《中国伤害预防报告》（2007 年）显示：在中国，每年各类伤害发生约 2 亿人次，因伤害死亡人数约 70 万～75 万人，占死亡总人数的 9% 左右，是继恶性肿瘤、脑血管病、心脏病和呼吸系统疾病之后的第五位死亡原因，100 万人终生残疾。目前最为常见的伤害主要有交通运输伤害、自杀、溺水、中毒、跌落等，导致的死亡案例占全部伤害死亡的 70% 左右。估算每年发生各类需要就医的伤害约为 6200 万人次，占全年居民患病需要就诊总人次数的 4%，每年因伤害引起的直接医疗费达 650 亿元，因伤害休工而产生的经济损失达 60 多亿元。

一、伤害的概念与分类

（一）概念

伤害（injury）是指使身体组织或思想感情受到损害，包括有意识的（如自杀、谋杀、暴力）和无意识的（如车祸、溺水、跌倒）等伤害。

美国疾病预防控制中心（CDC）给伤害下的定义为："由于运动、热量、化学、电或放射线的能量交换，在机体组织无法耐受的水平上，所造成的组织损伤或由于窒息而引起的缺氧称为伤害。"该定义以躯体组织损伤和机能障碍为标准进行界定的，但没有反映伤害导致的精神损伤。比较完整的伤害定义为：由于运动、热量、化学、电或放射线的能量交换超过机体组织的耐受水平而造成的组织损伤和由于窒息而引起的缺氧，以及由此引起的心理损伤统称为伤害。

此外，在实际的伤害研究过程中，需要根据伤害的定义和研究的实际情况来制定可操作性强的伤害诊断标准，又被称为操作性定义。1986 年美国国家统计中心提出了伤害的操作性定义：必须经医疗机构诊治的或活动受限一天的为伤害。1998 年，国内学者建议我国伤害的定义：凡具有下列情况之一者：①到医疗机构诊治，诊断为一种伤害；②由家人、老师或其他人做紧急处置或看护；③因伤请假半天以上。

（二）分类

1. 按造成伤害的意图分类

（1）故意伤害：指有目的、有计划地自害或加害于他人所造成的伤害。主要包括自杀或自害、他杀或加害、虐待、疏忽、斗殴、行凶、遗弃、与酒精和毒品消耗相关伤害、暴力性加害和战争。

（2）非故意伤害：指无目的（无意）造成的伤害。主要包括交通伤害、坠落/跌倒、医疗事故、烧烫伤、中毒、溺水和窒息、运动与休闲伤害、产品（消费品）伤害、职业伤害和其他，如割/刺伤、叮咬伤、碰撞/打击伤、电击伤、火器伤、训练伤、爆炸伤、气压伤等。

2. 按伤害发生的地点分类

（1）道路伤害：该伤害发生的最常见的原因是撞车。引起此类伤害最常见的危险因素是违反交通规则、饮酒过量、车速过高及夜间行车等。

（2）劳动场所伤害：如工伤，主要发生在工作场所，或由于工作环境中某事件所造成，主要伤及躯干。

（3）家庭：如家庭暴力伤害，主要发生在家庭内。

（4）公共场所：凡是发生在公共场所的伤害如斗殴、踩踏、火灾等均属此类。

3. 按伤害的性质分类

（1）国际疾病分类：根据 WHO1992 年《国际疾病分类》第十次修订本（International Classification of Diseases，ICD－10）的分类系统确定伤害的性质，同时参照 ICD 的损伤及中毒外因的补充分类进行分类是目前国际上比较公认和客观的分类。我国卫生部 2002 年开始正式推广 ICD－10。ICD－10 中对伤害的分类有两种体系，卫生领域常用伤害部位分类（S00－T97）（见表 13－1），临床上则更多地使用伤害性质分类（V01－Y98）（见表 13－2）。

表 13－1　ICD－10 伤害发生部位分类

伤害发生部位	ICD－10 编码	伤害发生部位	ICD－10 编码
所有部位伤害	S00－T97	脊柱、皮肤、血管损伤及异物进入	T08－T19
头部损伤	S00－S09	烧伤、灼伤及冻伤	T20－T35
颈部、喉部及气管损伤	S10－S19	各类中毒、药物反应及过敏反应等	T36－T65　T88

续表

胸部损伤	S20－S29	自然和环境引起的伤害	T66－T78
腹部、会阴、背及臀部损伤	S30－S39	伤害并发症、医疗意外及并发症	T79－T87
肩及上肢损伤	S40－S69	陈旧性骨折及损伤	T90－T96
下肢损伤	S70－S99	中毒后遗症	T97
多部位损伤	T00－T07		

表13－2　ICD－10损伤与中毒的外部原因分类

损伤与中毒的外部原因分类	ICD－10编码	损伤与中毒的外部原因分类	ICD－10编码
损伤与中毒的全部原因	V01－Y98	暴露于自然力量下	X30－X39
交通事故	V01－V99	有毒物质的意外中毒	X40－X49
跌倒	W00－W19	过度劳累、旅行及贫困	X50－X57
砸伤、压伤、玻璃和刀刺割伤、机械事故	W20－W31、W77	暴露于其他和未特指的因素	X58－X59
火器伤及爆炸伤	W32－W40	自杀及自残	X60－X84
异物进入眼或其他腔口、切割和穿刺器械损伤	W41－W49	他人加害	X85－Y09
体育运动中的拳击伤及敲击伤	W50－W52	意图不确定的事件	Y10－Y34
动物咬伤或动、植物中毒	W53－W59、X20－X29	刑罚与战争	Y35－Y36
潜水或跳水意外、溺水	W65－W74	药物反应、医疗意外、手术及医疗并发症	Y40－Y84
窒息	W75－W84	意外损伤后遗症及晚期效应	Y85－Y89
暴露于电流、辐射、极度环境气温及气压	W85－W99	其他补充因素	Y90－Y98
火灾与烫伤	X00－X19		

（2）中国疾病分类（Chinese Classification of diseases，CCD）：我国卫生部于1987年参照ICD－9分类的标准，制订了中国CCD损伤和中毒外部原因分类（见表13－3）。

表 13-3 中国 CCD 损伤和中毒外部原因分类

内　　容	CCD-87 编码	内　　容	CCD-87 编码
损伤和中毒全部原因	E1	意外机械窒息	E9
机动车辆交通事故	E2	砸死	E10
机动车辆以外交通事故	E3	机械切割和穿刺工具意外事故	E11
意外中毒	E4	触电	E12
意外跌落	E5	其他意外效应和有害效应	E13
火灾	E6	自杀	E14
自然和环境因素所致事故	E7	他杀	E15
溺水	E8		

二、伤害的原因及其影响因素

（一）致伤因素

1. 物理因素 动能、热能、电能、辐射能、窒息和压力等。

2. 化学因素 化学品及其反应副产品所造成的急、慢性危害。

3. 生物因素 动物、昆虫和有毒/有害的动植物。

（二）宿主因素

1. 性别、年龄、民族、职业、文化程度等。

2. 生理、心理、性格、行为、嗜好和生活方式等。

（三）环境因素

1. 自然环境因素 气温、气湿、地理、地域等。

2. 社会环境因素 安全法规、安全设施、经济与消费水平、教育、医疗条件等。

三、伤害的特点

1. 伤害是一个世界性公共卫生问题，是威胁人类健康与生命的主要原因，是人类主要死亡原因之一。

2. 伤害的威胁将会呈持续上升的趋势。

3. 伤害具有常见、多发、死亡率高、致残率高的特征。

4. 伤害是低年龄人群的首位死因。

5. 其中自杀对社会的危害比较大。

6. 伤害造成的直接和间接经济损失巨大。

四、伤害的流行病学特征

中国居民伤害死亡率为 52.6/10 万；伤害死亡前三位原因是自杀、道路交通伤害和溺水。自杀已成为 15~34 岁人群的第一位死因。每年伤害除导致 170 万人死亡和残疾之外，还有 7 千人需要急诊和医治，1400 万人入院治疗。由伤害带来的直接医疗费用为 1151 亿元人民币，间接经济负担为 125 亿元。

《中国伤害预防报告》显示：儿童青少年和老年人是伤害发生的高危人群，我国 14 个省 7~18 岁中小学生中，在过去一段时间内发生过伤害的占 35%~50%，其中 13~15 岁明显高发，主要伤害是跌伤、锐器伤、碰撞伤、交通伤和烧烫伤。老年人的伤害首位原因是跌倒，发生率约 20.7%，且女性多于男性，农村多于城市。据推算，我国 60 岁以上老年人每年因跌倒发生的伤害人数达到 2500 万，其中 24.7% 的老人跌倒会导致功能障碍。我国机动车交通事故死亡数约占全球道路交通事故死亡的 8%。

我国道路交通伤害以东部地区最高，中部最低，比较严重的地区为西藏、宁夏、新疆、青海等西部地区和浙江、广东沿海地区。道路交通伤害死亡人员中男性多于女性，男女性别比为 3∶1。半数以上死亡者在 16~45 岁年龄段，且 65 岁以上的死亡人数逐年上升。60% 以上的道路伤害死亡人员是行人、乘客和骑自行车者，摩托车驾驶者占 1/5。

中国道路交通伤害的影响因素是机动车数量剧增，道路建设发展速度低于经济增长速度，道路安全系统不能满足道路交通发展的需要，而发生道路交通伤害的主要原因是司机的不良驾驶行为和不遵守交通规则。例如，驾驶员超速行驶、操作不当、疏忽大意、违章占道、酒后驾车、疲劳驾车等，其中超速行驶更是最危险的因素。

在全球范围内，溺水是儿童伤害的第二位死因，而在东南亚国家，溺水是儿童伤害死亡的首要原因。全世界每年有 17.5 万名 0~19 岁儿童青少年因溺水死亡，其中 97% 发生在中低收入国家。但死亡并非溺水的唯一结局，2004 年全球 0~14 岁儿童非致死性溺水有 200 万~300 万，其中，至少 5% 住院治疗者留有严重神经损伤，并导致终生残疾，给家庭带来情感和经济上的严重负担。

我国统计数据表明，2000~2007 年期间，溺水是儿童伤害死亡的首位原因，占儿童伤害死亡的近 50%。

不同年龄组人群溺水地点有所不同，1~4 岁主要发生在室内脸盆、水缸及浴池，5~9 岁主要发生在水渠、池塘和水库，10 岁以上主要是池塘、湖泊和江河中。溺水一年四季均会出现，但多发生于 4~9 月、雨季和较炎热季节，7 月为高峰。这与雨季池塘、河流、湖泊等水平面较高和在炎热季节水上活动较多有关。

2005 年全国疾病监测系统死因监测数据显示，我国 1~14 岁儿童溺水死亡率为 10.28/10 万，其中男童为 13.89/10 万，女童为 6.29/10 万，溺水死亡占该年龄组伤害死亡的 44%。儿童溺水死亡率最高的年龄段为 1~4 岁组，为 18.32/10 万，占伤害总死亡的 37%。我国儿童溺水死亡率存在明显的地域和城乡差别。高溺水死亡地区主要集中在南方各省，包括四川、重庆、贵州、广西和江西等省的农村地区。农村绝大多数自然水体如池塘、湖、河、水库等无围栏，也无明显的危险标志，这些水体多数距离村庄、学校比较近，是儿童溺死的主要发生地。

五、伤害的测量指标与研究方法

伤害的测量指标：伤害发生率、伤害死亡率、潜在减寿年数、伤残调整寿命年。

伤害的研究方法：现况研究、生态学研究、病例对照研究、队列研究、实验性研究等（参见第三篇）。

第二节　伤害的预防策略与措施

一、伤害的预防策略

（一）伤害预防的一般策略

由于伤害同疾病一样，威胁着人群的健康。因此，对疾病防制的策略同样适用于伤害的预防。

1. 全人群策略　针对全人群，可以是社区居民、工厂职工、学校师生开展伤害预防的健康教育。这一策略旨在提高全民对伤害的认识和预防伤害重要性的认识，进而提高每个人的伤害预防意识，加强自我保护。

2. 高危人群策略　针对伤害的高危险人群有针对性地开展伤害预防教育与培训。比如对学校的学生进行交通安全、防火、防电和溺水的专题健康教育，就可以使这些伤害的易发人群降低暴露的危险。

3. 健康促进策略　如针对工作场所的伤害发生状况，采取工作场所健康促进项目。即通过如下项目的实施使工作场所的伤害得以有效控制：①把伤害预防纳入企业政策；②由雇员与雇主共同讨论建立一个安全的工作环境；③通过岗位培训和职业教育加强工人的伤害预防能力；④通过投资改善不合理的生产环境；⑤明确雇主和雇员在职业伤害预防中的责任；⑥共同参与伤害预防活动等。

（二）伤害预防的 Haddon 十大策略

1. 预防危险因素的形成　如禁止生产有毒、致癌杀虫剂，宣布禁止进口或销售潜在性有害物质，达到消除危险物形成的目的。

2. 减少产生危险因素的数量　如为了预防车祸，限制车速；限制城市游泳池跳台的高度；限制武器使用范围，禁止私人藏有武器；有毒物品应采用小包装，安全包装等。

3. 预防已有危险因素的释放或减少其释放的可能性　如在美国应用儿童安全药物容器盛放药物，防止儿童误食药引起中毒；浴盆不要太滑，以防跌倒。

4. 改变危险因素的释放率及其空间分布　可减少潜在性致伤能量至非致伤水平，如儿童勿穿易燃衣料缝制的睡衣，防止火灾烧伤；机动车司机及前排乘客应使用安全带及自动气囊等。

5. 将危险因素从时间、空间上与被保护者分开　如为预防车祸，要求行人走人行道，自行车走慢车道，汽车走快车道；戴安全帽、穿防护服、穿防护背心、戴拳击手套等。

6. 用屏障将危险因素与受保护者分开　如用绝缘物把电缆与行人隔开。

7. 改变危险因素的基本性质　机动车车内突出的尖锐器件应改成钝角或软体，以防撞车触及人体导致伤害；加固油箱防止撞车时油箱破裂，漏油造成火灾。

8. 增加机体对危险因素的抵抗力　如治疗血友病及骨质疏松症患者，防止机械性伤害发生。

9. 对已造成的损伤提出针对性控制与预防措施　如加强现代化通讯设施，路旁设有报警电话，让急救中心派车将受伤者运走，实施抢救措施，减少残疾率和死亡率。

10. 使伤害患者保持稳定，采取有效治疗及康复措施　如保证提供良好的救护和有效的治疗以减少伤残与死亡。

二、伤害的预防措施

（一）伤害预防的干预措施

伤害预防与控制的根本在于设计、装备、立法、监督和教育，政府行为的作用是不言而喻的。国外学者把伤害作为一项政府行为进行干预，即四"E"干预，其主要内容为：

1. 工程干预（engineering intervention）　目的在于通过干预措施影响媒介及物理环境对发生伤害的作用。

2. 经济干预（economic intervention）　目的在于用经济鼓励手段或罚款手段影响人们的行为。

3. 强制干预（enforcement intervention）　目的在于用法律及法规措施来影响人们的行为。

4. 教育干预（educational intervention）　目的在于通过说理教育及普及安全知识来影响人们的行为。

（二）伤害预防的一般措施

1. 政府应有事故预防和安全管理的协调机构。

2. 卫生行政部门必须把伤害的预防纳入疾病控制规划中，并受到应有重视程度和投入力度。

3. 在医疗卫生领域中建立起学科间合作。伤害一般分为三个阶段：伤害前阶段（是否发生）、伤害阶段（最初严重程度）、伤害后阶段（结局）。因此措施应包括预防伤害发生（一级预防）、院前急救与医院治疗（二级预防）、社区康复（三级预防）；把健康促进、自救互救、现场调查、临床救护、功能恢复和基础研究结合起来。

4. 应该有伤害研究机构或伤害预防的控制中心，培养伤害防治专业人员。

5. 把伤害预防作为社区卫生服务的一项内容。

6. 开展伤害监测，建立伤害数据库，建立伤害信息网络，为居民提供防治伤害的咨询。

7. 加强国际合作, 学习其他国家好的经验。

第三节　主要伤害及其预防

在中国伤害死亡构成中, 自杀占 30%, 车祸占 20%, 溺水占 13%, 伤害带来的潜在寿命损失和疾病负担已明显高于癌症和心血管疾病, 因此应将伤害预防控制提高到与防控传染病和慢性非传染性疾病同等重要的地位。

一、自杀的预防

1. 全球各国多部门合作, 提高公众自杀预防意识。
2. 加强自杀预防政策和规划研究, 对高危人群进行疏导和治疗。
3. 减少自杀工具的可及性。
4. 培训社区初级卫生保健人员。
5. 建立社区自杀预防工作网络。
6. 在自杀高发地区进行自杀预防专项研究。
7. 搞好社区健康教育。

二、车祸的预防

1. 建立健全交通安全法规, 加强交通管理。
2. 加强管理机构建设, 提高管理人员素质。
3. 广泛开展道路交通安全的健康教育工作。
4. 确认并治疗有酒精相关问题的驾驶者。
5. 加强道路工程建设, 优化路况。
6. 提高交通工具的安全性能。
7. 建立健全急救机构。

三、溺水的预防

1. 在社区内广泛宣传游泳常识, 配合中小学校做好初学游泳人员的安全教育。
2. 下水的个人应熟知水域情况和救护设施, 并尽量在有他人在场的情况下下水。下水前要作准备活动, 以防下水后发生肌肉抽搐。一旦腓肠肌痉挛, 应及时呼救, 同时将身体抱成一团, 浮出水面, 深吸一口气, 将脸浸入水中, 将痉挛下肢的母趾用力往前上方拉, 使母趾翘起来, 持续用力至剧痛消失。反复吸气和按摩痉挛疼痛部位, 慢慢向岸边游。
3. 教育孩子不要在河边、池塘边玩耍, 尤其是学龄前儿童。
4. 不会游泳者一旦落水, 保持冷静, 设法呼吸, 等待他救机会。具体方法: 采取仰面体位, 头顶向后, 尽量使口鼻露出水面, 切不可将手上举或挣扎, 否则更易下沉。

5. 发现有人溺水时，若救护者不会水性，可迅速投下绳索、竹竿等，让溺水者抓住，再拖上岸；谙熟水性者应从挣扎的溺水者背后游近，用一只手从背后托住其头颈，另一只手游向岸边。救护时防止被溺水者紧紧抱住，如已被抱住，应放手自沉，使溺水者手松开，再进行救护。

6. 有关机构入夏前应检查游泳池，检查江、河、湖、海边浴场的深浅水情况，竖立标牌。对急救人员进行技术培训。

7. 针对水上作业人员的作业特点，进行安全教育，严格遵守操作规程。

四、烧、烫伤的预防

1. 沐浴时应先放冷水后放热水，勿把幼儿单独留在浴缸内，以免开启水龙头而烫伤。

2. 切勿在做饭中途离家外出或睡觉，以免燃着中的火烧着附近可燃物品造成火灾。

3. 切勿在床上及沙发上吸烟或点蚊香，以免燃着床铺或沙发，引致火灾。

4. 建筑物的安全通道应保持畅通，勿堆放杂物。

5. 如有火灾应用湿毛巾捂住口鼻，禁乘电梯，应从楼梯逃生。

6. 夏季外出应戴草帽遮阳，野外操作人员应穿长袖上衣、长裤，避免晒伤。

五、中毒的预防

1. 加强中毒预防的宣传教育，向社区居民宣传防止各种生活源性意外中毒的防范知识。

2. 正确储存家庭中的毒物及潜在的毒物，如农药、家用洗涤剂、化学品、药物等，防止儿童误食。

3. 保持厨房空气流通，夜间睡眠时厨房内可开一扇窗。

4. 通风不良的空调车内汽车尾气产生的 CO 亦可使人中毒，应定时打开车窗，以使空气流通。

5. 冬季沐浴时小心使用燃气热水器，宜选择对流平衡式。尤其是老人体弱者应当在家中有人时洗澡。

6. 室内用煤炉取暖，要设置排废气的烟道。

7. 食物不宜放置时间过长，应吃新鲜卫生的食物，不要误食有毒的动植物性食物。

思考题

1. 伤害的概念及分类是什么？
2. 简述伤害的特点。
3. 阐述伤害的预防策略与措施。
4. 简述自杀、车祸、溺水、烧烫伤、中毒的预防。

第十四章　突发公共卫生事件的防制

2003 年，突如其来的严重急性呼吸系统综合征（Severe Acute Respiratory Symptom，SARS）给中国以及全球居民健康造成了极大的危害，是典型的突发公共卫生事件，由此也引起了国内外对突发公共卫生事件愈来愈高的重视和不断深入研究。2007 年 8 月 30 日第十届全国人民代表大会常务委员会第 29 次会议正式通过的《中华人民共和国突发事件应对法》为突发公共卫生事件的预防和控制提供了法律依据，统一部署，建立应对机构体系，制定应对预案计划，要求在各级各类学校加强突发公共卫生事件知识教育，不断提升机构体系功能效率和民众应对能力。

第一节　突发公共卫生事件概述

一、突发公共卫生事件的基本概念

1. **突发事件**　是指突然发生，造成或者可能造成严重社会危害，需要采取应急处置措施予以应对的自然灾害、事故灾难、公共卫生事件和社会安全事件（《中华人民共和国突发事件应对法》2007 年）。

2. **突发公共卫生事件**（public health emergency，PHE）　为突发事件的一种，是指突然发生，造成或者可能造成社会公众健康严重损害的重大传染病疫情、群体性不明原因疾病、重大食物和职业中毒以及其他严重影响公众健康的事件。常见的突发公共卫生事件诱因包括：自然灾害、传染病暴发、食品安全事件与食品中毒、生产事故造成公众健康危害事件、环境污染与生态环境改变、生物与生化恐怖主义事件等。

3. **重大传染病疫情**　是某种传染病（已知或新发）在短时间内发生，波及范围广泛，出现大量的病人或死亡病例。其发病率远远超过常年的发病水平。如 1988 年，在上海发生的甲型肝炎暴发，2003 年 SARS，2004 年青海鼠疫疫情等。

4. **群体性不明原因疾病**　是在短时间内，某个相对集中的区域内同时或相继出现多名具有共同临床表现的患者，呈现一定的聚集性，且病例不断增加，范围不断扩大，又暂时不能明确诊断的疾病。

5. **重大食物和职业中毒**　是由于各种原因引起的食品污染和职业性危害造成的人数众多和/或伤亡较重的中毒事件。

二、突发公共卫生事件的分级

根据突发公共卫生事件性质、危害程度、涉及范围，突发公共卫生事件划分为特别重大（Ⅰ级）、重大（Ⅱ级）、较大（Ⅲ级）和一般（Ⅳ级）四级。

1. 特别重大突发公共卫生事件（Ⅰ级）　有下列情形之一的为特别重大突发公共卫生事件（Ⅰ级）：①肺鼠疫、肺炭疽在大、中城市发生并有扩散趋势，或肺鼠疫、肺炭疽疫情波及2个以上的省份，并有进一步扩散趋势；②发生传染性非典型肺炎、人感染高致病性禽流感病例，并有扩散趋势；③涉及多个省份的群体性不明原因疾病，并有扩散趋势；④发生新传染病或我国尚未发现的传染病发生或传入，并有扩散趋势，或发现我国已消灭的传染病重新流行；⑤发生烈性病菌株、毒株、致病因子等丢失事件；⑥周边以及与我国通航的国家和地区发生特大传染病疫情，并出现输入性病例，严重危及我国公共卫生安全的事件；⑦国务院卫生行政部门认定的其他特别重大突发公共卫生事件。

2. 重大突发公共卫生事件（Ⅱ级）　有下列情形之一的为重大突发公共卫生事件（Ⅱ级）：①在一个县（市）行政区域内，一个平均潜伏期内（6天）发生5例以上肺鼠疫、肺炭疽病例，或者相关联的疫情波及2个以上的县（市）；②发生SARS、人感染高致病性禽流感疑似病例；③腺鼠疫发生流行，在一个市（地）行政区域内，一个平均潜伏期内多点连续发病20例以上，或流行范围波及2个以上市（地）；④霍乱在一个市（地）行政区域内流行，1周内发病30例以上，或波及2个以上市（地），有扩散趋势；⑤乙类、丙类传染病波及2个以上县（市），1周内发病水平超过前5年同期平均发病水平2倍以上；⑥我国尚未发现的传染病发生或传入，尚未造成扩散；⑦发生群体性不明原因疾病，扩散到县（市）以外的地区；⑧发生重大医源性感染事件；⑨预防接种或群体预防性服药出现人员死亡；⑩一次食物中毒人数超过100人并出现死亡病例，或出现10例以上死亡病例；⑪一次发生急性职业中毒50人以上，或死亡5人以上；⑫境内外隐匿运输、邮寄烈性生物病原体、生物毒素造成我境内人员感染或死亡的；⑬省级以上人民政府卫生行政部门认定的其他重大突发公共卫生事件。

3. 较大突发公共卫生事件（Ⅲ级）　有下列情形之一的为较大突发公共卫生事件（Ⅲ级）：①发生肺鼠疫、肺炭疽病例，一个平均潜伏期内病例数未超过5例，流行范围在一个县（市）行政区域以内；②腺鼠疫发生流行，在一个县（市）行政区域内，一个平均潜伏期内连续发病10例以上，或波及2个以上县（市）；③霍乱在一个县（市）行政区域内发生，1周内发病10~29例，或波及2个以上县（市），或市（地）级以上城市的市区首次发生；④一周内在一个县（市）行政区域内，乙、丙类传染病发病水平超过前5年同期平均发病水平1倍以上；⑤在一个县（市）行政区域内发现群体性不明原因疾病；⑥一次食物中毒人数超过100人，或出现死亡病例；⑦预防接种或群体预防性服药出现群体心因性反应或不良反应；⑧一次发生急性职业中毒10~49人，或死亡4人以下；⑨市（地）级以上人民政府卫生行政部门认定的其他较大突发公共卫生事件。

4. 一般突发公共卫生事件（Ⅳ级） 有下列情形之一的为一般突发公共卫生事件（Ⅳ级）：①腺鼠疫在一个县（市）行政区域内发生，一个平均潜伏期内病例数未超过10例；②霍乱在一个县（市）行政区域内发生，1周内发病9例以下；③一次食物中毒人数30~99人，未出现死亡病例；④一次发生急性职业中毒9人以下，未出现死亡病例；⑤县级以上人民政府卫生行政部门认定的其他一般突发公共卫生事件。

三、突发公共卫生事件的例证与特点

（一）国外近年发生的一些突发公共卫生事件

1. 伊拉克甲基汞中毒事件 1971~1972年，伊拉克发生农民误食含甲基汞农药浸泡的谷物引起的甲基汞中毒事件，该事件共造成约8万人中毒，约8 000人死亡。

2. 印度博帕尔毒气泄漏事件 1984年12月3日凌晨，印度中央邦博帕尔市的美国联合碳化物属下的联合碳化物（印度）有限公司设于贫民区附近一所农药厂发生氰化物泄漏，引发了严重的后果。大灾难造成了2.5万人直接致死，55万人间接致死，另外有20多万人永久残废的人间惨剧。

3. 前苏联切尔诺贝利核泄漏事故 1986年4月26日，前苏联切尔诺贝利核电站发生严重核泄漏事故，13.5万人紧急撤离、237人死亡。

4. 假胰岛素药物中毒事件 1989年10月，尼日利亚因出售假胰岛素药物中毒，致300名糖尿病患者死亡。

5. O_{157}事件 1996年6月至8月，日本多所小学发生集体食物中毒事件，全国患者达9000多人，其中死亡7人，数百人住院治疗，调查发现，致病元凶为O_{157}大肠杆菌。

6. 二噁英相关事件 1999年、2008年、2011年在多个欧洲国家发生二噁英污染饲料导致肉类和乳类食品含有高浓度二噁英的事件。二噁英为一种有毒的含氯化合物，具有极强致癌性、免疫毒性，是环境内分泌干扰物的代表。

7. 禽流感 20世纪90年代后期，禽流感在欧亚大陆的暴发日趋频繁。其病原体为高致病性禽流感病毒，病死率高达80%。

8. 德国肠出血性大肠杆菌O_{104}事故 2011年4月以来，德国发生了肠出血性大肠杆菌$O_{104}:H_4$（EHEC $O_{104}:H_4$）感染暴发疫情，波及部分欧洲国家及美国、加拿大等国家，导致数十人死亡。

（二）国内近年发生的一些突发公共卫生事件

1. 甲肝流行 1988年1~4月，上海发生因食用被甲肝病毒污染的毛蚶导致的甲肝暴发流行，导致30余万人发病。

2. 豆奶中毒事件 2001年9月吉化中小学豆奶中毒事件导致6362名学生中毒。

3. 南京汤山食物中毒事件 2002年9月南京汤山毒鼠强中毒事件造成395人中毒，42人死亡。

4. SARS 2003年春，由冠状病毒引起的严重急性呼吸综合征造成数百人死亡，并引起了全国性的恐慌。

5. 松花江硝基苯污染事件 2005 年 11 月 13 日，中国石油吉林石化公司双苯厂发生爆炸事故，导致 70 多人死亡，并导致大量苯、硝基苯排入松花江导致重大环境污染事件。

6. 三聚氰胺毒奶粉事件 2008 年发生的三聚氰胺毒奶粉事件导致数万名婴幼儿患病，死亡 4 人。

7. 甘肃平凉食物中毒事件 2011 年 4 月 7 日发生在甘肃平凉的亚硝酸盐散装牛奶中毒事件，共造成 38 人中毒，死亡 3 人。

（三）突发公共卫生事件的特点

1. 事件的高度不确定性 突发公共卫生事件的显著特征即是其突发性和难于预测性，有的甚至不可预测。

2. 群体性 突发公共卫生事件往往危及多人，甚至波及某个局部地区的绝大多数群体。特别需要指出的是随着经济全球化的进展和快速交通的发展，可导致跨地区、跨区域，甚至跨国传播。

3. 对社会、经济危害的严重性 突发公共卫生事件发生，由于患病人数多、病情危重，损失巨大，具有公共危险性和社会危害严重。

4. 事件处理的综合性 突发公共卫生事件严重威胁群体健康，造成的负面影响大，其抢救干预、原因调查和处理常常需要多系统、多部门密切配合，因此政府统一领导、统一指挥非常重要。

5. 决策的时效性 突发公共卫生事件发生突然，进展快，且难以预测，救治紧迫，因此要求应对者果断决策、迅速干预。

第二节 突发公共卫生事件的应对措施

2003 年暴发 SARS 疫情以来，国务院相继发布了《突发公共卫生事件应急条例》、《国家突发公共事件总体预案》、《国家突发公共卫生事件应急预案》和《中华人民共和国突发事件应对法》。按照突发事件应对法的规定和要求，国务院各有关部门已编制了各项国家专项预案和部门预案，各地结合实际编制了专项应急预案和保障预案，全国性应急预案框架体系初步形成，并且在 2008 年汶川 5.12 地震应急救援中得到实践和检验。

一、突发公共卫生事件的预防控制策略

突发公共卫生事件预防控制工作应遵循预防为主、常备不懈的方针，贯彻统一领导、分工负责、反应及时、措施果断、依靠科学、加强合作的原则。运用三级预防的理念，以现有的卫生监督、疾病控制体系为基础，通过有组织地实施预防控制策略，有效地防止突发公共卫生事件的发生与发展，以减少或消除其危害程度，防患于未然，保障公众健康。

1. **预防为主，常备不懈**　提高全社会对突发公共卫生事件的防范意识，落实各项防范措施，做好人员、技术、物资和设备的应急储备工作。对各类可能引发突发公共卫生事件的情况要及时进行分析、预警，做到早发现、早报告、早处理。

2. **统一领导，分级负责**　根据突发公共卫生事件的范围、性质和危害程度，对突发公共卫生事件实行分级管理。各级人民政府负责突发公共卫生事件应急处理的统一领导和指挥，各有关部门按照预案规定，在各自的职责范围内做好突发公共卫生事件应急处理的有关工作。

3. **依法规范，措施果断**　地方各级人民政府和卫生行政部门要按照相关法律、法规和规章的规定，完善突发公共卫生事件应急体系，建立健全系统、规范的突发公共卫生事件应急处理工作制度，对突发公共卫生事件和可能发生的公共卫生事件做出快速反应，及时、有效开展监测、报告和处理工作。

4. **依靠科学，加强合作**　突发公共卫生事件应急工作要充分尊重和依靠科学，要重视开展防范和处理突发公共卫生事件的科研和培训，为突发公共卫生事件应急处理提供科技保障。各有关部门和单位要通力合作、资源共享，有效应对突发公共卫生事件。要广泛组织、动员公众参与突发公共卫生事件的应急处理。

二、突发公共卫生事件的预防措施

突发公共卫生事件的预防措施是指在没有发生突发公共卫生事件的情况下应当采取的或应对可能发生的突发公共卫生事件的措施。主要包括以下几个方面。

1. **建立统一的突发公共卫生事件预防控制体系**　县级以上地方人民政府应当建立和完善突发事件监测和预警系统。监测与预警工作应当根据突发事件的类别，制定监测计划，科学分析，综合评价监测数据。对早期的潜在隐患以及可能发生的突发事件，应当根据条例规定的报告程序和时限及时报告。各地卫生行政部门牵头成立突发公共卫生事件应急专家委员会，专家委员会组建传染病、不明原因疾病组、医疗救治组、食源性疾病组、职业中毒组、核事故、放射事故救治组、生物、化学恐怖组、健康教育组、心理防护组、信息情报组等多个专家组。

2. **制定突发公共卫生事件应急预案**　国务院卫生行政部门按照分类指导、快速反应的要求，制定全国突发事件应急预案，报请国务院批准。省、自治区、直辖市人民政府根据全面突发事件应急预案，结合本地实际情况，制定本行政区域的突发事件应急预案，并根据突发事件的变化和实施中发现的问题及时进行修订、补充。全国突发事件应急预案应当包括以下主要内容：突发事件应急指挥部的组成和相关部门的职责；突发事件的监测和预警；突发事件信息的收集、分析、报告、通报制度；突发事件应急处理技术和监测机构及其任务；突发事件的分级和应急处理工作方案；突发事件预防、现场控制、应急设施、设备、救治药品和医疗器械以及其他物资和技术的储备与调度；突发事件应急处理专业队伍的建设和培训。

3. **建立健全突发公共卫生事件应急处置机制**　健全突发公共卫生事件应急处置机制，完善突发公共卫生事件应急处置预案，建成高效统一的突发公共卫生事件应急指挥信息系统，大力普及突发公共卫生事件防范知识，形成稳定的突发公共卫生事件应对程序和反应方式，提高突发公共卫生事件处置能力。

4. 建设医疗救助体系　加强医疗救治体系建设，进一步健全医疗急救网络体系，完善医疗急救设施，加强医疗队伍建设，建成"组织完善、布局合理、分工明确、统一指挥"的区域性急救网络系统，提高抢救成功率。

三、突发公共卫生事件的控制措施

控制措施是指发生突发公共卫生事件后采取的紧急应对措施，包括以下几个方面。

1. 启动突发公共卫生事件应急预案　发生突发公共卫生事件后，卫生行政主管部门应当组织专家对突发事件进行综合评估，初步判断突发事件的类型，提出是否启动突发公共卫生事件应急预案的建议。全国范围内或跨省、自治区、直辖市范围内启动全国突发事件应急预案，由国务院卫生行政部门报国务院批准后实施；省、自治区、直辖市启动应急预案，有省、自治区、直辖市人民政府决定，并向国务院报告。

突发公共卫生事件应急处理要采取边调查、边处理、边抢救、边核实的方式，以有效措施控制事态发展。

事发地之外的地方各级人民政府卫生行政部门接到突发公共卫生事件情况通报后，要及时通知相应的医疗卫生机构，组织做好应急处理所需的人员与物资准备，采取必要的预防控制措施，防止突发公共卫生事件在本行政区域内发生，并服从上一级人民政府卫生行政部门的统一指挥和调度，支援突发公共卫生事件发生地区的应急处理工作。

2. 设立突发公共卫生事件应急指挥部　根据突发公共卫生事件的性质、严重程度、涉及范围等，迅速成立突发事件应急处理指挥部。卫生部依照职责和预案的规定，在国务院统一领导下，负责组织、协调全国突发公共卫生事件应急处理工作。地方各级人民政府卫生行政部门依照职责和预案的规定，在本级政府的统一领导下，负责组织、协调本行政区域内突发公共卫生事件应急处理工作。

3. 突发公共卫生事件的分级反应　特别重大突发公共卫生事件应急处理工作由国务院或国务院卫生行政部门和有关部门组织实施，开展突发公共卫生事件的医疗卫生应急、信息发布、宣传教育、科研攻关、国际交流与合作、应急物资与设备的调集、后勤保障以及督导检查等工作。国务院可根据突发公共卫生事件性质和应急处置工作，成立全国突发公共卫生事件应急处理指挥部，协调指挥应急处置工作。事发地省级人民政府应按照国务院或国务院有关部门的统一部署，结合本地区实际情况，组织协调市（地）、县（市）人民政府开展突发公共事件的应急处理工作。

特别重大级别以下的突发公共卫生事件应急处理工作由地方各级人民政府负责组织实施。超出本级应急处置能力时，地方各级人民政府要及时报请上级人民政府和有关部门提供指导和支持。

4. 突发公共卫生事件应急反应终止　突发公共卫生事件应急反应终止需符合以下条件：突发公共卫生事件隐患或相关危险因素消除，或末例传染病病例发生后经过最长潜伏期无新的病例出现。

特别重大突发公共卫生事件由国务院卫生行政部门组织有关专家进行分析论证，提出终止应急反应的建议，报国务院或全国突发公共卫生事件应急指挥部批准后实施。

特别重大以下突发公共卫生事件由地方各级人民政府卫生行政部门组织专家进行分析论证，提出终止应急反应的建议，报本级人民政府批准后实施，并向上一级人民政府卫生行政部门报告。

上级人民政府卫生行政部门要根据下级人民政府卫生行政部门的请求，及时组织专家对突发公共卫生事件应急反应终止的分析论证提供技术指导和支持

第三节　突发公共卫生事件报告管理规范

一、突发公共卫生事件的报告原则与范围

突发公共卫生事件相关信息报告管理应遵循依法报告、统一规范、属地管理、准确及时、分级分类的原则。

突发公共卫生事件相关信息报告范围，包括可能构成和已发生的突发公共卫生事件相关信息。突发公共卫生事件的确认、分级由卫生行政部门组织实施。其内容包括：传染病、食物中毒、职业中毒、其他中毒、环境因素事件、意外辐射照射事件、传染病菌、毒种丢失、预防接种和预防服药群体性不良反应、医源性感染事件、群体性不明原因疾病、各级人民政府卫生行政部门认定的其他突发公共卫生事件。

二、突发公共卫生事件的报告内容

1. 事件信息　信息报告主要内容包括：事件名称、事件类别、发生时间、地点、涉及的地域范围、人数、主要症状与体征、可能的原因、已经采取的措施、事件的发展趋势、下步工作计划等。具体内容见《国家突发公共卫生事件相关信息报告管理工作规范（试行）》（2005年），《突发公共卫生事件相关信息报告卡》见表14-1。

2. 事件发生、发展、控制过程信息　事件发生、发展、控制过程信息分为初次报告、进程报告、结案报告。

（1）初次报告：报告内容包括事件名称、初步判定的事件类别和性质、发生地点、发生时间、发病人数、死亡人数、主要的临床症状、可能原因、已采取的措施、报告单位、报告人员及通讯方式等。

（2）进程报告：报告事件的发展与变化、处置进程、事件的诊断和原因或可能因素，势态评估、控制措施等内容。同时，对初次报告的《突发公共卫生事件相关信息报告卡》进行补充和修正。重大及特别重大突发公共卫生事件至少按日进行进程报告。

（3）结案报告：事件结束后，应进行结案信息报告。达到《国家突发公共卫生事

件应急预案》分级标准的突发公共卫生事件结束后，由相应级别卫生行政部门组织评估，在确认事件终止后2周内，对事件的发生和处理情况进行总结，分析其原因和影响因素，并提出今后对类似事件的防范和处置建议。

三、突发公共卫生事件的报告方式、时限与程序

获得突发公共卫生事件相关信息的责任报告单位和责任报告人，应当在2小时内以电话或传真等方式向属地卫生行政部门指定的专业机构报告，具备网络直报条件的同时进行网络直报，直报的信息由指定的专业机构审核后进入国家数据库。

不具备网络直报条件的责任报告单位和责任报告人，应采用最快的通讯方式将《突发公共卫生事件相关信息报告卡》报送属地卫生行政部门指定的专业机构，接到《突发公共卫生事件相关信息报告卡》的专业机构，应对信息进行审核，确定真实性，2小时内进行网络直报，同时以电话或传真等方式报告同级卫生行政部门。

接到突发公共卫生事件相关信息报告的卫生行政部门应当尽快组织有关专家进行现场调查，如确认为实际发生突发公共卫生事件，应根据不同的级别，及时组织采取相应的措施，并在2小时内向本级人民政府报告，同时向上一级人民政府卫生行政部门报告。如尚未达到突发公共卫生事件标准的，由专业防治机构密切跟踪事态发展，随时报告事态变化情况。

表14-1　突发公共卫生事件相关信息报告卡

□初步报告　□进程报告（　次）　□结案报告

填报单位（盖章）：＿＿＿＿＿＿＿＿　填报日期：＿＿＿年＿＿＿月＿＿＿日

报告人：＿＿＿＿＿＿＿＿　联系电话：＿＿＿＿＿＿＿＿

事件名称：＿＿＿＿＿＿＿＿

信息类别：1. 传染病；2. 食物中毒；3. 职业中毒；4. 其他中毒事件；5. 环境卫生；6. 免疫接种；7. 群体性不明原因疾病；8. 医疗机构内感染；9. 放射性卫生；10. 其他公共卫生

突发事件等级：1. 特别重大；2. 重大；3. 较大；4. 一般；5. 未分级；6. 非突发事件

初步诊断：＿＿＿＿　初步诊断时间：＿＿＿年＿＿＿月＿＿＿日

订正诊数：＿＿＿＿　订正诊断时间：＿＿＿年＿＿＿月＿＿＿日

确认分级时间：＿＿＿年＿＿＿月＿＿＿日　订正分级时间：＿＿＿年＿＿＿月＿＿＿日

报告地区：＿＿＿＿省＿＿＿＿市＿＿＿＿县（区）

发生地区：＿＿＿＿省＿＿＿＿市＿＿＿＿县（区）＿＿＿＿乡（镇）

详细地点：＿＿＿＿＿＿＿＿

事件发生场所：1. 学校；2. 医疗卫生机构；3. 家庭；4. 宾馆饭店写字楼；5. 餐饮服务单位；6. 交通运输工具；7. 菜场、商场或超市；8. 车站、码头或机场；9. 党政机关办公场所；10. 企事业单位办公场所；11. 大型厂矿企业生产场所；12. 中小型厂矿企业生产场所；13. 城市住宅小区；14. 城市其他公共场所；15. 农村村庄；16. 农村农田野外；17. 其他重要公共场所；18. 如是医疗卫生机构，则类别：①公办医疗机构，②疾病预防控制机构，③门诊，④化验室，⑤药房，⑥办公室，⑦治疗室，⑧特殊检查室，⑨其他场所；19. 如是学校，则类别：①托幼机构，②小学，③中学，④大、中专院校，⑤综合类学校，⑥其他。

事件信息来源：1. 属地医疗机构；2. 外地医疗机构；3. 报纸；4. 电视；5. 特服电话 95120；6. 互联网；7. 市民电话报告；8. 上门直接报告；9. 本系统自动预警产生；10. 广播；11. 填报单位人员目睹；12. 其他

事件信息来源详细地址：_____

事件波及的地域范围：_____

新报告病例数：_____新报告死亡数：_____排除病例数：_____

累计报告病例数：_____累计报告死亡数：_____

事件发生时间：_____年_____月_____日_____时_____分

接到报告时间：_____年_____月_____日_____时_____分

首例病人发病时间：_____年_____月_____日_____时_____分

末例病人发病时间：_____年_____月_____日_____时_____分

主要症状：1. 呼吸道症状；2. 胃肠道症状；3. 神经系统症状；4. 皮肤黏膜症状；5. 精神症状；6. 其他（对症状的详细描述可在附表中详填）

主要体征（对体征的详细描述可在附表中详填）：

主要措施与效果（见附表中的选项）：

附表：传染病、食物中毒、职业中毒、农药中毒、其他化学中毒、环境卫生事件、群体性不明原因疾病、免疫接种事件、医疗机构内感染、放射卫生事件、其他公共卫生事件相关信息表

注：请在相应选项处划"O"

思考题

1. 突发公共卫生事件的概念？
2. 突发公共卫生事件有哪些特点？
3. 发生突发公共卫生事件时，应对措施包括哪些方面？

第三篇　流行病学研究方法

第十五章　流行病学概述与描述性研究

第一节　流行病学概述

流行病学是人类在与疾病斗争过程中逐渐发展起来的古老而又年轻的学科，它的思想萌发于 2000 多年前，但学科的基本形成不过百余年。早期的流行病学重点是研究人类疾病的分布和发生的频率，以后扩展到研究疾病的影响因素。世界卫生组织报告中指出，20 世纪全球公共卫生的十大成就（即牛痘接种、疫苗、健康的饮食、传染病控制、降低心脑血管病死亡率、控烟、饮水加氟、加强工作场所安全、母婴保健、计划生育等）的取得都直接或间接地与流行病学研究有关。

一、流行病学的概念与用途

（一）概念

流行病学是研究人群中疾病与健康状况的分布及其影响因素，并研究防制疾病及促进健康的策略和措施的科学。

流行病学经历了三个阶段，第一阶段是"揭示现象"，即揭示疾病流行或分布的现象；第二阶段为"寻找原因"，即从分析现象入手找出流行与分布的规律和原因；第三阶段为"探求对策和措施"，即合理利用前两阶段的结果，找出预防或控制的策略与措施。

现代流行病学研究的内容是从传染病研究发展起来的，目前已扩大到所有的疾病和健康状态，包括了疾病、伤害和健康三个层次。

（二）应用

伴随着现代医学的发展，流行病学方法和原理的扩展，流行病学的用途也越来越广泛。已深入到医学的各个方面。

1. 描述疾病与健康状态的分布特点。
2. 探讨病因与影响流行的因素及确定预防方法。
3. 疾病预防控制和健康促进。
4. 疾病的监测。
5. 了解疾病的自然史。
6. 疾病防治的效果评价。

二、流行病学研究方法和观点

(一) 研究方法

流行病学既是一门应用学科，也是逻辑性很强的科学研究方法。它以医学为主的多学科知识为依据，利用观察和询问等手段来调查社会人群中的疾病和健康状况，描述频率和分布，通过归纳、综合分析提出假说，进而采用分析性研究对假说进行检验，最终通过实验研究来证实。在对疾病的发生规律了解清楚之后，还可以上升到理论高度，用数学模型预测疾病的发生。

流行病学研究方法的基本类型，见表 15 - 1。

表 15 - 1 流行病学研究方法的基本类型

研究方法	研究类型		常用方法
描述性研究	描述流行病学		横断面研究（现况研究） 生态学研究（聚集或相关研究） 随访研究（纵向研究） 筛检 历史资料回顾（常规资料的分析）
	分析流行病学	队列研究	前瞻性队列研究 回顾性队列研究 双向性队列研究
		病例对照研究	探索性病例对照研究 验证病例对照研究
观察性研究	实验性流行病学	临床试验	随机对照试验 非随机同期对照试验 回顾性对照试验 前后对照试验 交叉对照试验 序贯试验
		现场试验	个体分组试验 社区分组试验
		类实验	不设对照组 设立对照组
理论性研究	理论性流行病学		流行病学模型研究 流行病学方法研究

（二）流行病学的观点

流行病学作为一门预防医学的基础学科和方法学，在其学术体系中贯穿了如下一些思维理念以区别于其他学科而显示出自身特征：

1. **群体的观点**　群体疾病与健康分布描述→群体诊断→群防群治→群体效果评价，及不断深入研究与方法的完善，都始终以群体作为出发点和重点，目标指向群体健康。同时，研究对象包括明确群体和个体。

2. **比较的观点**　在同质基础上进行比较，比较是辨别差异的途径和方法，辨别差异是为了寻求病因或其线索。

3. **概率论的观点**　概率论可以帮助和引导人们克服主观意识干扰、个人经验偏颇及偶然性掩饰，从而客观认识疾病与健康现象、正确把握病因、有效评价效果，以及拓宽视野、逼近真理和遵循规律。

4. **社会心理的观点**　疾病与健康不仅同人的遗传和体内环境因素有关，还受到自然环境和社会心理因素影响；且健康决定因素中的社会心理因素将发挥愈来愈突出和重要的作用。

5. **预防为主的观点**　作为预防医学的一门分支学科，流行病学坚持预防为主和健康促进。

6. **发展的观点**　纵观流行病学的历史，针对不同时期的主要卫生问题，流行病学的定义、任务是不断发展的，研究方法也在不断完善，这些都标志着流行病学发展的特征。

三、疾病分布

疾病分布（distribution of disease）是以疾病的频率为指标，描述疾病事件在不同时间、不同地区（空间）、不同人群（人间）中发生疾病强度的人群现象，在流行病学中简称"三间分布"。研究疾病分布具有重要意义：①它是研究疾病的流行规律和探索病因的基础；②帮助人们认识疾病流行的基本特征，为临床诊断和治疗等提供重要信息；③对疾病分布规律及其决定因素的分析，可为合理地制订疾病的预防和控制策略及措施提供科学依据，同时也为评价干预措施实施的效果提供依据。

（一）疾病频率常用的测量指标

1. **发病率（incidence）**　表示在一定人群中、一定期间内某种病新发病例出现的频率。

$$发病率 = \frac{一定期间内某人群中某病新病例数}{同时期暴露人口数} \times K \qquad (15-1)$$

$K = 100\%$、$1000\‰$或 $10000/万……$

观察时间单位可根据所研究的疾病病种及研究问题的特点决定，通常以年表示。

分子与分母的确定：分子是一定期间内的新发病人数。若在观察期间内一个人多次发病，则应分别计为新发病例数，如流感、腹泻等。对发病时间难以确定的疾病可将初次诊断的时间作为发病时间，如恶性肿瘤、精神病等。分母中的暴露人口是指观察地区内可能发生该病的人群，当描述某些地区的某病发病率时，分母多用该地区该时间内的平均人口数，或为当年年中（7月1日零时整）的人口数。

2. 患病率（prevalence） 也称现患率或流行率，是指某特定时间内一定人群中某病新旧病例所占比例。患病率可按观察时间的不同分为时点患病率（point preva-lence）和期间患病率（period prevalence）两种。时点患病率一般不超过一个月。而期间患病率通常超过一个月。

$$时点患病率 = \frac{某一时点一定人口中现患某病新旧病例数}{该时点人口数（被观察人数）} \times K \qquad (15-2)$$

$$期间患病率 = \frac{某观察期间一定人口中现患某病的新旧病例数}{同期的平均人口数（被观察人数）} \times K \qquad (15-3)$$

$K = 100\%、1000‰或10000/万……$

患病率是横断面研究常用的指标，通常用来反映病程较长的慢性病的流行情况及其对人群健康的影响程度，如冠心病、肺结核等。患病率可为医疗设施规划、估计医院床位周转、卫生设施及人力的需要量、医疗费用的投入等提供科学的依据。

3. 感染率（prevalence of infection） 是指在某个时间内能检查的整个人群样本中，某病现有感染者人数所占的比例。

$$感染率 = 受检查中阳性人数/受检人数 \times K \qquad (15-4)$$

感染率是评价人群健康状况常用的指标。感染率常用于研究某些传染病或寄生虫病的感染情况、流行势态和分析防治工作的效果，特别是对那些隐性感染、病原携带及轻型和不典型病例的调查较为有用，如乙型肝炎、脊髓灰质炎、结核、寄生虫病等。

4. 死亡率（mortality rate，death rate） 表示在一定期间内，一定人群中，死于某病（或死于所有原因）的频率。

$$死亡率 = \frac{某期间内（因某病）死亡总数}{同期平均人口数} \times K \qquad (15-5)$$

$K = 100\%、1000‰或10000/万……$

死亡率是用于衡量某一时期，一个地区人群死亡危险性大小的一个常用指标。它可反映一个地区不同时期人群的健康状况和卫生保健工作的水平；也可为该地区卫生保健工作的需求和规划提供科学依据。

5. 病死率（fatality rate） 是表示一定时期内，患某病的全部病人中因该病死亡者的比例。

$$病死率 = \frac{某时期内因某病死亡人数}{同期患某病的人数} \times 100 \qquad (15-6)$$

病死率表示确诊疾病的死亡概率，因此可反映疾病的严重程度。该指标也可反映诊治能力等医疗水平。病死率通常多用于急性传染病，较少用于慢性病。

（二）疾病流行强度

疾病流行强度是指某种疾病在某地区一定时期内某人群中，发病数量的变化及其各病例间的联系程度。常用散发、暴发及流行等表示。

1. 散发（sporadic）　是指发病率呈历年的一般水平，各病例间在发病时间和地点方面无明显联系，散在发生。散发适用于范围较大的地区。疾病分布出现散发的原因是：①该病在当地常年流行或因预防接种使人群维持一定的免疫水平；②有些以隐性感染为主的疾病，可出现散发，如脊髓灰质炎、乙型脑炎等；③有些传播机制不容易实现的传染病也可出现散发，如炭疽；④某些长潜伏期传染病也易出现散发，如麻风。

2. 暴发（outbreak）　是指在一个局部地区或集体单位中，短时间内突然有很多相同的病人出现。大多数病人具相同的传染源或传播途径，且在该病的最长潜伏期内发病，如托幼机构的麻疹、流行性脑脊髓膜炎等暴发。非传染性疾病也可呈暴发状态，如食物中毒等。

3. 流行（epidemic）　是指某病在某地区显著超过该病历年发病率水平。流行的判定应根据不同病种、不同时期、不同历史情况进行。当发病迅猛，范围可跨越省界、国界、甚或波及全球，其发病率水平超过该地一定历史条件下的流行水平时，称大流行（pandemic），如流感、霍乱的世界大流行。

（三）疾病的三间分布

1. 人群分布　人群可根据不同的自然或社会属性，如年龄、性别、民族、职业、宗教、婚姻与家庭、流动人口等进行分组或分类，不同疾病在某一属性（如年龄）上有其分布特点。

（1）年龄：年龄与疾病之间的关联比其他因素的作用都强。大部分疾病的发生频率都随年龄增长而变化。有些疾病几乎特异地发生在一个特殊的年龄组。

一般来说，慢性病的发病水平有随年龄增长而逐渐增加的趋势，如糖尿病。有些传染病发病高峰后移、病情重或不典型，亦可发病年龄前移，如麻疹。导致疾病年龄分布差异的原因取决于接触暴露病原因子的机会、免疫水平、预防接种及其有效性等。

（2）性别：很多疾病的发病率、死亡率存在着明显的性别差异。疾病分布出现性别差异的主要原因包括：①男女两性接触致病因素的机会不同；②男女两性的解剖、生理特点及内分泌代谢等的不同；③男女两性行为生活方式不同。

（3）职业：不同职业暴露均可导致疾病分布不同。在石棉工人中间皮瘤、肺癌及胃肠癌的发生多见；矿工、翻砂工易患尘肺；生产联苯胺染料的工人易患膀胱癌；林业工人、狩猎者易患森林脑炎；饲养员、屠宰工人、畜牧业者易患布鲁氏分枝杆菌病；矿工、建筑工人及农民均有较高的发生意外伤害和死于外伤的比率；脑力劳动者易患冠心病。

（4）民族和种族：不同民族和种族之间在疾病的发生和死亡及其严重性等方面可有明显差异。这种分布差异的主要原因是：①不同民族、种族的遗传因素不同；②不同民族的风俗习惯、生活习惯和饮食习惯不同；③不同民族间的社会经济状况、医疗保健水平等不同。④不同民族所处自然环境和社会环境不同。

（5）宗教：不同宗教有其各自独立的教义、教规。因宗教信仰不同，其生活方式也有明显差异，这些对疾病的发生和分布规律产生一定的影响。如犹太教有男性自幼"割礼"的教规，其结果犹太人男性阴茎癌发病甚少，女性宫颈癌发病率亦低。

（6）婚姻与家庭：不同婚姻状况人群的健康常有很大的差别，离婚者全死因死亡率最高，丧偶及独身者次之，已婚者最低。婚姻状况尤其对女性健康影响明显，婚后的性生活、妊娠、分娩、哺乳等对女性健康均有影响。在有两性生活史的妇女中宫颈癌多见。在无哺乳史妇女中乳腺癌多见。

（7）流动人口：流动人口对疾病的暴发流行起到加剧的作用，这为疾病的防治工作提出一个亟待解决的新问题。流动人口可能对新环境不适应；流动人口是疫区与非疫区间传染病的传播纽带，疟疾、霍乱、鼠疫等的暴发和大流行不少是因流动人口的带入性和输入性病例引起的；供销、采购、边境贸易、国际交流等流动人口成为性传播疾病的高危人群。

2. 时间分布　是对某一地区人群中发生的一种疾病按时间的变化进行描述，以验证致病因素与该病的关系。疾病时间分布的表现方式包括：

（1）短期波动（rapid fluctuation）：短期波动也称时点流行或暴发，是指特定人群中由于在短时间内接触或暴露于同一致病因素而出现大量症状相似的病例。多数病例发生于该病的最长潜伏期与最短潜伏期之间。从而可推测出暴发的原因及暴露的时间。传染病常表现有暴发或短期波动，如食用污染食物引起的甲型肝炎暴发，可在短期内出现大量病人。非传染性疾病也表现有短期波动或暴发现象，如 1972 年 7 ~ 10 月间上海市桑毛虫皮炎的暴发，有的单位罹患率可达 51.1%。狭义上讲，暴发适用于小范围人群，短期波动适用于大范围人群。

（2）季节性（seasonal variation）：是指疾病每年在一定季节内呈现发病率升高的现象。传染病可表现为严格的季节性，这种严格的季节性多见于虫媒传播的传染病。也可表现为季节性升高，一年四季均发病，但在一定月份发病升高，如肠道传染病夏秋季高发、呼吸道传染病冬春季高发。非传染性疾病也有季节性升高的现象。如克山病有明显的季节多发现象，这是克山病的显著的流行病学特点之一。在东北、西北地区，各型克山病病人多集中出现在冬季，11 月至次年 2 月为高峰，其中多发月份为当年 12 至次年 1 月，占全年总发病人数的 80% ~ 90%，而西南地区却以 6 ~ 8 月为高峰。

（3）周期性（cyclic change，periodicity）：是指疾病发生频率经过一个相当规律的时间间隔，呈现规律性变动的状况。通常每隔 1 ~ 2 年或几年发生一次流行。有些传染病由于有效预防措施的实施，这种周期性的规律也发生了改变。例如，我国麻疹疫苗普及应用前，城市中每隔一年麻疹流行一次；1965 年对易感者进行普种疫苗后，其发病率降低，周期性流行规律也不复存在。疾病出现周期性的条件是：①人口密集的大中城市，传染源及易感人群多，特别是新生儿的积累提供了相应数量的易感者。②传播机制相对容易实现的疾病，只要有足够数量的易感者，疾病便可迅速传播。③疾病可形成病后免疫，所以流行后发病率可迅速下降。

（4）长期趋势（secular trend，secular change）：也称长期变异，是对疾病连续数年乃至数十年的观察，疾病的病原体、临床表现、发病率、死亡率等的变化显著不同于以前的现象。如有些疾病可表现出几年或几十年的持续的发病上升或下降的趋势。我国20世纪20年代，猩红热以重型病例居多，病死率可高达15%～20%，但近年来其发病率与死亡率均有明显降低，几乎未见有病死者。从1990开始，美国癌症的发病率和死亡率均呈下降趋势，在前10位癌症中，有8种下降或持平。其中男性肺癌从1930～1990年的60年间，呈明显升高趋势，1960年后升高更为明显。但1990年后开始下降，其原因与自20世纪70年代的烟草消耗量明显下降有关。

3. 地区分布 各种疾病均具有其自身的地区分布特点。疾病的地区分布与致病危险因素的分布和致病条件有关。可表现为疾病在不同国家间的分布、同一国家内的不同地区分布、城乡分布、地方性等特征。

（1）不同国家间：有些疾病只发生于世界某些地区，如黄热病只在非洲及南美洲流行。有些疾病虽在全世界均可发生，但其在不同地区的分布不一。如日本的胃癌及脑血管病的调整死亡率或年龄死亡专率居首位，而其乳腺癌、大肠癌及冠心病则最低。研究认为日本低脂肪的进食量与低血清胆固醇量和低冠心病率有关，而其高盐摄入量可能是高血压及中风的主要病因。恶性肿瘤的总体发病率以澳大利亚和新西兰最高，南亚地区最低；肝癌多见于亚洲、非洲；乳腺癌、肠癌多见于欧洲、北美洲。

（2）同一国家不同地区间：无论传染病还是非传染性疾病，即使在同一国家，不同地区的分布也有明显差别。如我国血吸虫病仅限于南方的一些省份。鼻咽癌最多见于广东，故有"广东瘤"之称。食管癌以河南林县为高发；肝癌以江苏启东为高发；原发性高血压北方高于南方。

（3）城乡间：城市与农村由于人口密度、生活条件、交通条件、卫生状况、动植物的分布等情况不同，所以疾病的分布也出现差异。城市有其特殊的环境条件，即人口多、密度大、居住面积狭窄、交通拥挤、出生率保持在一定水平、人口流动性较大，这使得城市始终保持一定数量的某些传染病的易感人群，因此可使某些传染病常年发生，并可形成暴发或流行，也常常出现周期性。城市工业较集中，车辆多，空气、水、环境受到严重污染，慢性病患病率明显升高，如慢性阻塞性肺疾患。城市肺癌发病率高于农村。与空气污染或噪音有联系的职业性因素所致的病害，也多见于城市，而且疾病频率消长与环境有密切关系。农村由于人口密度低，交通不便，与外界交往不频繁，呼吸道传染病不易流行，可是一旦有传染病传入，便可迅速蔓延，引起暴发，而且发病年龄也有后延的现象。农村还由于卫生条件较差，接近自然环境，所以肠道传染病较易流行。农村的虫媒传染病及自然疫源性疾病，如疟疾、肾综合征出血热、钩端螺旋体病等均高于城市。一些地方病如地方性甲状腺肿、氟骨症等也高于城市。

（4）地方性疾病（endemic diseases）：是指局限于某些特定地区内相对稳定并经常发生的疾病。地方性疾病不需要从外地输入。在我国，地方病常指与当地水土因素、生物学因素有密切关系的疾病。其病因存在于该地区的水、土壤、粮食中，通过食物和饮水作用于人体而致病，如地方性氟中毒等。

第二节　描述性研究

描述性研究（descriptive study）又称为描述流行病学（descriptive epidemiology），是利用已有的记录资料或专门调查的资料，描述疾病和健康状况在不同地区、时间及人群中的分布特征。描述性研究在揭示因果关系的探索过程中是最基础的步骤。描述性研究中除了现况研究，尚包括纵向研究、生态学研究、个案调查和暴发调查等。

一、现况研究

（一）概念

现况研究（prevalence study）是在一个时点或短时间内对某一人群中的疾病或健康状况进行调查，研究其分布特征，以及人群与疾病或健康之间关系的一种最常用的描述性研究方法。因其所用指标主要是患病率，因此又称为患病率调查或现患调查，从时间上看它是在特定时间点进行的调查，故又称横断面调查（cross sectional study）。

由于现况研究是在某一时点或短时间内进行，适用于病程比较长并且发病率较高的慢性疾病。进行现况研究时，疾病或健康与某因素或特征是同时存在的，即因与果是并存的，因而在病因分析时，只能对病因提出初步线索，不能得出疾病因果关系的结论。

（二）目的和用途

1. 查明疾病分布特点，分析可能致病因素及其关联，发现高危人群，为疾病防治提供依据。

2. 为病因研究提供线索，逐步建立病因假设。如高血压与冠心病、糖尿病与动脉粥样硬化的关联分析与病因线索探讨等。

3. 评价预防疾病、促进健康的策略和措施的效果。

4. 利用普查、筛检等手段，可以早期发现病人，利于早期治疗。

5. 为开展疾病监测及其他流行病学研究提供基线数据，获取衡量一个国家或地区卫生水平的主要指标。

6. 确定人群中各项生理指标和正常值范围。

（三）优点与局限

现况研究主要适用于慢性病的研究。评价那些不会发生改变的暴露因素与疾病的联系，横断面研究并不亚于分析性研究。有时也可利用血清学检验、生化实验等进行感染率、带菌状况或免疫水平等的调查，以及生理、解剖、生化等指标的调查。

现况研究亦存在局限性：①难以判断暴露和疾病孰前孰后、孰因孰果。②横断面研究的病人是"现存"病人，而不是新发病例，且病程短或很快致死的病例与病程长的病例的特征明显不同，影响样本的代表性和结论的可靠性。③许多慢性病都有相对恶化期和缓解期，现况研究可能把缓解期的病例错划为无病。此外，必须注意经过治疗或正在治疗的病例。这些病例在调查时可能没有疾病的表现，但是如果不治疗，则大部分可能归为病人。应当根据研究的目的对这部分人进行分类。一般在研究过程中，对这部分人应有所标明，以便分析中能适当地对待他们。

（四）研究方法种类

1. 普查（census）　是指在特定时间或时期对特定范围人群中的每一个成员所进行的全面调查或检查。特定时间一般较短，1~2 日或 1~2 周，大规模普查最长不应超过 2~3 个月；特定范围内人群是指某个地区或全部具有某种特征的人群。

普查的目的除了早期发现和治疗病人之外（如各地开展宫颈癌的普查），还可了解疾病和健康状况的分布、人群健康水平及人体生理生化指标的正常值标准。适用于患病率较高，有比较简易而准确的检测手段及可靠有效的治疗方法的疾病。不适用于发病率很低或无简易诊断手段的疾病。因属横断面调查，故一般只能获得阳性率或现患率而得不到发病率资料。同时，还应注意普查的成本和收益问题。如过去用拍胸部 X 光片来普查肺结核，成本高、收益少，现已不再使用，多采用结核菌素试验法。

2. 抽样调查（sampling survey）　是指从所确定的研究人群（总体）中按一定比例随机抽取部分具有代表性的观察单位（即样本）进行调查。如果现况调查的目的是为了查明现患情况或当前某病的流行强度，则可用抽样法进行调查。如要研究某个地区某病现患率，该目标地区的总体人群即目标人群（target population）或叫抽样框架（sampling frame），按统计学原则从其中抽取部分人作为调查对象，即样本人群或研究人群（study population）。然后，可根据样本人群的结果推断目标人群的现患率。

抽样调查比普查费用少、速度快、覆盖面大、正确性高。但抽样调查不适用于患病率低的疾病、个体间变异过大的资料，且设计、实施和资料的分析均较复杂。

抽样必须随机化，样本必须足够大，这两点是抽样调查的基本原则。

（1）抽样方法：分为随机抽样和非随机抽样两种，前者较常用。随机抽样方法包括：①单纯随机抽样（simple random sampling），这种方法的基本原则是使总体中每个个体被抽中选入样本的机会均等。抽样前需要先将全部的观察单位统一编号，根据样本大小再利用随机技术（随机数字表、电子计算机抽样、摸球或抽签等方法）进行抽取样本。在个体差异较大的医学研究中，利用随机抽样需要足够样本含量才能较好地代表研究人群。单纯随机抽样的优点是简便易行。其缺点是在抽样范围较大时，工作量太大难以采用；以及抽样比例较小而样本含量较小时，所得样本代表性差。②系统抽样（systematic sampling），又称机械间隔抽样，是先将全部的观察单位按与研究无关的某一特征统一编号，再按一定的顺序，每隔一定数量的单位抽取一个单位。本法简便易行，样本在整个人群中的分布均匀，代表性较好。③分层抽样（stratified sampling），是从分布不均匀的研究人群中抽取有代表性样本的方法。先按照某些人口学特征或某些标志（如年龄、性别、住址、职业、教育程度、民族等）将研究人群分为若干组（统计学上称为层），然后从每层抽取一个随机样本。分层抽样又分为两类：一类叫按比例分配分层随机抽样，即各层内抽样比例相同；另一类叫最优分配分层随机抽样，即各层抽样比例不同，内部变异小的层抽样比例小，内部变异大的层抽样比例大，此时获得的样本均数或样本率的方差最小。分层抽样要求层内变异越小越好，层间变异越大越好，因而可以提高每层的精确度，而且便于层间进行比较。④整群抽样（cluster sampling），先将调查对象分成不同的群体（如居民区、班级、连队、乡、村、县、工厂、学校等），然后用随机方法抽取一个或若干个群，并对被抽取的群体内所有个体进行调查。群内个体数可以相等，也可以不等。这种方法的优点是，在实际工作中易为群众所接受，抽样和调查均比较方便，还可节约人力、物力和时间，因而适于大规模调查。

（2）样本含量的估计：样本所包含的研究对象的数量称为样本含量。样本含量适当是抽样调查的基本原则。样本含量过大，耗费时间、人力、物力和财力、质量难以保证；样本量过小，抽样误差大，代表性差。影响样本含量大小的因素有：①预期患病率或阳性率：若预期患病率或阳性率高，则样本含量可小些；反之，样本含量应大些。②观察单位之间的变异程度：变异程度大，需要样本含量大；反之，需要样本含量小。③对调查结果精确度的要求（即允许误差 d）：精确度要求高，样本含量要大；反之，样本含量可小。④把握度（$1-\beta$）：若把握度要求高，则样本含量要大。

数值变量资料样本含量的估计方法：以样本均数估计总体均数时样本含量公式：

$$n = (u_\alpha \sigma/\delta)^2 \tag{15-7}$$

式中 n 为样本含量，u_α 为正态分布中自左至右的累积概率为 $\sigma/2$ 时的 u 值（如 $u_{0.05}=1.960$，$u_{0.01}=2.576$），σ 是标准差，δ 是允许误差。也可用如下公式：

$$n = (t_\alpha s/\delta)^2 \tag{15-8}$$

式中 s 为样本标准差代替总体标准差 σ，以 t 分布中的 t_α 代替正态分布中的 u_α。当样本含量 $n<30$ 时，用后一个公式更合适。

例：欲调查某病病人血红蛋白含量，据以往的经验，$\sigma=3.0g/100ml$，要求误差不超过 $0.5g/100ml$，并定 $\alpha=0.05$，则该调查样本大小为：

$$n = (u_\alpha s/\delta)^2 = (1.960 \times 3.0/0.5)^2 \approx 138(人)$$

分类变量资料样本含量的估计方法：即以样本率估计总体率时的样本含量公式：

$$n = k \times Q/P \tag{15-9}$$

n 为调查例数，P 为预期阳性率，$Q=1-P$。当允许误差为 10% 时，$k=400$；允许误差为 15% 时，$k=178$；允许误差为 20% 时，$k=100$。

但需注意，当流行率或阳性率明显小于 1% 时，此式不适用。可参照泊松分布可信限表估计样本含量。

（五）研究设计与实施要点

1. 明确调查目的　现况研究的目的有考核预防、治疗措施的效果，探索病因或危险因素，描述疾病的分布为社区诊断提供基线资料，为卫生保健工作决策提供参考，确定高危人群等。

2. 掌握有关的背景资料　只有充分地掌握背景资料，了解该问题现有的知识水平，国内外研究进展情况，才能阐明该研究的科学性、创新性和可行性，才能估价其社会效益和经济效益。掌握背景资料有三种途径：①自己经验的总结；②向有关专家请教；③查阅文献资料。这项工作不仅是制订计划时的工作，而且应当贯穿于研究的全过程，是一个十分重要的环节。

3. 确定研究人群　根据研究目的确定研究人群。可在一个确定的地理区域内的人口、家庭或其他单位抽取样本。当暴露容易识别时，可根据暴露状态选择研究人群。例如，想了解某市某病患病率，可从该市的不同市区抽样。如果对某职业暴露有兴趣，可选择有暴露的工厂的工人与无暴露的工厂的工人，比较其患病率。在横断面研究中，抽样过程的研究设计，以样本能代表目标人群为原则。

4. 暴露的测量　暴露即我们所研究的对结果有影响的因素或研究对象所具有的特征。暴露不仅包括与研究对象有关的外界因素，同时也包括机体内部的因素（遗传因素、内分泌因素）和精神因素等。暴露又称变量。暴露必须有明确的定义和测量尺度。应尽量采用定量或半定量尺度和客观的指标。用调查表、记录、实验室检查、体检和其他手段来测量暴露。

5. 疾病发生的测量　在人群中进行现况调查时，应尽量采用简单、易行的技术和灵敏度高的方法。同时需注意检验结果中的假阳性，特别在患病率较低的疾病的现况研究中尤为重要。

6. 拟定调查表　调查表又称问卷（questionnare），是流行病学调查的主要工具。调查表没有固定的格式，内容的繁简、提问和回答的方式应服从于调查的目的，并便于整理和分析资料的要求。调查表的主要内容分为两类：一是一般性项目或叫识别项目，包括姓名、性别、年龄、出生年月、出生地、文化程度、民族、职业、工作单位、现住址等；另一部分为研究项目或叫研究变量，这是调查研究的实质部分。

7. 对调查员的要求　对调查员的最基本要求是实事求是的科学工作态度和高度的责任心。调查员要有一定的文化水平，但是并非医学水平越高的人越适于做调查工作。相反，有医学知识的人易于掺入自己的假设和看法，调查时易于诱导性地提问题而产生信息上的偏倚。对调查员应经过严格的培训和考核。

二、暴发与流行调查

（一）概念

暴发调查（outbreak survey）是指对集体单位或局部地区在较短时间内集中发生许多同类患者时开展的流行病学调查。疾病暴发有集中同时的暴发和连续蔓延的暴发之分。呼吸道传染病和食物中毒多为集中同时的暴发；痢疾、伤寒、甲型病毒性肝炎等多为连续蔓延暴发。某些非传染性疾病亦可引起暴发，如农药中毒、急性皮炎等。

（二）类型

1. 同源暴发　指某易感人群同时暴露于某共同的致病因素之下而引起的暴发。①同源一次暴露引起的暴发：其流行曲线为单峰型，因易感者同时受感染，病例数骤然升高，迅速达到高峰，随后缓慢下降。持续时间常与该病的潜伏期波动范围相一致，即在疾病的一个最短、最长潜伏期内。②同源多次暴露引起的暴发：指暴发引起的病例不是同时受染，而是分次受染的结果。每出现一批病例，在流行曲线上就有一个高峰。根据暴露次数的多少，其流行曲线可能表现为双峰型或多峰型（锯齿状）。特点是整个暴发持续时间超过一个潜伏期的全距。如一个水井被附近厕所不断污染引起持续同源性暴发流行。

2. 连续传播性流行　致病性病原体从一个受感者转到另一个易感者。转移可通过直接接触或经中介的人、动物、节肢动物或媒介物而实现；还可以通过行为传播，发病曲线通常具有两个以上高峰或持续高峰。如 SARS 暴发，疟疾暴发，钩端螺旋体病暴发等。

3. 混合型暴发　以上两型的结合。通常是先发生一次同源暴发，而后通过人与人的传播继续流行。例如经食物传播的伤寒、甲型肝炎等。流行曲线上出现拖尾现象，这是因为一次同源暴露引起的暴发，流行曲线出现一个高峰，而后曲线下降，通过人与人之间的传播，又有一些新病例出现。

（三）设计与实施

1. 确定问题，核实诊断　确定流行或爆发是否存在是首要问题。为此目的，早期发现致病源是最重要的一步。不仅是为了识别爆发或流行，而且还可能明确传播机制和控制手段。

2. 组织调查队伍　包括流行病学家、临床医师、实验室工作者和其他卫生人员。与当地行政部门联系以取得支持。

3. 评价现有资料，全面考察疫情　应尽快明确暴发疾病的流行病学特征，包括不同人群、时间和地点的发病资料、临床特点及环境的评价。具体步骤如下：①确定暴发的范围。②如果可能，通过适当的实验室检查确定病因学诊断。③识别所有的处于危险的人。④识别主要的临床和流行病学特征，包括发病的年龄、性别、种族情况，发生的日期，以及有关的血液学指标。⑤获得水、食物、空气等可能与病原传播来源有关的环境中样本的基础资料。⑥获取有暴露危险的人的名单，食堂、家庭或旅馆的位置等资料。

4. 可能的传播方式　当暴露于一个共同来源（如空气、水、食物、受感染的人、动物等）的某些人比其他人罹患率高得多时，或能找到有关的致病源，则传播方式可能查明。

5. 注意特殊情况　暴发的调查主要是寻找与该病最高发病率有关的暴露。调查者应特别注意，在同一环境中哪些人发病，哪些人却不发病，通过比较分析可提供关于暴发来源及传播方式的线索。

6. 形成假设并检验假设　流行病学工作者将可利用的资料集合起来后，对暴发的来源和传播方式提出假设，然后对假设进行检验：包括进一步分析，实验室检查，或者针对可疑来源或可疑传播方式的某种控制措施的效果评价。

7. 分析资料　根据调查过程中所得资料和初步处理的效果分析疾病潜伏期、暴发因素、防治措施的效果评价等，以验证假设的正确与否。资料分析内容有：①确定暴发流行类型。②暴露日期推算。一般可以由潜伏期推算暴露时间，如果病原已知，同源性暴发的暴露时间推算方法有两种：一是从位于中位数的病例的发病日期（或流行曲线的高峰处）向前推一个平均潜伏期，即为同源暴露的近似日期；另一种方法是从第一例发病日期向前推一个最短潜伏期，再从最后一个病例发病日期向前推一个最长潜伏期，这两个时点之间，可能是同源暴露的时间。③暴发因素的判断。疾病暴发是在短期内的分布变化，它不仅受自然因素的影响，也受社会因素的制约，因此对暴发因素的分析，必须采用对比法。如食用过某食物的人发病率高，没有食用过该食物的人几乎不发病，那么这种食物可能就是引起中毒的食物。同时，如果暴露于某因子的量与发病频率呈剂量反应关系，则为判断该因子与某病暴发的因果关系提供了又一个证据。暴发因素的判断一般采取分析性流行病学研究方法或结合实验性方法进行。④措施效果评价。在疾病暴发的调查过程中，调查、分析、控制等措施同时进行，以免延误时机。然后通过措施的实行及对防制措施的效果的考核，反过来验证调查分析的结果是否正确，并从中总结经验教训，对措施进行补充或修订，以及时控制疫情，防止疾病蔓延。

8. 总结报告　暴发调查结果应及时总结，写出书面调查报告，包括暴发的基本情况、暴发地区环境卫生及有关状况、调查过程情况、暴发原因分析、采取的措施与效果、经验教训与结论等。尽量用数字、表格、统计图来说明。

思考题

1. 流行病学的概念、研究方法及用途？
2. 何谓疾病的流行强度？描述疾病流行强度的常用指标有哪些？
3. 疾病时间分布的形式有哪些？
4. 简述现况研究的用途。
5. 抽样调查的方法有哪些？如何估计样本含量？

第十六章　分析性研究

分析性研究（analytical study）又称分析性流行病学（analytical epidemiology），属于观察性研究范畴，包括病例对照研究和队列研究。通常，病例对照研究用于探索病因，队列研究用于初步验证病因。

第一节　病例对照研究

病例对照研究（case - control study）是一种回顾性研究，是在疾病发生之后去追溯假定的病因因素的方法，即由结果探索病因的研究方法。近年来，病例对照研究在克服经典方法的缺陷基础上，又衍生出多种新的设计，使该方法更加完美，得到越来越广泛的应用。

一、基本原理与特点

（一）基本原理

以确诊患某种特定疾病的病人作为病例组，以不患该病但具有可比性的个体作为对照组，通过追溯既往暴露史，测量并比较两组对假设危险因素的暴露比差异，检验其危险因素与疾病之间是否存在统计学关联。在评估了各种偏倚对研究结果的影响之后，借助病因推断技术，推断出暴露于某个或某些危险因素属假设的可能病因还是属保护因素。病例对照研究的一般结构模式如图 16 - 1。

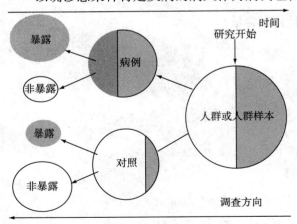

浅灰色表示病例，白色表示对照，深灰色表示暴露

图 16 - 1　病例对照研究思路示意图

（二）特点

1. 属于观察性研究　研究者未给研究对象施加干预措施，在自然状态

下调查其相关的暴露因素。

2. 从果到因的研究 病例对照研究是在疾病发生后进行，研究时疾病已经发生；研究对象按发病与否分成病例组与对照组；被研究因素的暴露状况，是回顾性获得；研究者先获得观察的"结果"，再去探寻可能的"原因"，因而是一种"从果到因"的研究方法。

3. 一次病例对照研究可研究多个因素与疾病的联系 在一次病例对照研究中，通过回顾性调查可获得研究者感兴趣的多个因素的暴露情况，适用于探索和筛选疾病的危险因素。

4. 适宜条件下亦可起到验证病因的作用 一般病例对照研究时序是从现在到过去，是回顾性地追查可能与疾病有联系的因素，易产生回忆偏倚，因而因果联系不强。但一项设计科学、实施严格、样本含量较大、时限不长、回忆偏倚小的病例对照研究，疾病与病因的因果联系也较强，甚至有时不亚于队列研究，特别是在验证罕见病的病因时，病例对照研究有时是唯一可行的研究方法。

二、类型

病例对照研究按研究目的、目标人群来源和研究设计不同划分为不同的类型。

1. 按研究目的分类

（1）探索性病例对照研究：目标是形成病因假设。该研究没有预先形成明确的假设，在一次病例对照研究中广泛地收集与疾病有关的各种暴露因素，进行比较分析，从而发现可能与疾病发生有关的一种或几种因素。

（2）验证性病例对照研究：对由描述性研究或探索性病例对照研究所形成的病因假设进行初步验证。这类研究，在设计上往往会对病例或对照作较多的限制和规定。

2. 按目标人群的来源分类

（1）以人群为基础的病例对照研究：目标人群为特定社区全人口，研究对象是其中符合纳入标准的某病确诊的病例和正常人对照。

（2）以医院为基础的病例对照研究：目标人群为一定时期内就诊于研究所在医院或门诊的人群，病例是该医院或门诊确诊的全部病例或随机样本，对照则是未患该研究疾病或相关疾病的就诊个体。

3. 按研究设计分类

（1）成组研究（又称非配比研究）：在设计所规定的病例和对照人群中，分别抽取一定量的研究对象，一般对照数目应等于或多于病例人数。

（2）配比研究：配比是指对照组在某些因素或特征方面与病例组相同，目的是为了排除可能的混杂因素影响，保证结论真实可靠。配比分为群体配比与个体配比：①群体匹配亦称成组匹配（category matching）或频数匹配（frequency matching），即要求对照组与病例组在匹配因素的比例上相同，如病例组和对照组在性别、年龄等方面构成要相似。②个体匹配（individual matching），即病例与对照以个体为单位进行匹配，按照1:1，1:2，1:3，……1:M 的比例将病例和对照进行匹配。

随着病例对照研究方法的不断应用，目前在传统研究设计基础上，又衍生出了多种新的改进类型，如巢式病例对照研究、病例－病例研究和两阶段病例对照研究等，这些方法或者可以克服传统方法的一些缺点，或者具有研究设计效率更高，更容易操作，费用低等优点。

三、设计与实施

（一）提出可疑危险因素

根据现况调查结果、临床观察、病例总结及阅读医学文献等信息，提出危险因素的假说。一种疾病可以有多种危险因素，应尽可能选择其中最主要的一种或几种。

（二）确定目标人群

病例对照研究所涉及的人群为目标人群。这个人群必须同时具有暴露于研究因素的可能和发生研究疾病的可能。病例和对照的选择都应是在目标人群中进行的。对不符合研究条件的病例或对照应予以排除。如，在研究近期应用口服避孕药与心肌梗塞关系时，所有的绝经期妇女、做过绝育手术的妇女以及因某些慢性病而被禁用口服避孕药的妇女，都不属目标人群。因为这些个体根本就不具有使用口服避孕药的可能。所以，在进行病例对照研究时，首先要确立目标人群，之后才能着手进行病例和对照的选择。

（三）研究对象的选择

1. 病例的选择

（1）病例的选择原则：纳入病例组的病例应该足以代表患病的总体；诊断正确可靠，尽量采用国际通用或国内统一的诊断标准；病例必须有暴露于研究因素的可能性；为了控制非研究因素的干扰，病例选择时，还应该对其人口学特征（如年龄、性别、种族等）和其他影响因素做出明确的规定；尽量选择新发病例。

（2）病例的来源：有两种类型：①来自一般人群，往往可从现况调查获得，或从疾病发病及死亡登记报告资料中获得，其优点是能够代表全人群的情况，结论推及该社区人群的真实性较好，缺点是较难获得资料。②来自医院病例，其优点是容易收集病例，节省经费；缺点是不易代表全体该病患者的特点，容易产生选择性偏倚。

（3）病例的类型：一般有三种类型：①新发病例，通常作为首选，但发病率低的疾病不适用。②现患病例，因数量多、容易获得资料，可为次选，应注意控制回忆偏倚。③死亡病例，只能间接获得资料，如有完整历史资料才可选。

2. 对照的选择

（1）选择对照原则：对照是设立同质可比性参照，因此选择对照应遵循具有代表性和可比性原则。代表性是指所选对照应能代表未患被研究疾病的人群总体。可比性是指除了未患病这一特征，其他方面与病例具较好的同质性。同质才能可比，比较才能鉴别差异。

（2）对照的来源：病例为社区中诊断的所有病例，对照可从社区一般人群中选择一个样本；病例产生于一般人群的一个样本中诊断的全部病例，对照可来自一般人群或其样本中的非病例；病例选自某个医院诊断的全部病例，对照可来自同一医院的其他患者的样本。对照亦可选病例的配偶、同胞、亲戚、同学或同事等。不同的对照来源，需控制的混杂因素也有所不同。

（3）匹配和分层：匹配和分层的目的一致，都是用来消除潜在的混杂因素的影响。匹配的条件或变量应该是与疾病无直接关系的因素，如果匹配变量中包括了疾病的危险因素或病因，就不能正确分析该因素与疾病的关系。常用的匹配变量有年龄、性别、入院日期、血型、收入水平、文化程度等。匹配条件或变量不宜太多，否则将给对照的选择带来困难。病例与对照的匹配比例一般可为 1:1，1:2，1:3，最多不宜超过 1:4。小样本研究以及因病例的某些构成（如年龄、性别构成）特殊时，配对最适合。

分层是指先按欲控制的混杂因素的不同组别将总体分层，然后从各层中按预定的比例随机抽样。例如，研究 45 岁以上人群中饮酒因素与心脏病的关系时，可将年龄分为 4 个组（45～，50～，55～，60～），按性别分男女两组，将总体按不同的年龄、性别组分成 4×2 个层，然后从这些层中按一定比例随机抽取病例和对照的样本，这样就可以使病例和对照中年龄、性别因素达到均衡一致。

（四）样本含量的估计

样本量的估计是病例对照研究成败的一个重要因素。样本量太小，代表性不好，组间差异可能就不能充分表现出来，检验效能低。样本量过大，浪费人力、物力、时间，工作做得不够细致，可能引入更多的混杂因素。在临床实际工作中，样本量的大小经常会受到许多因素的影响，在估算样本量之前，要明确以下几个影响样本大小的因素：①研究因素在对照人群中的估计暴露率（p_0）。②预期暴露于该研究因素造成的相对危险度（RR）或比值比（OR）。③假设检验中第一类错误概率，一般取 = 0.05 或 0.01。④假设检验中第二类错误概率，或检验效能（Power，$1-\beta$），一般要求 power 值在 0.8 或 0.9 以上，对检验效能要求越高，需要样本含量越大。

1. 非匹配病例对照研究的样本含量估计

（1）非匹配病例对照的样本含量相等时

$$n = 2\overline{pq}(z_\alpha + z_\beta)^2(p_1 - p_0)^2 \tag{16-1}$$

式中：$p_1 = p_0 RR / [1 + p_0 (RR - 1)]$，$\overline{p} = (p_1 + p_0)/2$，$\overline{q} = 1 - \overline{p}$，$z_\alpha$ 和 z_β 标准正态分布的分位数，当 $\alpha = 0.05$（双侧），$\beta = 0.10$ 时，$z_{0.05(双)} = 1.96$，$z_{0.10} = 1.282$。

【例1】拟研究吸烟与肺癌的关系，采用病例对照研究，设人群吸烟率为 25%，预期吸烟者因吸烟导致肺癌的 RR 为 2.2，取 $\alpha = 0.05$（双侧），$\beta = 0.10$，估计样本含量 n。

按式 16-1 计算

$p_0 = 0.25$，$p_1 = 0.25 \times 2.2 / [1 + 0.25 (2.2 - 1)] = 0.423$

$\overline{p} = (0.423 + 0.25)/2 = 0.337$ $\overline{q} = 1 - 0.337 = 0.663$

$n = 2 \times 0.337 \times 0.663 (1.96 + 1.282)^2 / (0.423 - 0.25)^2 = 157$

即病例组与对照组各需 157 人。

（2）非匹配病例数：对照数 $= 1:c$，则需要的病例数

$$n = (1 + 1/c)\overline{pq}(z_\alpha + z_\beta)^2/(p_1 - p_0)^2 \qquad (16-2)$$

式中：$\overline{p} = (p_1 + cp_0) / (1 + c)$，其他同（16-1）。对照数 $= cn$。

2. 匹配病例对照研究的样本含量估计

（1）1:1 匹配设计：Schlesselman 法公式如下：

$$m = [z_\alpha/2 + z_\beta \sqrt{p(1-p)}]^2/(p - 1/2)^2 \qquad (16-3)$$

式中 $p = OR/ (1 + OR) \approx RR/ (1 + RR)$，$m$ 为结果不一致的对子数，则需要的总对子数 M 为：

$$M \approx m/(p_0 q_1 + p_1 q_0) \qquad (16-4)$$

式中：$p_1 = p_0 RR[1 + p_0 (RR - 1)]$，$q_1 = 1 - p_1$，$q_0 = 1 - p_0$。

【例2】按 1:1 匹配病例对照研究方法探讨孕妇口服某种药物与婴儿先天性心脏病的关系，估计有 20% 的孕妇口服该药物，设 $RR = 2.6$，$\alpha = 0.05$（双侧），$\beta = 0.10$，估计样本含量 n。

按式 16-3 和 16-4 计算：

$p = RR/ (1RR) = 2.6/ (1 + 2.6) = 0.722$

$m = [1.96/2 + 1.282 \sqrt{0.722 (1 - 0.722)}]^2/ (0.722 - 1/2)^2 = 32$

$p_1 = 0.20 \times 2.6/ [1 + 0.20 (2.6 - 1)] = 0394$

$q_1 = 1 - 0.394 = 0.606 \qquad q_0 = 1 - p_0 = 1 - 0.20 = 0.80$

$M \approx 32/ (0.20 \times 0.606 + 0.394 \times 0.80) = 74$

（2）1:R 匹配设计：依照如下公式计算病例数（N）与对照数（$R \times N$）：

$$N = [z_\alpha \sqrt{(1 + 1/r)\overline{p}(1 - \overline{p})} + z_\beta \sqrt{p_1(1 - p_1)/r + p_0(1 - p_0)}]^2/(p_1 - p_0)^2 \qquad (16-5)$$

式中 $p_1 = (OR \times p_0) / (1 - p_0 + OR \times p_0)$，$p = (p_1 + rp_0) / (1 + r)$，$r = R$。

（五）研究因素的选择和测量

病例对照研究中，除了要收集研究因素、可疑因素外，还要采集可能的混杂因素。这些因素要以研究变量形式设计在调查问卷中，病例和对照应使用相同的调查表，调查方法要一致。调查变量需要的一个也不能少，无用的一个也不能要，并且都要有明确定义，尽可能地采取国际或国内统一的标准，以便交流和比较。如吸烟者的规定：每天至少吸一支烟且持续一年以上，否则不能视为吸烟者。变量测量有多种方法，一般有询问、体格检查和实验室检测等，要尽量采用定量指标和客观指标，这些指标通常包含更多的信息，且测量误差较小。

四、偏倚及其控制

（一）常见的偏倚

1. 选择偏倚（selection bias） 常因未能随机抽样而产生，特别是在医院选择病例和对照时，更易产生。由于医院收治病人时有不同的选择，病人进医院时也有不同的选择，不同病种亦有不同入院条件，造成了不同的进入率，使病例组与对照组之间缺乏可比性。

2. 信息偏倚（information bias） 常见的有回忆偏倚和调查者偏倚；回忆偏倚指比较组间在回忆过去的暴露史或既往史时，其完整性与准确性存在系统误差而引起的偏倚。调查者偏倚是由于调查者事先知道被调查者患病与否的情况，从而在调查收集资料时，自觉或不自觉地采取不同的方法或不同的深度和广度去询问，或者收集有关可疑致病因素，导致病例与对照两组间产生系统误差。

3. 错误分类偏倚（misclassification bias） 是指将某个调查对象或某个特征错误地分到不是它所属的类别中。

4. 混杂偏倚（confounding bias） 即所研究因素的影响与其他外部因素的影响混在一起，不能分开的状况。混杂偏倚歪曲了暴露对疾病的影响，这种歪曲是由于其他因素是疾病的危险因素并和暴露又有联系而引起的，这些其他因素称混杂因素，混杂因素在暴露者和非暴露者中的分布是不均衡的。

（二）偏倚的控制

病例对照研究的偏倚应在设计阶段、实施阶段和资料分析阶段加以控制。设计阶段应加强科学设计。研究对象的选择尽可能采用随机抽样原则，如果在医院选择病例，则应从多个医院选择研究对象，并尽可能采用新发病例。实施阶段收集的变量最好采用客观指标，减少调查偏倚。资料整理分析阶段应注意病例与对照两组的均衡性，并利用分层分析方法、多因素分析方法处理，以排除混杂因素的作用。

五、资料收集、整理与分析

（一）资料的收集

病例对照研究的资料大多数来源于调查人员使用专门设计的调查表直接询问研究对象本人或家属，也可由通讯、登记报告、职业史记录等方式获得。在调查过程中，研究者应对参加调查人员进行统一的培训，并对调查中可能出现的误差或偏倚进行必要的质量控制。全部调查必须按计划进行，遵守操作规程，实行质量动态监察，以保证所收集原始资料的完整性、准确性、及时性。

（二）资料的整理

对原始资料进行统计分析前，首先要进行整理，包括：①再核查，即对原始资料进行检查、修正、验收、归档等，目的是确保资料的真实性和完整性。②资料分析前的准备工作，如按分析要求进行分组、归纳、编码，以创建数据库等。

（三）资料的分析

1. 统计描述

（1）一般特征描述：描述研究的样本量及研究对象的特征构成，如性别、年龄、职业、出生地、疾病类型的分布等，频数匹配时应交代匹配因素的匹配比例，研究对象的代表性等。

（2）均衡性检验：目的是检验对照组和病例组除是否患病外其他特征或因素是否具有可比性，可以采用 χ^2 检验、t 检验等统计方法确认，对差别有统计学意义的因素，应考虑常见偏倚的可能影响并加以控制或检验。

2. 统计推断　主要分析暴露与疾病的统计学关联及确定关联强度的大小，常采用"比值比"（odds ratio，OR）来估计暴露因素与疾病的关联强度。

（1）非匹配资料的分析：该设计资料包括非匹配成组资料和频数匹配成组资料，可将数据整理成表 16 - 1 所示的形式：

表 16 - 1　成组病例对照研究资料整理表

暴露史或特征	病例	对照	合计
有	a	b	$a + b$
无	c	d	$c + d$
合　计	$a + c$	$b + d$	$a + b + c + d = N$

根据表 16 - 1 可以计算病例组的暴露率和对照组的暴露率，分别为 $a/(a+c)$ 和 $b/(b+d)$，利用 χ^2 检验，检验病例组和对照组两组的暴露率差异有无统计学意义，计算公式如下：

$$\chi^2 = \frac{(ab - bc)^2 n}{(a + b)(c + d)(a + c)(b + d)} \tag{16 - 6}$$

如果两组间比较差异有统计学意义（$P < 0.05$），说明该暴露因素与疾病存在统计关联。

暴露与疾病的关联强度的计算可根据表 16 - 1，计算病例组的暴露比值为：

$$\frac{a/(a + c)}{c/(a + c)} = b/d \tag{16 - 7}$$

对照组的暴露比值为：

$$\frac{b/(b + d)}{d(/b + d)} = b/d \tag{16 - 8}$$

这里的比值 a/c 和 b/d 亦称为优势（odds），指某事件发生概率与不发生概率之比。比值或优势与概率是两个不同的概念，概率的分母中包括发生事件数，而比值的分母中不包括发生事件数，比值取值在 $0 \sim \infty$ 之间，而概率取值在 $0 \sim 1$ 之间。

$$比值比 = \frac{病例组的暴露比值}{对照组的暴露比值} = \frac{a/c}{b/d} = \frac{ad}{bc} \qquad (16-9)$$

OR 值的意义：OR 即暴露组的疾病危险性为非暴露组的多少倍。当 $OR=1$ 时，表示暴露与疾病无关联；当 $OR>1$ 时，表示暴露因素使疾病的危险性增加，称为"正"关联，暴露因素是一种危险因素或有害因素；当 $OR<1$ 时，表示暴露使疾病的危险度减少，称为"负"关联，暴露因素是一种保护因素或有益因素。OR 值划分方法和不同范围的意义参见表 16-2。

表 16-2　OR 和 RR 数值范围对暴露与疾病关联的意义

OR 值范围	关联意义	OR 值范围	关联意义
0.0～0.3	高度有益	1.2～1.6	微弱有害
0.4～0.5	中度有益	1.7～2.5	中度有害
0.6～0.8	微弱有益	≥2.6	高度有害
0.9～1.1	不产生影响	——	——

OR 值的可信区间 （confidence interval，CI） 计算：前面介绍的 OR 值是关联程度的一个点估计值，如果考虑到抽样误差，则可计算 OR 的可信区间，OR 的可信区间有多种算法，常用 Miettnen 氏 χ^2 值法，计算公式为：

$$(1-\alpha)CI\% = OR^{(1 \pm z_\alpha / \sqrt{\chi^2})} \qquad (16-10)$$

z_α 为标准正态分布的分位数，α 为检验水准，当 $\alpha=0.05$ 时为 $95\% \, CI$；当 $\alpha=0.01$ 时为 $99\% \, CI$。

【例3】英国医生 Doll 和 Hill 在 1950 年进行了吸烟与肺癌关系的病例对照研究，资料如表 16-3，试进行分析。

16-3　吸烟与肺癌关系资料整理表

吸烟史	病例（肺癌患者）	对照	合计
有	688	650	1338
无	21	59	80
合计	709	709	1418

第一步：χ^2 检验，检验病例组和对照组的暴露率有无统计学意义。

$$\chi^2 = \frac{(ad-bc)^2 n}{(a+b)(c+d)(a+c)(b+d)} = \frac{(688 \times 59 - 650 \times 21)^2 \times 1418}{1338 \times 80 \times 709 \times 709} = 19.13$$

本例 $\chi^2 = 19.13 > 6.63$（$\chi^2_{0.01}$），则 $P<0.01$，结论为拒绝无效假设，即两组暴露率差异有统计学意义。

第二步：计算暴露与疾病的联系强度 OR。

$$OR = ad/bc = \frac{688 \times 59}{650 \times 21} = 2.97$$

第三步：计算 OR 值的 95% CI。

$$95\% CI = OR^{(1 \pm z_\alpha / \sqrt{\chi^2})} = (1.83, 4.90)$$

结论：可以认为吸烟是引起肺癌的危险因素，患肺癌危险吸烟者是不吸烟者的 2.97 倍，OR 值的 95% CI 为 1.83 ~ 4.90。

（2）个体匹配资料的分析：个体匹配是病例与对照以个体为单位进行匹配，分为 1:1、1:2、1:3、1:M 的比例将病例和对照进行匹配，这里只介绍 1:1 配对资料的分析。

1:1 配对的病例对照研究特点是根据配比因素将 1 个病例与 1 个对照配成对子，然后调查每一对病例对照的暴露情况，其结局有 4 种情况，即病例组与对照组均有暴露史的为 a 例，病例组无暴露史而对照组有暴露史的为 b 例，病例组有暴露史而对照组无暴露史的为 c 例，病例组与对照组均无暴露史的为 d 例。其资料的表达形式如表 16-4。

表 16-4　1:1 配对病例对照研究资料整理表

对照	病例		对子数
	有暴露史	无暴露史	
有暴露史	a	b	$a + b$
无暴露史	c	d	$c + d$
合计	$a + c$	$b + d$	$a + b + c + d = n$

统计学假设检验：采用 McNemar 配对 χ^2 检验，计算公式如下：

$$\chi^2 = (b - c)^2 / (b + c) \tag{16-11}$$

当时，应该使用校正公式：

$$\chi^2 = (|b - c| - 1)^2 / (b + c) \tag{16-12}$$

配对 χ^2 检验的目的是考察病例和对照的全部对子中暴露与否，再比较两者间不一致的对子是否存在统计学差异，如果有统计学意义，则暴露与疾病存在关联，进一步计算 OR 值。

暴露与疾病的关联强度，即 OR 值：

$$OR = c/b \qquad (b \neq 0) \tag{16-13}$$

OR 值的 95% CI 采用 Miettnen 氏 χ^2 值法（见 16-10）。

【例4】假定某研究者采用 1:1 匹配方法研究孕妇服用反应停与婴儿海豹肢样畸形的关系，数据如表 16-5 所示。

表 16-5　孕妇服用反应停与婴儿海豹肢样畸形配比资料

对照	病例		对子数
	服用反应停	未服用反应停	
服用反应停	120	10	130
未服用反应停	510	100	610
合计	630	110	740

第一步：χ^2 检验，检验病例组和对照组的暴露率差别有无统计学意义。

由于 $b + c = 10 + 510 = 520 > 40$，所以

$$\chi^2 = (b - c)^2 / (b + c) = (10 - 510)^2 / (10 + 510) = 480.769$$

本例 $\chi^2 = 480.769 > 6.63 [\chi^2_{0.01(1)}]$，则 $P < 0.01$，两组暴露率差异有统计学意义。

第二步：计算暴露与疾病的联系强度 OR。

$$OR = c/b = 510/10 = 51$$

第三步：计算 OR 值的 $95\% CI$。

$$95\% CI = OR^{(1 \pm z_\alpha / \sqrt{\chi^2})} = 2.97^{(1 \pm 1.96 / \sqrt{480.769})} = (26.58, 101.02)$$

结论：孕妇服用反应停与婴儿出生畸形存在高度关联，孕妇服用反应停者其婴儿出生畸形是孕妇不服用反应停者的 51 倍，OR 值的 $95\% CI$ 为 26.58 ~ 101.02。

（3）其他分析：有时病例对照研究不仅分析和评价一个因素对疾病的影响，而是分析两个或两个以上因素对疾病的影响，可选用分层分析、logistic 回归分析等多因素分析方法。有时病例对照研究收集到的资料为暴露因素分等级，这类资料意在探讨某种疾病的发生是否随着暴露因素剂量的增加而增强，为此，需要进行剂量–反应关系分析，可采用线性趋势 χ^2 检验，同时计算暴露因素不同级别的比值比，若线性趋势 χ^2 检验得出有剂量–反应关系，且暴露因素强度由低到高的比值比越来越大，可认为随着暴露因素暴露程度的增加患该疾病的危险性越大。

六、用途及优缺点

1. 用途 病例对照研究主要用于探索性病因研究，亦可作为验证病因研究的补充；用于疾病预防性与治疗性研究，以评价效果和选择治疗方案；用于筛选与评价影响疾病预后的因素，以指导临床实践；用于中医的病因病机研究和中药的不良反应等负性事件的研究，以推动中医药事业的发展。

2. 优缺点 ①优点：特别适用于罕见病的研究，有时往往是罕见病病因研究的唯一选择；省力、省钱、省时间，易于组织实施；可用于疫苗免疫学效果考核及暴发调查等；可同时研究多个因素与某种疾病的联系，特别适用于探索性研究；对研究对象多无损害，不影响住院病例的治疗，很少涉及伦理学问题。②缺点：不适于研究暴露比例很低的因素；难以避免选择偏倚和回忆偏倚；不能计算发病率、死亡率，不能计算 RR，而用 OR 值估计暴露因素与疾病的联系强度；混杂因素不易控制；较队列研究和随机对照研究因果关联弱，不易下因果联系的结论，只能为病因研究提供重要线索，要确定某因素是否为疾病的病因，需进一步做前瞻性队列研究或随机对照研究。

第二节 队列研究

队列研究（cohort study）又称定群研究或前瞻性研究（prospective study），是用于验证和确定病因假设的一种重要的分析流行病学研究方法，该方法与病例对照研究相比，可以直接观察危险因素的不同暴露水平人群的结局，从而探讨危险因素与所观察结

局的关系，因果关系的论证强度优于病例对照研究。

一、基本概念

1. 队列（cohort）　指有共同经历或暴露于某因素或有共同暴露特征的一群人，该词起源于拉丁文 cohors，字面意思是指封闭的场所中的人群，如同古罗马时期的士兵队列。它包括固定队列（fixed cohort）和动态队列（dynamic cohort）两种。固定队列指研究人群均在某一固定时间或较短时间内进入队列，这种队列在随访观察的整个过程中不再加入或基本上不加入新的观察对象；动态队列是指根据是否暴露于某因素而确定队列后，随时可以加入新的观察对象。

2. 暴露（exposure）　是指研究对象接触过某种待研究因素（如放射物质）、具备某种待研究的特征（如遗传因素）或行为（如不良嗜好）。暴露因素既包括危险因素和致病因素，也同时包括保护性因素（疫苗接种）。暴露的概念已经从传统意义上的外界因素，扩大到机体内在的某种特征。队列研究中的暴露通常是指当前的暴露状态、既往暴露、将来可能的暴露或不暴露以及程度不同的暴露。

3. 危险因素（risk factor）　泛指能引起某种特定不良结局（outcome），或使其发生的概率增加的因子，包括个人行为、生活方式、环境和遗传等多方面的因素。

4. 保护因素（protective factor）　是指那些能使人群发病率降低的内外环境因素。如良好的生活工作环境、生活方式、心理状态和免疫能力等。

二、基本原理及特点

1. 基本原理　根据研究对象是否暴露于某研究因素，分成暴露组（E）与非暴露组（Ē），随访一定时间，观察、记录两组人群特定结局（疾病或死亡）的发生情况，比较两组之间结局发生率的差异，分析暴露因素与结局之间的关系。如图 16 – 2 所示。

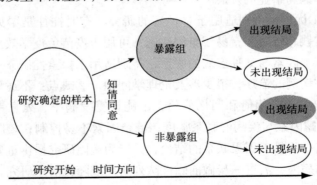

图 16 – 2　队列研究设计思路示意图

2. 特点

（1）属于观察性研究：队列研究的分组和暴露与否，不是人为干预形成的，而是人群中自然形成的，研究者只是被动的观察，这是区别于实验研究的重要标志。

（2）从"因"到"果"：从是否暴露于研究因素开始，然后追踪观察直至出现结局为止。

（3）设立对照组：设立非暴露组或暴露的不同水平作为对照，该对照组可以来自暴露组的同一人群，也可以取自不同的人群。

（4）检验病因假设的能力强：能直接计算不同队列的人群事先暴露于某一因素后出现某结局的发生率、直接暴露人群发生某结局的危险程度，能分析剂量 - 反应关系，故检验病因假设的能力比病例对照研究强。

三、设计类型

队列研究依据研究对象进入队列时间及终止观察的时间不同，分为前瞻性队列研究、历史性队列研究和双向性队列研究三种。

1. 前瞻性队列研究（prospective cohort study）　特点是研究队列的确定是现在；根据研究对象现在的暴露分组；需要随访（follow - up）；结局在将来某时刻出现。优点为时间顺序增强了病因推断的可信度；直接获得暴露与结局资料，结果可信；能计算发病率。缺点是所需样本量大，花费大，时间长，影响可行性。

2. 历史性队列研究（historical cohort study）　特点是根据研究开始时研究者掌握的有关研究对象在过去某时刻暴露情况的历史材料分组；不需要随访，研究开始时结局已出现。优点是短期内完成资料的收集和分析；时间顺序仍是从因到果；省时、省力、出结果快。缺点是为资料积累未受研究者的控制，内容未必符合要求；需要足够完整可靠的过去某段时间有关研究对象的暴露和结局的历史记录或档案材料，否则，暴露组与非暴露组可比性差。

3. 双向性队列研究（ambispective cohort study）　特点是研究队列的确定是过去；根据研究对象过去某时刻的暴露情况分组；需要随访；部分结局可能已出现。优点是具有上述两种类型的优点，在一定程度上弥补了它们各自的不足。参见图 16 - 3。

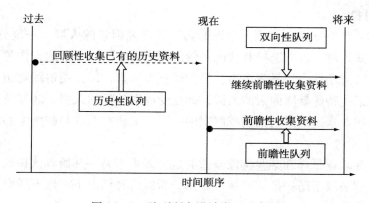

图 16 - 3　队列研究设计类型示意图

四、设计与实施

（一）确定研究因素

研究因素亦称暴露因素或暴露自变量，暴露因素可以是致病因素也可是保护因素，还可以是另一个暴露因素所产生的后果即另一种疾病。队列研究中研究因素的确定至关重要，通常是在其他研究（如描述性研究和病例对照研究）的基础上确定的。

研究者必须明确定义暴露变量，如怎样界定"吸烟"。暴露变量越详细越好，尽量采用定量变量，除了暴露水平或强度外，还应考虑暴露的时间和规律性等。暴露的测量应采用敏感、精确、简单和可靠的方法。

队列研究除了要确定主要的暴露变量外，还需要确定同时采集的其他相关因素及背景资料，如各种可疑的混杂因素及人口学特征等，以利于对研究结果进行细致的分析。

（二）确定研究结局

研究结局亦称结果变量（outcome variable），指随访观察中将出现的预期结果事件，也是队列研究观察的自然终点。研究结局的确定要全面、具体、客观，可以是发病、死亡，也可以是健康状况和生活质量变化，可以是终极结果，也可以是中间结局（如分子或血清学变化）。结局变量的测定，应制定明确统一的标准，按国际或国内统一的标准判断结局，并在研究的全过程中严格遵守。除确定主要的研究结局外，还考虑同时收集多种可能与暴露有关的结局，以便研究一果多因或多果多因的关系。

（三）选择研究现场和对象

1. 研究现场　队列研究的现场要求有足够数量的符合要求的研究对象，还应尊得当地卫生行政部门同意、群众理解和支持。同时，研究者还要考虑到现场是否具有代表性。

2. 研究对象

（1）**暴露人群的选择**：暴露人群即暴露于待研究因素的人群，一般分为3种类型：①一般自然暴露人群，可以选择某社区一般居民暴露于研究因素的人作为暴露人群，选择时须考虑人口流动性小、暴露率高、易于调查等因素，以方便追踪随访。②特殊暴露人群，指接触某些特殊暴露因素的人群，如接受放射治疗的人群。③职业人群，适于研究某种可疑的职业暴露因素与疾病或健康的关系，如研究石棉与肺癌关系时，可选择石棉作业工人。

由于对某些职业暴露和某些特殊暴露的危害多半不是一开始就认识到的，一旦认识到了，大多数都采取了防护措施以减少暴露，所以这种情况下一般不适宜进行前瞻性队列研究，而使用历史性队列研究。

（2）**对照人群的选择**：设立对照目的是为了比较，为了更好地分析暴露因素的作用。好的对照必须与暴露组具有可比性或均衡性，即对照人群除了未暴露于所研究因素外，其他各种影响因素或人群特征与暴露组要尽可能相同。选择对照人群常有下列几种形式：①内对照：当某暴露因素在某一整体人群中分布不均匀时，这时可选择该人群内部暴露于研究因素的为暴露组，而未暴露于研究因素或暴露水平低的人群作为对照组，这种对照即为内对照。②特设对照：亦称外对照，当暴露人群为特殊职业人群或特殊暴露人群时，对照往往不能从这些人群内部选择，需要在该人群之外去寻找对照人群。③一般人群对照：采用暴露人群所在地区的全人群的发病（或死亡）率为对照。实际上可以看成外对照的一种。④多重对照：即采用上述两种或两种以上的形式作为对照，通常能减少只用一种对照所带来的偏倚，增强结论的可靠性。如在设一个内对照或外对照的同时，再与一般人群作比较。

（四）样本含量估计

1. 样本含量的影响因素

（1）暴露组与对照组人群发病率之差 d：一般人群的发病率用 p_0 表示，对照组人群发病率用 p_1 表示，$d = p_1 - p_0$，d，值越大，所需样本量越小。

（2）暴露因素与疾病等结局指标的关联强度：一般用相对危险度（RR）表示。RR 值越大，所需样本量越小。

（3）显著性水平 α 值：即假设检验时犯第一类错误（假阳性）的概率，犯假阳性概率越小，样本量越大。

（4）把握度（power）：把握度与第二类错误（β）有关，等于 $1 - \beta$，若要求把握度越大，即 $1 - \beta$ 越大，则第二类错误 $1 - \beta$ 越小，所需要样本量越大。

2. 样本大小的计算　当暴露组与对照组样本量相等的情况下，可用下式计算各组所需的样本量：

$$n = (z_\alpha \sqrt{2\overline{pq}} + z_\beta \sqrt{p_0q_0 + p_1q_1})^2 / (p_1 - p_0)^2 \qquad (16 - 14)$$

式中 p_0 和 p_1 分别代表对照组和暴露组的预期发病率，如果暴露组人群发病率 p_1 不能获得，p_1 可用 $RR \times p_0$ 求得，$\overline{p}$ 为两个发病率的平均值，$\overline{q} = 1 - \overline{p}$，$z_\alpha$ 和 z_β 标准正态分布的分位数（双侧或单侧）。

队列研究通常要追踪观察相当长一段时间（对慢性病可达 10 年甚至几十年），这期间内研究对象的失访是难免的，通常假设失访率为 10%，则实际样本含量估计为计算出来的样本含量再加 10%。

【例5】为了考察乙型肝炎表面抗原（HBsAg）阳性与食管癌的联系，拟进行队列研究，估计一般人群的食管癌的发病率为 0.3%，乙型肝炎表面抗原（HBsAg）阳性者患食管癌的 $RR = 4.0$，设 $\alpha = 0.05$（双侧），$\beta = 0.10$ 时，试估计所需样本含量。

由 $z_{0.05(双)} = 1.96$，$z_{0.10} = 1.282$，$p_0 = 0.003$，$RR = 4.0$

得 $q_0 = 1 - p_0 = 1 - 0.003 = 0.997$

$p_1 = RR \times p_0 = 4.0 \times 0.003 = 0.012$　　$q_1 = 1 - p_1 = 1 - 0.012 = 0.988$

$\overline{p} = (p_1 + p_0) / 2 (0.012 + 0.003) / 2 = 0.0075$

$\overline{q} = 1 - \overline{p} = 1 - 0.0075 = 0.9925$

代入式 16 – 14 得：$n = 2587$

即暴露组与非暴露组各需 2587 人年。考虑失访，再加 10% 的样本量，则两组实际各需样本含量为 2846 人年。

（五）资料收集和随访

1. 基线资料的收集　基线资料包括如下几个方面：①收集人口学资料。②查阅医院、工厂、单位及个人的健康记录或档案。③询问调查对象或知情人。④对研究对象进行体格检验或实验室检验。⑤环境调查和监测。

2. 随访　目的是观察研究队列中结局事件是否发生。随访内容一般与基线资料内容相同，但重点是关注结局事件，有关暴露情况也要收集，以及时了解其变化。随访的方法有直接面对面访问、电话访问、自填问卷、定期体检等。研究对象观察到了终点，即出现了结局事件，将不再随访，而观察终止时间指全部观察工作的截止时间。

3. 随访的质量控制　队列研究费时费力，随访资料收集过程的质量控制尤为重要，应给予足够的重视。随访和收集资料的人员应具有相应的专业技术水平和科学求实认真严谨的工作作风，随访前进行统一培训。对于随访内容、方法、终点的确定等均要有统一标准，制定翔实实用的调查员手册，规范操作程序，层层落实，责任到人，确保随访资料的客观、真实与全面。在随访期间应有专人对随访工作的质量进行定期监管和检查，建立严格的检查考核制度和良好的组织机构。

五、常见偏倚及其控制

1. 选择偏倚　如果研究人群在一些重要因素方面与一般人群或待研究的总体人群存在差异，即研究人群（样本）不是一般人群（总体）的一个无偏代表，将会引起选择偏倚。选择偏倚的控制主要靠严格遵守随机化的原则抽样，严格按规定的标准选择对象，坚持对每个研究对象随访到底。

2. 失访偏倚　是指在队列研究的追踪观察期内，由于研究对象迁移、外出、不愿再合作而退出或死于非终点疾病所导致的偏倚。失访偏倚的大小主要取决于失访率的大小、失访者的特征以及暴露组与非暴露组两组失访情况的差异。观察人数越多，追踪观察时间越长，失访就越容易发生，是该研究最值得注意的一种偏倚。为了减少失访，应尽量选择比较稳定的人群作为研究对象，失访率一般不应超过 10%，在选择研究现场和研究对象时要周全考虑，做好宣传解释工作，尽可能提高研究对象的依从性。

3. 信息偏倚　是指在获取暴露、结局或其他信息时所出现的系统误差。其控制办法包括选择精确稳定的测量方法、调准仪器、严格实验操作规程，同等对待每个研究对象，提高临床诊断技术水平，做好调查员培训，明确各项标准，严格按规定要求实施调查等。

4. 混杂偏倚　是指所研究因素与结果的联系被其他外部因素所混淆。混杂偏倚的控制可通过在研究设计阶段对研究对象作某些限制，在对照选择中采用匹配的方法，在研究对象抽样中严格遵从随机化的原则，在资料分析中采用分层分析、标准化和多因素分析等方法来实现。

六、资料整理与分析

首先要检查所收集的资料准确性和完整性，发现明显错误的数据要及时补救，无法修正的要剔除，不完整的资料要设法补齐。在此基础上，先对数据进行描述性分析和可比性检验，然后才能进行统计推断等深入分析。

1. 数据资料整理模式 根据统计分析要求，队列研究资料可整理成表 16－6 形式：

表 16－6 队列研究资料整理表

组 别	病 例	非病例	合 计	合 计
暴露组	a	b	$a + b = n_1$	a/n_1
非暴露组	c	d	$c + d = n_0$	c/n_0
合 计	$a + c = m_1$	$b + d = m_0$		$a + b + c + d = n$

式中 a/n_1 和 c/n_0 分别为暴露组和非暴露组的发病（死亡）率，是后续统计分析的关键指标。

2. 人时的计算 队列研究由于随访时间较长，而观察对象又经常处于动态变化之中，队列内对象被观察的时间可能很不一致，因此以人为单位计算率就不合理，较合理的方法是加入时间因素，即计算人时，人时就是将人和时间结合起来，其单位通常用人年表示，若对一个人观察 5 年，即为 5 个人年；若对 2 个人观察 3 年，即为 6 个人年。

3. 率的计算

（1）累积发病（死亡）率（cumulative incidence，CI）：当观察期间人群比较稳定，且能在较长一段时间内固定地持续观察，可以直接计算累积发病（死亡）率，其数值范围为 0～1。

$CI =$ 观察期内发病（或死亡）人数/观察开始时的人口数　　　　　　　（16－15）

（2）发病密度（incidence density，ID）：如果观察时间长、人口不稳定、存在失访，这时就不宜计算累积发病（死亡）率，此时需以观察的人时为分母计算发病（死亡）率，用人时为单位计算出来的率带有瞬时频率称为发病（死亡）密度。最常用的人时单位为人年，以此求出人年发病（死亡）率，其值变化范围是 0～∞。

$ID =$ 观察期内发病（或死亡）人数/观察人时　　　　　　　　　　　　（16－16）

4. 率的假设检验 当样本量较大，样本率的频率分布近似正态分布时，两个率的比较可以采用正态近似法，选择 u 检验或四格表资料的 χ^2 检验，当样本率比较低，样本又较小，可改用直接概率法、二项分布检验或泊松分布检验。

5. 效应的估计 与病例对照研究相比，队列研究最大优点是可以直接计算研究对象的发生率，因此也就可以直接计算暴露组和非暴露组的相对危险度和归因危险度，依此可直接准确地评价暴露的效应。

（1）相对危险度（relative risk，RR）：亦称危险比（risk ratio）或率比（rate ratio）。RR 是暴露组发病（死亡）率与非暴露组发病（死亡）率的比值。由表 16－6 可得到：

相对危险 $RR = I_e/I_0$ (16 – 17)

式中：I_e 为暴露组率，$I_e = a/n_1$；I_0；为非暴露组率，$I_0 = c/n_0$。

RR 说明暴露组发病或死亡是非暴露组的倍数，$RR > 1$，表示暴露因素与疾病有正的关联，暴露强度越大和时间越长，发病（死亡）越多，是致病的危险因素；$RR = 1$，表示暴露因素与疾病无联系；$RR < 1$，表示暴露因素与疾病有负的关联，暴露越多，发病（死亡）反而少，说明该因素为保护因素。相对危险度与关联的强度见表 16 – 7。

表 16 – 7　相对危险度与关联的强度（Monson RR 1980）

RR		
0.9 ~ 1.0	1.0 ~ 1.1	无
0.7 ~ 0.8	1.2 ~ 1.4	弱
0.4 ~ 0.6	1.5 ~ 2.9	中
0.1 ~ 0.3	3.0 ~ 9.9	强
<0.1	10 ~	很强

RR 作为一次调查研究得到的点估计，用于推断总体范围时，应考虑抽样误差的影响，故需计算 RR 的可信区间，总体 RR 的 95% 可信区间的计算方法较多，通常用 Miettinen 的 Woolf 法，方法如下：

$$Var(\ln RR) = \frac{1}{a} + \frac{1}{b} + \frac{1}{c} + \frac{1}{d} \qquad (16 – 18)$$

$$\ln RR 95\% CI = \ln RR \pm 1.96 \sqrt{Var(\ln RR)} \qquad (16 – 19)$$

求其反对数（指数）即可得总体 RR 的 95% 可信区间。如果所计算的可信区间范围包括 1 在内，说明该 RR 值由抽样误差所致，表示暴露因素与疾病无关；如果所计算的可信区间范围不包括 1，说明该 RR 值不是抽样误差所致，表示暴露因素与疾病有关。

（2）归因危险度（attributable risk，AR）：亦称特异危险度、率差（rate difference，RD）和超额危险度（excess risk），其计算方法是暴露组发病（死亡）率（I_e）与对照组发病（死亡）率（I_0）相差的绝对值，反映了危险特异地归因于暴露因素的程度。

$$AR = I_e - I_0 \qquad (16 – 20)$$

由于 $\qquad\qquad\qquad\qquad RR = I_e/I_0,\ I_e = RRI_0,$

因此 $\qquad\qquad\qquad\qquad AR = RRI_0 - I_0 = I_0\,(RR - 1) \qquad (16 – 21)$

AR 通常是针对人群而言，是暴露人群与非暴露人群比较，所增加的疾病（死亡）发生数量，如果暴露因素消除，就可减少相应数量的疾病（死亡）的发生，具有疾病预防的重要意义。RR 与 AR 有区别。RR 说明个体在暴露情况下比非暴露情况下增加暴露因素所致危险程度的倍数，更多的是具有病因学意义。

（3）归因危险度百分比（attributable risk percent，AR% 或 ARP）：是指暴露人群中

的发病归因于暴露的成分占全部发病的百分比。

$$AR\% = (I_e - I_0)/I \times 100\% \qquad (16-22)$$

（4）人群归因危险度（population attributable risk，PAR）：是指总人群发病（死亡）率（I_t）中归因于暴露部分，其大小取决于危险因素的 RR 和人群暴露比较。

$$PAR = I_t I_0 \qquad (16-23)$$

（5）人群归因危险度百分比（population attributable risk percent，PAR% 或 PARP）：指人群中由于某因素引起发病的危险性占整个人群发病的比例。

$$PAR\% = (I_t - I_0)/I_t \times 100\% \qquad (16-24)$$

（6）标准化发病（死亡）比（standardized mortality ratio，SMR）：在以全人群作为对照时，研究对象数量较少，且发病（死亡）率很低，这时不宜计算率，而全人口发病（死亡）率作为标准，计算出观察人口的理论发病（死亡）人数，再以实际发病（死亡）人数与理论发病（死亡）人数之比，即为标准化发病（死亡）比，该指标能反映发病的强度，数值越大，风险越大，成为病因的可能性越大。

（7）剂量反应关系分析：队列研究资料往往可以计算不同暴露水平下的发病率，如果以最低暴露水平为对照，则可以计算各暴露水平的 RR 和率差，当某暴露因素存在剂量反应关系时，即可以表现为暴露的剂量越大，其效应或 RR 就越大，这种关系可以采用趋势性检验来确认。

【例6】某地区是食管癌的高发区，同时又是乙型肝炎病毒（HBV）感染的高流行区。某研究机构在其病例对照研究中发现血清乙型肝炎表面抗原（HBsAg）阳性是食管癌的独立危险因素之一，为进一步研究和确立 HBV 与食管癌的关系，该研究机构对此地区 HBsAg 阳性者和阴性者食管癌发病情况进行了为期 8 年的随访队列研究，观察食管癌的发病率。两组队列入选对象均长期生活在当地 20 年以上，经济状况、生活环境、饮食习惯及吸烟饮酒情况相似，在年龄和性别方面差异也无统计学意义。每年对每例入选对象随访一次，随访中确诊为食管癌时即终止随访。部分资料整理如表 16-8。

表 16-8　某地区人群 HBsAg 与食管癌关系的队列研究

组　别	食管癌	非食管癌	合　计	人年发病率
HBsAg 阳性	29	803	832	0.67%
HBsAg 阴性	11	1109	1120	0.16%
合计	40	1912	1952	

注：该地区一般人群食管癌的发病率为 0.33%

队列人群调查 8 年内随访人年数为 13362，失访人年数 961，失访率为 7.19%。据此计算该地区 HBsAg 暴露对食管癌发病的各项效应测量指标，并对其结果作出解释和评价。

两队列比较：$\chi^2 = 14.905$，$p = 0.000$，两组食管癌发病率不同。

相对危险度：$RR = I_e/I_0 = 0.67\%/0.16\% = 4.19$

$$Var(\ln RR) = \frac{1}{a} - \frac{1}{b} + \frac{1}{c} + \frac{1}{d} = \frac{1}{29} + \frac{1}{803} + \frac{1}{11} + \frac{1}{1109} = 0.1275$$

$$\ln RR95\% CI = \ln RR \pm 1.96 \sqrt{Var\ (\ln RR)} = \ln 4.19 \pm 1.96 \sqrt{0.1275} = (0.73,\ 2.13)$$

$$RR95\% CI = e^{(0.73, 2.13)} = (2.08,\ 8.41)$$

表明 HBsAg 阳性组食管癌发病的危险是 HBsAg 阴性组的 4.19 倍，总体 95% 可信区间为 （2.08，8.41）。

归因危险度：$AR = I_e - I_0 = 0.67\% - 0.16\% = 0.51\%$

表明由于 HBsAg 阳性增加食管癌人年发病率的大小为 0.51%。

归因危险度百分比：

$$AR\% = (I_e - I_0) / I_0 \times 100\% = (0.67\% - 0.16\%) / 0.67\% \times 100\% = 76.12\%$$

表明 HBsAg 阳性人群中归因于 HBsAg 感染的食管癌发病占全部病因的 76.12%。

人群归因危险度 $PAR = I_t - I_0 = 0.33\% - 0.16\% = 017\%$

人群归因危险度百分比：

$$PAR\% = (I_t - I_0) / I \times 100\% = (0.33\% - 0.16\%) / 0.33\% = 51.52\%$$

表明 HBsAg 感染对全人群食管癌发病的影响，HBsAg 感染引起的发病占全人群中全部发病的比例为 51.52%。

七、应用及优缺点

（一）应用

1. 验证病因假设　一次队列研究可以只检验一种暴露与一种疾病之间的因果关联（如吸烟与肺癌），也可同时检验一种暴露与多种疾病的关联。

2. 研究疾病自然史　为防治疾病制定有效措施提供更多信息。

3. 评价预防效果　因有些暴露有预防某结局发生的效应。

4. 在中医药领域的应用　适于中医药领域的病因研究，尤其是肿瘤、心血管疾病和情志病等疾病的病因研究，优化治疗方法，进行临床疗效评价、社区干预及其评价等，成效显著且前景广阔。

（二）优缺点

1. 优点　研究者亲自观察资料，信息可靠，回忆偏倚小；直接计算 RR 和 AR 等反映疾病危险关联的指标；因果现象发生的时间顺序上合理，检验病因假说的能力强；有助于了解人群疾病的自然史；可分析一个因素与多种疾病的关系；样本量大，结果比较稳定。

2. 缺点　不适于发病率很低的疾病病因研究；依从性差，易出现失访偏倚；耗费人力、物力、财力和时间，组织与后勤工作亦相当艰巨；研究设计要求更严密，资料的收集和分析有一定的难度。

思考题

1. 病例对照研究和队列研究各自的原理与特点是什么？

2. OR 和 RR 各自的定义及意义？

3. 病例对照研究和队列研究各自的常见偏倚及控制方法？

4. 病例对照研究和队列研究各自的优缺点？

5. 在探讨某疾病的危险因素的研究中，在 160 对研究对象中，55 对为病例组和对照组均有 A 因子的暴露史，57 对为病例组和对照组均无 A 因子的暴露史，28 对为病例组有 A 因子的暴露史而对照组无 A 因子的暴露史，请问，应如何分析资料？

6. 某吸烟与肺癌的队列研究获得以下资料，吸烟者肺癌年死亡率为 $I_e = 0.98‰$，非吸烟组肺癌年死亡率为 $I_0 = 0.08‰$，全人群中肺癌年死亡率为 $I_t = 0.59‰$，试计算 RR 值、AR 值、$AR\%$、PAR、$PAR\%$，并分析各指标的流行病学意义。

第十七章　实验性研究

医学科学研究的基本方法是观察法和实验法。观察法（即观察性研究）是在不干预即自然状态下认识事物或现象的固有特征，如病例对照研究、队列研究等；实验法（即实验性研究）则是在采用一些人为干预的非自然状态下，验证自然情况下难以显示的事物或现象间的联系、形成机制及其因果关系的研究过程。

实验性研究（experimental study）又称实验流行病学（experimental epidemiology）、流行病学实验（epidemiologic experiment），是流行病学研究的基本方法，广泛应用于预防保健措施效果的评价、慢性非传染性疾病危险因素及其防治研究中。

第一节　实验性研究概述

一、实验性研究的概念、特征及分类

（一）概念

实验性研究是指将来自同一总体的研究人群随机分为实验组和对照组，研究者对实验组人群有控制地施加某种实验措施或干预措施后，随访并比较两组（或多组）人群的疾病或健康结局，从而判断该措施有无作用及作用大小的一种前瞻性研究方法（见图 17 - 1）。因在研究中施加了人为的干预因素，因此也常被称之为干预研究（intervention study）。

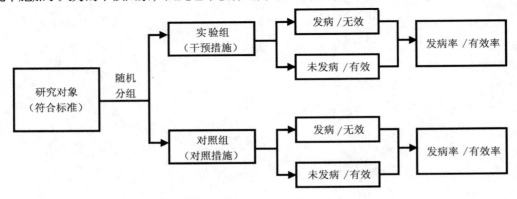

图 17 - 1　实验性研究示意图

（二）特征

1. 属于前瞻性研究 实验性研究必须是干预在前，效应在后，所以是前瞻性研究。

2. 有干预措施 必须施加一种或多种干预处理，这是与观察性研究的根本区别点。

3. 随机分组 研究对象必须是来自同一总体的随机样本，分组时遵循随机分配原则。

4. 设有平行对照组 设置平行的实验组和对照组，并保证两组基本特征、自然暴露等因素均衡，这点与观察性研究不同。

（三）分类

根据研究目的和研究对象的不同，可把实验性研究分为临床试验和社区试验。

1. 临床试验（clinical trial） 临床试验是以病人为研究对象的实验研究，常用于评价临床疗效。

2. 社区试验（community trial） 亦称为社区干预项目（community intervention program，CIP）、社区干预试验等，是以社区人群作为整体进行干预的实验研究，目的是对某种预防措施或方法进行考核或评价，如食盐加碘预防地方性甲状腺肿、自来水加氟预防龋齿等。

二、基本原则

1. 随机（randomization） 意义在于使被抽取的观察对象尽可能好地代表其所来源的总体人群，并使受试对象在分组中不受研究者或研究对象主观因素影响，从而使各比较组间具均衡可比性。在实验研究中，除实验组与对照组除处理因素有所不同外，其他已知的非处理因素（如年龄、性别、疾病轻重等）及未知的非处理因素应该是尽量一致的。遵循随机化原则就是要做到随机抽样（random sampling）、随机分组（random classification）和随机实验顺序（random experiment orders）。

2. 对照（control） 即在实验研究的过程中，确立可供相互比较的组别。设置对照目的在于控制各种混杂因素，使实验组和对照组的非处理因素（影响处理因素实验效应的主要非实验因素）处于均衡状态，即实验组和对照组除处理因素不同外，两组非处理因素应保持一致，以使非实验因素所引起的误差得到相应的抵消或减少，提高研究结果的真实性和可靠性。常用的对照形式有：空白对照、实验对照、安慰剂对照、标准对照、历史对照、自身对照等。

3. 均衡（balance） 是实验组与对照组之间非处理因素的相同或相近。均衡的意义在于使非处理因素在组间达到均衡后才具可比性，提高结论的真实性。临床试验的主要非处理因素为：年龄、性别、病情、病程、疾病分期、体重、经济条件等；动物实验的主要非处理因素为：窝别、体重、营养状况、观察时间等。

4. 重复（replications） 包括足够的样本含量和重复试验（或平行试验）结果的可重现性两个方面。在医学研究中，重复的主要作用在于控制和估计实验（试验）中的随机误差，以保证从研究样本所获取的信息及研究结论能外推至研究总体中具有同一性质的个体。在实际应用中，样本含量（sample size）的大小主要取决于实验设计的类型、实验因素效果的明显性、主要指标的性质（数值变量或分类变量）、临床上认为有意义的差值、个体变异的大小、第一类错误（α）和第二类错误（β）的大小等因素。各类研究样本含量的估计，请参见医学统计学书籍。

三、用途及优缺点

（一）用途

1. 验证病因假设。
2. 评价疾病的防治效果。
3. 评价保健措施和保健效果。
4. 评价某种新的生物制品、治疗药物、疗法或制剂的效果。

（二）优缺点

1. **优点** ① 研究者根据实验目的，预先制定实验设计，研究因素、结局变量和测量方法事先规定，研究中能观察到干预前、干预过程中和效应发生的全过程，因果论证强度高；② 通过随机分配，平行比较，能够较好地控制研究中的偏倚和混杂；③ 有助于了解疾病的自然史，并且可以获得一种干预与多种结局的关系。

2. **缺点** ① 整个实验设计和实施条件要求高、控制严、难度较大，在实际工作中有时难以做到；② 受干预措施适用范围的约束，所选择的研究对象代表性不够，以致会不同程度地影响实验结果推论到总体；③ 研究人群数量较大，实验计划实施要求严格，随访时间长，保证依从性难度较大，从而影响实验效应的评价；④ 有时涉及伦理学问题。

四、研究实施前应注意的问题

1. **伦理道德** 实验性研究是以人（病人、健康人）作为观察或试验对象，是一项十分严肃谨慎的工作，研究中必须遵循伦理道德，已成为所有人体医学研究不容忽视的首要原则。目前国际上著名的有关人体试验的伦理规范主要有纽伦堡准则（The Nuremberg Code）、赫尔辛基宣言（The Declaration of Helsinki）、药物临床试验质量管理规范（Good Clinical Practice，GCP）等，其共同的原则是公正、尊重人格、力求使受试者最大限度收益、尽可能避免损害和保障研究对象权益等。

2. **可行性** 在进行实验研究设计及实施前，必须充分考虑实验过程中各个环节的可行性问题。一般在大规模试验之前，应先在小范围作一次预实验，以检验实验设计的科学性和可行性，避免由于设计不周，盲目开展实验而造成人力、物力和财力的浪费。只有在预实验中避免了各种主观因素干扰并且取得成功，方能展开正式实验。

3. **随机分组与均衡性** 随机原则是实验研究遵循的基本原则，随机化分组可使组间具有很好的均衡性。但是要注意的是，由于人群生物学和社会学特征的多样性，随机化能够较好地保证大样本研究分组的均衡性，对于小样本研究，随机化并不能保证分组的均衡性。

第二节 临床试验

临床试验（clinical trial）是指在人为条件控制下，以特定人群为受试对象（病人或健康志愿者），以发现和证实干预措施（药物、特殊检查、特殊治疗手段）对特定疾病的防治、诊断的有效性和安全性的前瞻性研究。狭义的临床试验指新药临床试验，目的是获得新药在人体的药代动力学参数及评价试验药物临床应用的疗效、适应症和安全性。

根据《药品注册管理办法》规定，我国新药临床试验分为Ⅰ、Ⅱ、Ⅲ和Ⅳ期临床试验。①Ⅰ期临床试验：包括初步的临床药理学试验、人体安全性评价试验及药代动力学试验，主要观察药物的安全性，确定用于临床的安全有效剂量，为制定给药方案提供依据。样本量20～30例。②Ⅱ期临床试验：是通过随机对照双盲临床试验初步评价药物对目标适应症患者的治疗作用，并进一步评价安全性，推荐安全用药剂量。样本量100例以上。③Ⅲ期临床试验：是进一步验证药物对目标适应症患者的治疗作用和安全性，评价利益与风险关系，最终为药物注册申请的审查提供充分的依据。一般采用多中心大样本随机对照临床试验。样本量300例以上。④Ⅳ期临床试验：是考察在广泛使用条件下的药物的疗效和不良反应、评价在普通或者特殊人群中使用的利益与风险关系以及改进给药剂量等。样本量2000例以上。

一、用途

1. **治疗研究**　评价药物、疗法或其他医疗服务的效果及不良反应。
2. **诊断研究**　评价某一诊断性试验的真实性、可靠性及临床应用价值。
3. **筛检研究**　评价一种检查方法是否能够用于大规模人群某种疾病的筛检，并评价该方法的真实性、可靠性及实用性。
4. **预后研究**　主要用于疾病预后因素的研究与评价。
5. **病因研究**　主要用于疾病危险因素的干预研究。

二、设计的基本原则

由于临床试验的特殊性，除了遵循随机、对照、均衡、重复原则外，还要遵循以下原则：

1. **多中心**　多中心临床试验是指有多名研究者在不同的研究机构内参加并按同一试验方案要求用相同的方法同步进行的临床试验。多中心临床试验能够在较短时间内获得较多受试者，涵盖面较广，可以避免单一研究机构可能存在的局限性，所得结论有较广泛的意义，是一种更加有效的临床试验方法。

2. **盲法（blinding）**　是指在不知道研究对象分组情况的前提下进行临床研究过程

中指标的观测、数据的收集、分析和结论判断的一种试验方法。其目的是克服可能来自研究者或受试对象的主观因素所导致的偏倚，但是在实施中通常存在一定程度的伦理道德问题，应注意其可行性。通常盲法可分为：

（1）单盲（single blind）：只有研究者了解分组情况，研究对象不知道自己是试验组还是对照组。优点是研究者可以更好地观察了解研究对象，可及时处理研究对象发生的意外问题；缺点是避免不了研究者方面带来的主观偏倚。

（2）双盲（double blind）：研究对象和研究者都不了解试验分组情况，而是由研究设计者来安排和控制全部试验。优点是可以避免研究对象和研究者的主观因素所带来的偏倚，缺点是方法复杂，较难实行，且一旦出现意外，较难及时处理。

（3）三盲（triple blind）：不但研究者和研究对象不了解分组情况，而且负责资料收集和分析的人员也不了解分组情况，从而较好地避免了偏倚。其优缺点基本上同双盲，从理论上讲该法更合理，但实际实施起来很困难。

与上述盲法相对应的是非盲法，又称开放试验（open trial），即研究对象和研究者均知道试验组和对照组的分组情况，试验公开进行。其优点是易于设计和实施，研究者了解分组情况，便于对研究对象及时做出处理；缺点是易于产生偏倚。

三、常用设计方案

1. 平行设计　是医学科研中最常用的一种实验设计方案，它是将研究对象随机分配到两组或多组，分别接受不同的处理，两组同时开始进行研究，同时分析和比较研究结果。随机对照试验（randomized controlled trial，RCT）是其应用最广泛的一种类型。

2. 交叉设计　是对两组受试对象使用两种不同的处理措施，然后将处理措施互换交叉进行的一种实验设计方案。这种设计较平行设计的检验效率更高，所需样本量较小，缺点是易产生遗留效应、设计和分析较复杂，主要适用于症状反复发作的慢性病，如高血压、风湿性关节炎等。

3. 析因设计　是一种将两个或多个处理因素各水平交叉分组，通过不同的组合评价各处理因素的主效应、单独效应和交互作用的实验设计。其优点是检验效能高、节约样本量、可以分析交互效应，缺点是设计和分析较复杂。

4. 序贯设计　序贯实验是一种经济快速的实验设计。患者按进入的先后用随机化方法分配到实验组或对照组，逐一实验逐一分析，随着实验例数的逐渐增加，不断作显著性检验，一旦可以判定结果时，实验即可停止。此设计方案优点是事先不需确定样本含量、节省样本例数；缺点是需预先提供有效率和无效率水平，不适用于慢性病、多变量研究及远期随访研究。

四、设计与实施的基本步骤

1. 明确研究目的与意义　首先应说明研究的背景和临床研究的目的，明确研究能解决什么临床问题？解决这样的问题有什么意义？阐明研究背景是为了指出研究的科学意义，而明确研究目的是决定采用何种具体方法解决问题的前提。

2. 选择研究对象 根据研究目的确定病例的来源，最好来自于多家不同的地区、不同级别医院的门诊或住院患者，保证其代表性。所选择的病例必须是符合统一诊断标准和得到明确诊断的患者，同时应有严格的纳入标准和排除标准，以避免某些因素影响研究的真实效应或存在医学伦理问题。

3. 确定干预措施 在研究计划中应列出具体干预措施，如在评价药物治疗效果的临床试验计划中，须说明药物的名称、来源、批号、剂量、给药方式等。须说明措施的实施方法，使研究能在统一标准下进行。

4. 估算样本含量 影响样本含量大小的因素主要有：个体的差异程度、组间效应的差异程度、资料的性质、Ⅰ型错误概率（α）、Ⅱ型错误概率（β）等。根据设计要求，参考相应公式，确定合适样本含量。实际工作中，因研究对象难免有一定的失访或不依从，一般可在估算的样本量的基础上适当增加 10% ~ 20%。

（1）两样本率比较的样本含量估算：

$$n = \frac{[z_\alpha \sqrt{2\bar{p}(1-\bar{p})} + z_\beta \sqrt{p_1(1-p_1) + p_2(1-p_2)}]^2}{(p_1 - p_2)^2} \tag{17-1}$$

式中，p_1 是对照组发病率，P_2 为实验组发病率；$\bar{p} = (p_1 + p_2)/2$；z_α 为 α 水平相应的标准正态差，z_β 为 $1-\beta$ 水平相对应的标准正态差，可通过查表获得。

（2）两样本均数比较的样本含量估算：

$$n = \frac{2(z_\alpha + z_\beta)^2 \sigma^2}{(\bar{x}_1 - \bar{x}_2)^2} \tag{17-2}$$

式中，σ 为估计的标准差；$\bar{x}_1$、$\bar{x}_2$ 为实验组与对照组样本均数；z_α、z_β 同上。

5. 随机分组 随机化分组就是使试验对象分配到各组的机会均等，以平衡试验组和对照组已知和未知的混杂因素，从而提高两组的可比性，使研究结论更加可靠。

6. 效应指标的选择与测量 临床试验的效果是以效应指标来反映的，如发病率、治愈率、缓解率等。效应指标的选择必须能够确切反映研究因素的效应，有客观的测量方法，并具有特异性和灵敏性；指标的观察可采用盲法，以减少主观偏倚对结果的影响。

7. 资料的整理与分析 临床试验一般需要收集基线资料、有关治疗依从性资料、用于估计干预效果的资料以及用于评估干预不良作用的资料等四方面资料。将研究资料进行核对、整理后，对资料的基本情况进行描述和分析，特别需要注意的是试验组和对照组均衡性与可比性的比较。统计分析方法主要包括描述性分析、参数估计、假设检验和置信区间计算等，具体方法可参考有关统计学著作。

五、临床试验效果的评价

1. 评价原则

（1）防治效果的结论是否从随机对照临床试验中获得：随机对照临床试验能够很好地控制试验过程中的选择偏倚和信息偏倚，结果可靠，是评价临床试验疗效的首选方法。

（2）研究中是否观察和报告了全部临床结果：既要报告疗效、患者用药后的症状、体征、主观感觉和生活质量的变化，还要如实报告患者用药后的毒副反应，这对临床试验结果的评价非常重要。

（3）是否详细介绍了研究对象的情况：临床试验结果中除了介绍研究对象的人口学特征外，还要介绍研究对象的症状、体征、轻重患者比例、病变部位和范围、疾病分期、有无合并症等，目的是便于他人评价疗效和推广应用。

（4）是否同时考虑临床意义和统计学意义：评价临床试验疗效首先应考查组间疗效差异是否有统计学意义，然后结合临床专业知识及药品毒副作用等考查其临床意义。

（5）是否介绍防治措施的实用性：要求较为具体介绍防治方法、用药指征和禁忌症、增加或减少剂量或终止治疗的指征、毒副作用等，目的是便于其他医师重复。

（6）结论中是否包括了全部研究对象：临床研究结果应该分析和总结全部纳入的研究对象，遇有失访和不依从时要具体说明，不能随意剔除，否则会对试验结果产生影响。

2. 评价方法

（1）基线评价：在进行疗效分析前，对两组可能影响治疗效果的其他因素进行对比分析，确保组间的均衡性与可比性。

（2）疗效评价：在药物临床试验中，根据研究目的和对照选择不同，假设检验的方法也不同，主要有以下3种类型：①优效性检验：当对照采用的是安慰剂对照、空白对照时，试验的目的主要是确定试验组的疗效是否比对照好；或者采用标准对照时，研究者想了解试验药物疗效是否优于对照药物，这时两组疗效比较采用优效性检验。②非劣效性检验：若对照组采用肯定有效的传统药物进行治疗（标准对照或阳性对照），目的是考察新的治疗方法的疗效是否不比标准治疗方案差，以确定是否可用新治疗方案替代传统治疗方法，则两组的疗效比较采用非劣效性检验。③等效性检验：若对照组采用的是标准对照，试验目的是考察新的治疗方法的疗效是否与标准方法相等，则两组疗效的比较采用等效性检验。

（3）安全性评价：药物临床试验中要如实报告患者用药后发生的不良反应及其严重程度，对药物应用的安全性进行评估，以便客观评价临床试验的效果。

（4）成本效益评价：从药物经济学角度分析评价药物治疗方案的成本、效益或效果，可为卫生资源的合理使用及医疗决策提供依据。

3. 评价指标

（1）有效率（effective rate）：

$$有效率 = \frac{治疗的有效例数}{治疗的总例数} \times 100\% \qquad (17-3)$$

（2）治愈率（recovery rate）：

$$治愈率 = \frac{治愈例数}{治疗的总例数} \qquad (17-4)$$

（3）相对危险度降低（relative risk reduction，RRR）：采取治疗措施后减少的不利事件（如并发症，病死率）发生率占对照组不利事件发生率的百分比。此值表示试验组在采取治疗措施后，发生不利临床事件的 *RR* 降低的程度。

$$RRR = (P - A)/P \times 100\% \qquad (17-5)$$

式中：*P* 为对照组事件发生率；*A* 为治疗组事件发生率（下同）。

（4）绝对危险度降低（absolute risk reduction，ARR）：对照组与试验组不利临床事件发生率的差值。此值越大，临床疗效越好。

$$ARR = P - A \qquad (17-6)$$

（5）需要治疗人数（number needed to treat，NNT）：绝对危险度降低率的倒数。它的实际意义是：用某种治疗措施治疗某病，需要治疗多少患者才能防止一次不利结局的出现。

$$NNT = 1/ARR \qquad (17-7)$$

此外，对慢性非传染性疾病疗效评价指标也可采用中间结局变量，如人群认知、态度、行为的改变、生存质量变化等。

六、影响疗效研究的主要因素

1. 研究方法选择不当　不同的疾病、不同的情况应采用不同的研究方法，如果研究方法选择不当则可影响结论的可靠性。例如对于治愈率低、疗程长的疾病适宜采用病例对照研究，如果一味使用实验性研究，则在短期内得不到可靠结论。

2. 研究设计是否合理　科学合理的研究设计是保证结果可靠的必要条件，是研究实施的依据。研究设计中，样本对总体的代表性、组间是否齐同、样本大小、对照设置方式、效应指标观察、统计分析等均可影响结果的可靠性。

3. 依从性　即被研究者执行设计方案所规定的程序和疗法的程度。受试者依从性的程度将直接影响研究结果的可靠性。

4. 偏倚　通常包括选择偏倚、信息偏倚和混杂偏倚，这些可通过良好的实验设计予以控制。

5. 沾染与干扰　沾染（contamination）是指对照组意外地接受了试验组的处理因素。这样会使研究因素的效应降低。干扰（co-intervention）是指试验组患者额外地接受了与研究因素效应一致的其他处理，这样就使研究因素的效应增强。

第三节　社区试验

社区试验（community trial）也称社区干预试验（community intervention trial），是以整体社区人群或某一人群的各个亚人群作为干预对象的实验研究。常用于对某种预防措施或方法的效果进行评价。

社区试验与临床试验均是应用实验性研究的原理与方法评价疾病的防治效果，二者不同之处在于：①分组方式不同：社区试验则是按社区或团体进行分配，而临床试验以受试者个体为单位进行随机分配；②干预措施的目标不同：社区试验的干预目标主要是疾病的一级预防，而临床试验主要是针对疾病二、三级预防措施进行干预；③受试对象不同：社区试验受试对象是健康人群，而临床试验受试对象是某病患者。

一、用途

1. **评估危险因素和验证病因假设**　主要通过干预危险因素的暴露，观察干预对预防疾病或促进健康的效果来评估病因或危险因素。例如，通过评估戒烟对预防肺癌发病的效果来验证吸烟与肺癌的因果关系。

2. 评价疫苗、药物或其他措施预防疾病的效果。

3. 评价卫生服务措施的质量。

4. 评价公共卫生策略。

二、基本方法与步骤

社区试验的步骤与方法基本上同临床试验，下面主要介绍与临床试验方法上不同之处。

1. **确定研究内容**　社区试验的干预目标是疾病的一级预防，主要任务是通过干预危险因素的暴露，评价干预措施对某病预防的效果，例如社区人群心脑血管病危险因素综合干预研究。通常一次试验最好只解决一个问题，以免分散力量，措施不集中，影响试验效果。

2. **研究对象的选择**　社区试验的受试对象是某些社区或团体内的健康人群。因此确定受试对象首先确定试验现场，然后再确定受试人群。

（1）试验现场选定的原则：①试验地区或单位人口相对稳定，流动性小，以保证试验能够顺利进行。②试验研究的疾病在该地区有较高而稳定的发病率。③在评价疫苗效果时，应选择近期内未发生该病流行的地区。④试验地区或单位有较好的医疗卫生条件，卫生防疫机构健全，医疗诊断条件较好。⑤当地领导支持，群众欢迎。

（2）受试对象确定的原则：①选择所研究疾病的高发人群，以便能达到预期效果。②研究对象应该是未患研究疾病的人群，因此要排除现患病人。③从可能对干预措施有效的人群中选择研究对象。例如观察麻疹疫苗的预防效果，应选择未发生过麻疹的儿童作为研究对象。④要考虑随访观察或调查是否方便。

3. **样本含量估算**　社区试验主要是不同组间发病率的比较，因此样本量大小主要取决于两个方面：一是该病在一般人群中的发病率，二是试验人群与对照人群发病率差别的大小。计算公式参考公式 17 – 1。

4. **随机分配与对照设置**　社区试验的随机分配是按照社区或团体进行分配，以一个村庄、街道或学校等作为研究单位，观察某干预措施对某病的预防效果。这种分配称为整群分配（cluster allocation）。因此社区试验的对照称为群组随机对照。例如进行健康教育，培养良好读书行为对预防小学生近视的效果研究，可以选取几所小学，将其随机分成两部分，一部分小学通过健康教育给予读书行为干预，另一部分小学不作干预（对照）。这种分组并非对每个研究者进行随机分配，而是对研究者所在的群组进行随机分配。有些情况下，社区试验虽有对照，但由于条件限制不能进行随机分配，这种社区试验称作类试验（quasi – experiment）。

5. **确定效果观察指标**　社区试验效果观察指标通常是人群的发病情况（如发病率

等）。不同组间要有统一的、客观的、合理的诊断标准，观察指标应有特异性，尽可能选择客观的定量指标。

6. 干预措施的给予和观察 干预措施的给予应采用统一的方法和标准。由于社区试验涉及样本量大，为了使措施给予与观察标准化，应根据研究内容，选择合适的专业人员进行统一培训，按照统一的标准和方法进行干预和观察。

7. 结果分析 社区试验研究的结果比较通常是比较不同组间疾病的发病率，并作假设检验，若组间有差异，可进一步计算预防措施的效果指数（index of effectiveness，IE）和对人群的保护率（protective rate，PR）。

（1）效果指数（index of effectiveness，IE）：

$$效果指数 = \frac{对照组发病（或死亡）率}{实验组发病（或死亡）率} \qquad (17-8)$$

（2）保护率（protective rate，PR）：

$$保护率 = \frac{对照组发病（或死亡）率 - 实验组发病率（或死亡率）}{对照组发病（或死亡）率} \times 100\%$$

$$(17-9)$$

三、设计和实施中应注意的问题

1. 结局变量的确定要考虑是否具有公共卫生意义，能否达到满意程度，以及是否能被准确记录等。在健康危险行为的干预试验中，要注意健康效应的滞后性，因此评价行为改变这个直接效应也是非常重要的。

2. 计算发病率时，由于试验人数多，观察时间长，中途退出或进入等情况比较常见。因此应以"人年"计算发病率，即以观察期间的新发病例数作分子，以"观察人年"作分母计算发病率。

3. 避免组间"串组"问题，即对照组也采用了与试验措施相同的措施。对照组个体可能通过主动寻求医疗保健知识和服务，得到有关信息，从而自发改变行为，为研究结果带来误差。

4. 注意控制混杂因素对结果的影响。在设计时尽可能做到平衡两组人群的基本特征，必要时可采用匹配措施。在资料分析时可以采用分层分析、标准化或多因素分析等方法控制混杂。

思考题

1. 请认真理解实验性研究的概念、特征及其基本原则，思考实验性研究与队列研究的异同点。

2. 认真领会临床试验的概念、基本原则及其实施的基本过程，请思考影响临床疗效研究的主要因素有哪些？如何评价临床试验的效果？

3. 请思考社区试验与临床试验有何异同点？如何开展社区试验？

第十八章　偏倚控制与病因推断

在预防医学和临床医学研究过程中，偏倚的存在直接影响研究结果真实性，从而导致研究结论缺乏科学性。因此，研究者在实际研究过程中，乃至阅读别人的研究成果时，对偏倚的识别和控制十分重要，减少了偏倚，实际上就是提高了研究结论真实性和可靠性。病因研究是预防医学研究的重要方面，加强病因研究不仅可以更好地做好一级预防，而且对疾病的诊断、治疗和预后估计都有重要意义。应用流行病学病因研究方法，可以对疾病病因作出科学严谨的推断。

第一节　偏倚与控制

医学研究中，从设计到实施及最后的资料分析和结论推导中的任何环节都可能受到偏倚的干扰，从而导致研究结论的夸大或缩小，偏倚识别和预防是保证研究真实性和科学性的关键。

一、基本概念

误差、真实性和精密度这几个概念是相关联的，并与偏倚概念密切相关，兹介绍如下：

1. **误差**　误差（error）是观察值和真实值之差。误差是客观存在的，误差通常分为两种类型：系统误差和随机误差，后者又包括随机测量误差和抽样误差。流行病学中的误差主要表现为样本与总体之间的差异，而这种误差产生的根源又是以个体变异或测量误差为前提的。

2. **真实性**　也称效度（validity），是指研究过程中，收集的数据、分析结果和所得结论与客观实际的符合程度。流行病学研究的真实性包括内部真实性（internal validity）和外部真实性（external validity）两个方面。内部真实性反映了研究结果与目标人群的符合程度，而外部真实性则是指研究结果是否能推广应用到目标人群以外的对象，内部真实性是外部真实性的先决条件。系统误差是影响真实性的关键因素。

3. **精密度**　也称可靠性（precision），是指研究结果受随机误差影响的程度。随机误差越小，精密度就越高。随机误差的大小与样本量、抽样方法及个体变异大小有关。因此，实际研究过程中，可以通过增加样本量和改善设计的方法来提高研究的精密度。

4. 偏倚　偏倚（bias）是一种系统误差，是由于各种原因导致研究或推论过程中存在系统误差，致使研究结果或结论偏离客观实际。偏倚常表现出方向性，即会有规律地偏离真实。偏倚一旦产生，一般不能通过统计学假设检验滤过，因此只能预先考虑到，并加以避免，这就显示了研究设计的重要，统计学设计大部分内容都是围绕偏倚控制展开的。偏倚可以产生于研究过程的任何环节，是影响流行病学研究真实性的重要问题。最著名的早期偏倚研究是 Berkson 所做的，他在 1946 年证实了采用医院病人对象的病例对照研究容易遭受潜在的选择偏倚，这种偏倚来自于病人入院风险同病人的多种状况有关，又称为 Berkson 偏倚。1976 年 Miettinen 详细讨论了偏倚的定义，并给出了分类框架。

二、常见偏倚及其分类

偏倚有多种分类法。在临床流行病学中，目前已经总结出 100 多种偏倚，根据其来源和出现阶段不同，通常归为选择性偏倚、信息偏倚和混杂偏倚三大类。

（一）选择性偏倚

选择性偏倚（selection bias）是指由于选择的研究对象不能代表目标人群，从而使得从样本得到的结果推及总体时出现了失真。选择偏倚根据其来源不同可以分为多种类型，兹介绍如下：

1. 入院率偏倚（admission rate bias）　又称为伯克森偏倚（Berkson bias），是在选择医院就诊或住院的病例作为研究对象的病例对照研究时，由于不同疾病的入院率不同所造成的偏倚。因为基于医院患者的病例－对照研究，不能在目标人群中把符合条件的病人都检出纳入病例组，非病人纳入对照组，也不能遵循从目标总体进行随机抽样原则，对照组只能选自医院的其他病例，这样可因两种疾病的入院率不同，而出现夸大或掩盖某暴露因素与疾病的真实联系。例如基于医院的病例－对照研究时，由于脑卒中病人伴有癌症较之不伴有癌症者有较高的入院率，因而产生了癌症与脑卒中有统计学联系（$OR = 2.8$），而基于人群的病例－对照研究并未发现它们之间的统计学关联（$OR = 1.0$）。

2. 检出症候偏倚（detection signal bias）　由于某因素能引起或促进某症候的出现，而该症候又与所研究疾病相关，部分所研究的病例因为这种症候而就医，由于接受多种检查，使该人群有较高的检出率，将与该疾病本无关联的因素，得出有关联的错误结论。检出症候偏倚的一个典型例子是子宫内膜癌与服用雌激素的关系的研究，1975 年 Ziel 等进行病例对照研究发现子宫内膜癌与服用雌激素之间有密切联系，后来被其他学者证实是由于服用雌激素导致子宫容易出血，因而频繁就医接受检查，从而提高了检出率，造成了服用雌激素与子宫内膜癌的发生有关联的虚假结论。

3. 现患病例－新发病例偏倚（prevalence incidence bias）　又称为奈曼偏倚（Neyman bias），是由于现患病例与新发病例在暴露因素等特征上存在差别，若仅纳入现患病例而导致的结论偏倚。另外有些慢性病如高血压等病人因患病后改变了原来的某些暴露因素，在接受调查时，往往回答改变后的状况，从而就会低估暴露因素与疾病间的关联；当然，即使回答了改变前的暴露变量，但不能排除某些病例在随后的一段时间确实改善了不良暴露因素，同样会出现低估该暴露因素与疾病之间的关联。

4. 无应答偏倚（non－respondent bias）　指研究对象因各种原因对研究的内容不予回答而产生的偏倚。如无应答者的主要研究因素或暴露史与应答者存在差异，就会使调查结果产生偏倚；失访也是一种特殊形式的无应答，如队列研究、临床试验和预后研究的失访率达 20% 及以上会产生严重偏倚。

5. 易感性偏倚（susceptibility bias）　由于各比较组间的研究对象存在很大的易感性差异所产生的偏倚。典型的例子是在职业性疾病研究中的健康工人效应（healthy worker effect）。当研究某职业毒物对机体的危害时，常以接触毒物的工人为暴露组，不接触毒物的工人为对照组，由于接触毒物的工人往往选择具有较高健康水平的对象，对毒物的耐受性较强，因此，在分析结果中会得出该毒物对机体无害甚至有保护作用的错误结论。

6. 时间效应偏倚（time effect bias）　由于许多慢性病，从开始暴露于危险因素到发病通常有一个漫长过程，在病例对照研究过程中，暴露后即将发病的人、已发生早期病变而未能检出的人往往会作为非病例进入对照组，从而降低暴露与疾病的联系强度，称之为时间效应偏倚。

7. 领先时间偏倚（lead time bias）　在预后研究中，当观察某因素对预后的影响时，由于确诊时间的领先而出现这些病例的生存期长于症状出现后被医院确诊病例的生存期的假象，称为领先时间偏倚。

（二）信息偏倚

信息偏倚（information bias），又称观察偏倚（observation bias），是指在研究过程中，由于测量方法缺陷、诊断标准不明确或既往资料不准确等原因，导致在信息收集过程中出现的系统误差。

1. 诊断怀疑偏倚（diagnostic suspicion bias）　此类偏倚常常发生在随访研究中，例如在队列研究中，由于研究者事先已经知道了研究对象对研究因素的暴露情况，因而在研究过程中对暴露组会比对照组更加关注其是否发生预期的结果，从而更加仔细地寻找其结局所导致的偏倚。临床上从事特殊检查的工作者，如放射科医生、病理科医生等对结果的解释会很大程度上受他们已知的临床情况的影响，对某种不太肯定的现象，做出符合临床诊断的解释，故又称为期望偏倚。

2. 暴露怀疑偏倚（exposure suspicion bias）　此类偏倚主要发生在回顾性研究中，当研究者事先知道研究对象患有某种疾病时，在资料收集过程中会对患病者比未患病者更仔细地收集暴露因素，因而产生的偏倚。

3. 回忆偏倚（recall bias）　回忆偏倚是由于研究对象对调查事件关心程度的差异等原因，使其在回忆以往发生的事件时，出现比较组之间在回忆的准确性和完整性上存在差异导致的偏倚。此类偏倚源于被调查者，而暴露怀疑偏倚则源于调查者。在病例对照研究中，回忆偏倚较常见。

4. 报告偏倚（reporting bias） 又称为说谎偏倚，由于调查时涉及生活方式或隐私等原因，研究对象会隐瞒或编造虚假内容，从而有意夸大或缩小某些信息而导致的偏倚。

5. 测量偏倚（measurement bias） 指由于研究中所使用的仪器、试剂、方法、条件的不标准或不统一，造成研究结果产生的偏倚。此外在问卷调查中，若调查表设计不科学或调查方式不当、调查方案不统一，也会导致测量误差。

6. 错误分类偏倚（misclassification bias） 此类偏倚是指对病例组与非病例组，或暴露组与非暴露组之间的错误分组，所导致的偏倚。错误分类偏倚的发生常常是由于测量暴露和疾病的标准不统一或者方法不当所引起的，其对结果的影响大小取决于对比各组中错分概率是否一致以及人群中暴露的比例。当对比的各组都存在相同比例的被错误分类的个体时，称为无差异错误分类，但当对暴露的测量等在比较组间被错误分类的比例不同时，则称为有差异错误分类，后者要比前者复杂得多，都可使效应值趋向于无效，或使无效值远离其真值。

7. 发表偏倚（publication bias） 由于研究者本身或杂志社选择稿件的趋向性，使阴性研究的结果比阳性研究者有较少的发表机会，使人们从公开发表的材料上获得的信息与真实情况的偏差。

（三）混杂偏倚

1. 概念 混杂偏倚（confounding bias）指在流行病学研究过程中，由于一个或多个非直接研究因素既与疾病有关联又与研究因素有联系，从而干扰了研究因素与疾病联系的判断，导致结论正向或负向的偏离客观实际。例如，当研究吸烟与肺癌是否有因果关系时，年龄不但与吸烟相关，与肺癌也有一定的关系，当年龄这一因素在研究的分组中分布不均衡时，就会出现混杂偏倚，夸大或掩盖吸烟与肺癌因果联系的判断，从而导致错误的结论。

混杂因素或混杂因子存在是导致混杂偏倚的必备条件，但并不是有混杂因子的存在就会发生混杂偏倚。作为混杂因子必须满足三个条件：①必须与所研究的疾病的发生有关，是该疾病的危险因素之一；②必须不是研究因素与疾病病因链上的中间环节或中间步骤；③必须与所研究的因素有关。

2. 混杂偏倚判断 在大多数情况下，混杂偏倚是不容易被发现的，研究者可以根据专业知识推断，结合定量分析的方法进行推断。从专业上分析，混杂因子可来源于人口统计学指标，如年龄、性别、种族和文化程度等，另一方面也可以是除研究因素以外的危险因素。定量分析方法可以采用分层分析或多因素分析模型来评估。

3. 混杂偏倚方向和大小测量 如果用 cRR 描述未分层资料中，即混杂因素 F 存在时，暴露 E 与疾病 D 的关联程度，也称为粗 RR，用 aRR 表示排除了 F 作用后因素 E 与疾病 D 之间的关联程度，也称为调整 RR，则混杂偏倚的大小和方向可以用公式 18 – 1 来计算：

$$混杂偏倚 = \frac{cRR - aRR(F)}{aRR(F)} \qquad (18-1)$$

当上式的偏倚得分比值等于 0 时，表示 F 没有混杂作用，大于 0 时，则表示为正混杂，相反则为负混杂，得分比值的绝对值大小反映了混杂的程度。

三、偏倚的控制

偏倚是影响研究真实性的重要因素，医学研究设计大都是围绕偏倚控制来展开的，因此，偏倚的有效控制是提高研究质量，保证研究科学性的重要环节。偏倚在整个研究过程中都有可能产生，研究者需要在研究设计、实施和分析等全过程中分析可能产生的偏倚，并有意识地采取有效措施进行控制。

（一）研究设计阶段的偏倚控制

控制偏倚关键在于预防，有些偏倚一旦产生，就很难消除，因此偏倚控制，最主要的方法是通过周密、严谨的科研设计，尽可能地避免和预防。

1. 选择性偏倚控制　选择性偏倚必须在设计阶段进行控制，此类偏倚一旦发生就无法消除，因此要充分认识到研究中可能存在的选择偏倚，从而有效地加以避免。如为了防止入院率偏倚和检出症候偏倚，应该首先考虑选择社区人群中的所有病例，若条件不允许，从医院选择病例时，要尽可能从多家医院选择，使选择的病例能基本代表研究人群中的所有病例。在病例对照研究中，要以新病例作为首选。通过加强人员培训，提高调查水平和病人依从性，降低失访率，使应答率不低于设定的最低标准。

2. 信息偏倚控制　设计阶段应对该调查的项目应进行合理的设置，尽可能选择客观量化指标，如对暴露因素界定要准确具体，对疾病要有统一明确的诊断标准，对涉及的检测仪器和试剂要有统一标准，预先制定好测量的标准化操作规程（SOP）。

3. 混杂偏倚控制　设计阶段研究对象的正确选择可以有效地控制混杂偏倚。常用的方法有限制、配比、随机化和分层抽样。限制和配比要适当，该设计可能会增加工作的难度，并且难以分析混杂因素与暴露因素间的交互作用，随机化分组的方法有其适用性，一般不适用于观察性研究。

（二）研究实施阶段的偏倚控制

信息偏倚是研究实施阶段可能产生的主要偏倚，在大型研究中，由于调查的项目较多，研究者需要事先做好规划、组织和培训工作，针对信息偏倚来源进行有针对性地控制。研究者可以通过多次的培训和考核，使收集资料的人员统一认识，信息采集执行标准化操作规程，尽可能选择盲法的方法消除主观因素对研究结果的影响。

（三）资料分析阶段的偏倚控制

资料分析阶段关键是控制混杂偏倚，分层分析、标准化法和多因素分析等统计学方法可以有效地控制和分离混杂因素。当混杂因素不多时，分层分析不失为一种简单而有效的方法，但当混杂因素较多时，分层分析将会很繁杂，且样本量要求很大，此时不妨采用 Logistic 回归、Cox 模型等多因素分析方法。

第二节 病因及其推断

病因引发疾病并危害人类健康，只有揭示了致病性危害因素及其影响规律，医务工作者才能对疾病预防、诊断和治疗制定更加针对性的方案，因此病因研究是医学研究重要内容，随着现代流行病学迅猛发展，流行病学方法已经建立了疾病病因概念与病因探索、验证及推断的完整逻辑框架。

一、病因的概念及分类

（一）概念

人们对病因的认识是随着医学的发展和思维方式的变化而不断加深和完善的，因此病因的概念也是不断发展和完善的，病因认识已经从最初的朴素唯物病因学说到特异病因学说，再到现代的"多病因学说"，在社会－心理－生物医学模式指导下，目前病因的概念有狭义和广义之分。

狭义病因是指周围环境中的物理、化学、生物及社会性等有害因素作用于人体，或者人体自身的心理或遗传缺陷，在一定的条件下，可以引起致病效应；广义病因认为，那些能使人们发病概率增加的因素，都可被认为是病因，当它们当中的一个或多个不存在时，疾病频率就下降，这是一种概率论的病因定义。

在病因学研究中，若经过验证与疾病的发生有不同程度的因果关系，但不能肯定为病因者，通常称之为发病的危险因素（risk factor），其含义比传统意义上的病因概念要广泛得多，特别适用于高血压、糖尿病等原因不明疾病的研究中。

实际上对于疾病的发生，病因无非来自于宿主和环境两个方面，宿主因素包括先天遗传和后天的年龄、营养、心理和行为等，环境因素包括生物、理化、社会等因素。病因的致病效应可以表现为一因一果、一因多果、多因一果、多因多果、病因网络关系几种形式。

（二）分类

1. 直接病因和间接病因 直接病因是指某因素不需要中间环节直接引起疾病的发生，如化学烧伤、车祸等伤害事件；间接病因是指某因素要经过若干个环节才能导致疾病的发生，或者说与疾病发生有关的间接因素，它们的存在能促进发病，人类大多数疾病属于此类。

2. 充分病因和必需病因 充分病因定义为必然导致疾病发生的最低限度的一组因素，这里的"最低限度"是指这一组因素中任何一部分都是不可缺少的，构成某病充分病因的任一成分也称为该病的组分病因；必需病因是指某疾病发生的必要因素，如果缺少该因素，疾病就不会发生，如结核病，必需有结核杆菌感染这一因素存在，否则就不会发结核病。

二、病因学研究的程序和方法

（一）研究程序

致病因素作用于人体引起疾病的过程相当复杂，研究疾病病因的科学称为病因学（etiology）。疾病自然史是在不加任何治疗或干预措施的情况下，疾病从发生、发展到结局的整个过程，包括了四个分期，即生物学发病期、亚临床期、临床期和结局。病因研究就是基于临床现象的观察和比较，建立病因假说，再运用流行病学思维和方法进行检验或验证的过程。无论是实验医学、临床医学，还是预防医学都非常重视病因研究，但由实验医学研究场所的限制和临床医学收集资料缺乏系统性、完整性，因此在病因研究中，它们都具有一定的局限性，只有将这三个方面结合起来，运用流行病学的思维和方法，才能更好地揭示疾病的复杂病因，流行病学病因研究的一般程序如图 18 - 1 所示。

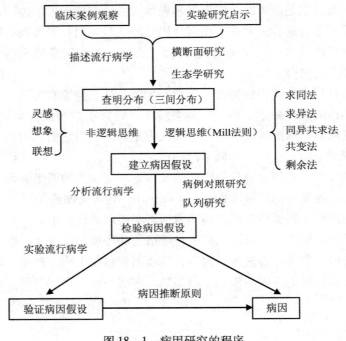

图 18 - 1   病因研究的程序

（二）研究方法

1. 病因假设建立   通过文献复习、案例观察、基础实验发现及其描述流行病学揭示现象的研究，借助 Mill 逻辑思维准则等，可以初步形成研究的病因假设。

（1）临床案例研究：临床医生在日常诊疗过程中，最早接触病例，为了更好地诊治病人，他们会利用所掌握的医学知识，有意识地寻找发病原因。他们通过观察和比较分析，为病因的发现提出进一步研究的线索。如反应停药引起海豹状畸形的研究，最早是由妇产科医生发现临床中此类病例一段时间内增多，有些医生敏锐地预见到可能与反应停这个药物有关，然后采用流行病学方法最终得到证实。这种个案和系列病例研究也属于描述性研究范围。

（2）基础实验研究：微生物学实验研究可以为感染性疾病的病因学研究提供实验学基础；分子生物学实验可以从分子水平研究肿瘤等疾病内在的可疑病因及其致病机理，建立生物学微观诊断方法；动物实验可以通过制作相应模型来证实可能的病因。

（3）描述性研究：也称描述流行病学，是通过专门调查或常规记录获得的资料，得到疾病不同地区、不同时间和不同的人群特征的分布，这就为病因研究提供了线索，因为疾病分布是有规律的，而规律是由病因决定的，通过对分布现象的描述，找到疾病和某些因素在分布上的一致性，就得到了病因线索。流行病学已经形成了完整的病因学研究体系，在病因学研究中具有极其重要的地位，所谓"病因研究的三部曲"，即描述性研究、分析性研究和干预性研究。

（4）Mill 准则：在描述性研究的基础上，结合逻辑推理的 Mill 准则可以建立病因假设。所谓 Mill 准则，即为科学推理五法：求同法、求异法、同异并用法、共变法和剩余法。该法由 19 世纪著名哲学家 J. S. Mill 提出。

①求同法：是指根据研究对象出现的若干个不同场合中，只有一个相关因素相同，从而确定这唯一的相同因素与被研究现象有因果关系，它的特点是"异中求同"，其基本假定是某现象存在，某因素就存在。如 1848～1854 年英国著名内科医生约翰斯诺（John Snow）针对伦敦霍乱的流行进行了调查，发现了所有病例都饮用同一来源的井水，确定了霍乱是经水传播的，后来随着微生物学发展，根据此线索，找到了水中的霍乱弧菌是其真正病因。

②求异法：是指根据被研究现象出现和不出现的两个场合中，只有一个因素不同，其他因素都相同，从而确定此差异因素与被研究现象有因果联系，该方法特点是"同中求异"，其基本假定是某现象有和无是和某因素存在相一致的。如农村某地区高血压病人和非高血压病人比较，他们在日常饮食中其他因素都差不多，但食盐使用量有很大差别，据此可以推测高血压与食盐量的增加有关。

③同异并用法：是指当所研究的现象出现的几个场合中都有一个共同的因素，而在所研究的现象不出现的场合中却没有此因素，则可以确定该因素与某现象存在因果联系，该方法特点是既求同又辨异。

④共变法：是指当所有因素中只一个因素发生不同程度的变化时，某现象也随之发生相应的不同程度的变化，因而确定这一相关因素与被研究现象有因果关系，该方法的特点是从量的变化方面来寻找因果关系。如人均烟草消耗量较高的地区，人群中肺癌发病率也较高，提示烟草是致肺癌的原因。

⑤剩余法：是指对于某一复合结局事件（A、B、C），已知其有关因素在特定范围内（a、b、c），通过研究已经知道，a 可以说明 A，b 可以说明 B，那么可以得出剩余 c 必定说明 C。该方法适用于复杂现象之间的因果关系的研究。

上述 5 种方法为流行病学病因研究提供了基本的逻辑思维方法。在实际工作中可以将几种方法结合起来应用，以减少判断错误和提高研究假设的可靠性；但切忌生搬硬套。

2. 病因假设检验　通过上面的方法建立病因假设以后，就可以采用流行病学分析性研究来检验它。检验步骤通常是先进行病例对照研究，再开展队列研究。

3. 病因假设验证　实验流行病学方法可以验证病因假设。实际上，无论来自临床医学、基础医学实验，还是来自流行病学研究获得的病因假设，最终要回到人群中进行验证。其中随机对照试验可以验证因果关联，证据级别也是最高，但由于医学伦理和可行性等问题，在实际应用中受到一定程度的限制。目前，随机对照试验更多的是用于治疗措施和预防方案的评价，在病因研究中，多采用去因实验的方法。

4. 病因推断　通过前面的研究程序和方法，也不能完全认定某因素就是某疾病的病因，其病因最终确认必须论据充分，推理严密，既要排除各种误差干扰，又要能说明其是因果关系。因此，要完成因果推论必须遵循相应的原则。由于感染性疾病与慢性非传染性疾病的病因差别很大，下面分别介绍其病因推断原则和方法。

（1）感染性疾病：关于微生物引起的感染性疾病，医学家 Henle 和 Koch 建立了 Henle – Koch 四准则：①在相应的疾病患者中总是能检出该病病原体，即必要病因；②该病原体在其他疾病的患者中不能检出，即具有效应的特异性；③能从感染的疾病患者中分离到该病原体，传过几代的培养物能引起实验动物患相同疾病；④能从患该病的动物中分离到相同的病原体。Koch 还认为，即使某传染病不能传给动物，但只要病原体有规律和排他性的存在，就能证实因果关系。此原则至今仍然适用于传染性疾病（包括感染性疾病）。

（2）慢性非传染性疾病：慢性非传染性疾病的病因远较感染性疾病复杂得多。因果推断需要借助大量的流行病学资料，进行严密的推理，需要排除偶然性和偏倚性影响，还要根据各种实验检查结果和公认的医学理论作为佐证，才能提高因果关系推论的真实性和可靠性。

①统计学关联：判断某因素与疾病之间是否是因果关联，首先必须确定是否存在统计学关联，所谓统计学关联，是指某因素与疾病之间的关联不是由机遇引起的。但是排除了偶然性的影响，并不表示两者之间就一定存在真正关联，如果排除了假阳性错误，这种关联也有可能是虚假关联。

②虚假关联：统计学关联只是推断因果关联的第一步，还需要排除是否是虚假关联，即要排除此关联是否是偏倚所致。在流行病学病因研究过程中，无论是分析性研究，还是实验研究，其研究结果都有可能受到选择性偏倚、信息偏倚和混杂偏倚的干扰。因此，只有排除了所有偏倚后的统计学关联，才有可能是因果关联。

③因果关联：统计学关联是因果关系的基础，但由于统计学关联会受到各种偏倚的影响，因此，还必须排除偏倚的影响，确认其真实的统计学关联。然后再判断此关联是否符合病因推断标准，如有时间先后、具有重复性等，确认是否符合概率论的因果观，即那些能使人们发病概率增加的因素，就可以认为是病因，当它们其中的一个或多个不存在时，疾病概率就下降。因果推断的路径如图 18 – 2 所示。

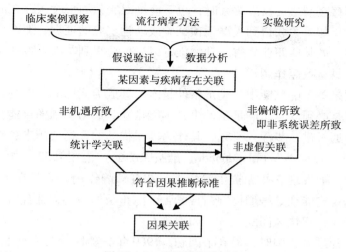

图 18 - 2　病因推断的路径

（3）病因推断标准：通过流行病学方法研究，在排除机遇和偏倚影响的前提下，研究者可以进一步应用病因推断标准，判断某因素和某疾病之间是否存在因果关联。病因推断标准是随着病因复杂性认识的加深和深化不断发展完善的，目前主要有如下几条。

①关联的强度：一般来说，某因素与某疾病的关联强度越大，成为病因的可能性就越大。关联强度可用相对危险度 *RR* 或 *OR* 来表示。如在研究反应停与海豹状畸形的研究中，反应停与海豹状畸形具有极强的关联。但是，在应用此标准时，也不能犯绝对化错误，有时候弱的关联，也可能是因果关联，如吸烟与心血管疾病有弱关联，但属因果关联。当然，弱的关联更容易受偏倚的干扰或掩盖。

②关联的可重复性：真正的因果关联，应该在不同的人群、不同地区和不同时间能反复地被观察到。因此，不同的研究者在各自的同类研究中得出相同结果的频率越大，因果推断的说服力就越强。如关于吸烟与肺癌关系的研究，全世界大型研究均有相似的结果，因而加强了因果关联成立的可能性。

③关联的合理性：是指现有的理论知识与论证的因果关联不矛盾，符合疾病的自然史和生物学原理，乃至科学家的常识判断。当然，这种合理性判断有时候也会犯错误，它会受到当时科学发展技术以及评价者本人知识水平的限制。

④关联的终止性：是指当某可疑病因减少或去除后，相应疾病的发生率就会下降，由于前因后果的时间关系明确，因此成为因果关联的可能性增强。如人群中，如果控制吸烟措施加强，吸烟率下降，相应的肺癌发病率也下降了，就进一步支持了吸烟是肺癌的病因。

⑤剂量－反应关系：这里的剂量－反应关系是指暴露水平与疾病反应的关系，如果出现某因素暴露水平越高，发病风险就越大，此因素成为病因的可能性就越大。因此，剂量－反应关系的存在增加了病因推断的说服力，但相反则不一定成立，由于疾病病因

的复杂性，当不存在剂量－反应关系时，也不能绝对否认因果关系存在的可能性。

⑥实验证据：如果关联得到人群干预试验或动物实验的证据，那么成为因果关联的可能就大大提高。如某些职业暴露，动物染毒以后也会得到与人相似的癌症，那么就支持了该职业因素具有致癌作用。

当然，在因果关系的判断中，满足条件越多，其成为病因的可能性越大，误判的可能性就越小。但是必须注意，满足条件少并不能排除其成为病因的可能性，有可能目前证据还不充分，通过进一步深入研究，其作为因果推断的证据会越来越充分。

【应用案例】"反应停"（thalidomide，酞胺哌啶酮）是在1953年由一家德国公司作为抗生素合成的，但发现它并无抗生素活性，却有镇静作用，于是在1957年作为镇静催眠剂上市。据说它能在妊娠期控制精神紧张，防止孕妇恶心，并且有安眠作用，而且没有任何的副作用，很快风靡欧洲各国和加拿大。

但是，在该药进入美国时，遇到了问题。1960年，美国食品和药品管理局（FDA）的弗兰西斯·凯尔西博士在审核该药在美国销售申请时，怀疑它对孕妇也有副作用，要求厂家和销售商提供更多的研究数据，同年，澳大利亚产科医生威廉·麦克布里德在英国《柳叶刀》杂志上报告"反应停"能导致婴儿畸形。在麦克布里德接生的产妇中，有许多人产下的婴儿患有一种以前很罕见的畸形症状——海豹肢症（phocomelia），四肢发育不全，短得就像海豹的鳍足。而这些产妇都曾经服用过"反应停"。实际上，这时候在欧洲和加拿大已经发现了8000多海豹肢症婴儿。

随后的医学研究者，通过严格的流行病学病例对照研究和回顾性队列研究，证实了反应停和海豹状畸形的关系。

思考题

1. 何为偏倚？常见的偏倚有哪几类及其如何控制？
2. 现代流行病学对病因是如何认识的？
3. 简述病因研究程序和方法。

第十九章　诊断试验与筛检试验评价

第一节　诊断试验与筛检试验概述

在临床医疗服务中，首先要求临床医生对疾病做出正确的诊断，而正确的诊断依赖于准确、可靠的诊断试验。此外，诊断试验还用于判断治疗效果、估计疾病预后、监测治疗的毒副作用等。筛检试验是早期发现病人和高危人群的有效手段，快速、简便、灵敏的筛检试验是保证筛检顺利实施的必要条件。诊断试验与筛检试验的优劣将直接影响到诊断和筛检的效果，因此试验方法的正确评价，不仅对疾病诊断治疗整体水平的提高而且对防病促健康都具有重大的意义，也是临床医生和流行病学医生必须掌握的重要内容。

一、概念

1. 诊断与诊断试验　诊断（diagnosis）就是把病人与可疑有病但实际无病者区别开来的过程。用于诊断的各种方法称为诊断试验（diagnostic test），包括病人的症状、体征、实验室检查（如生物化学、免疫学、病原学指标及病理切片）、影像学检查（如 B 超、X 线、CT、MRI）及仪器检查（如心电图、脑电图、核素扫描、内窥镜）等等。

2. 筛检与筛检试验　筛检（screening）是利用快速、简便的检测方法或措施，自表面健康的人群中发现未被识别的可疑患者或某些疾病的高危个体的过程。用于筛检的各种方法称为筛检试验（screening test），包括体格检查（如测量血压用于筛检高血压）、实验室检查（如宫颈脱落细胞涂片用于筛检宫颈癌）、影像学检查（如乳腺钼靶片用于筛检乳腺癌）等。筛检试验结果阳性者只是可疑有病者、可疑有缺陷者或某些疾病的高危个体，为明确诊断，需要做进一步的诊断试验。

二、诊断试验与筛检试验的区别

诊断试验与筛检试验都是用来判断受检者健康状况的方法，但两者之间存在诸多差异，见表 19-1。

表 19 – 1　诊断试验与筛检试验的区别

特　征	诊断试验	筛检试验
试验目的	疾病的诊断或排除诊断	早期发现可疑患者或疾病的高危个体，了解疾病自然史，开展疾病监测
试验对象	病人或疑似病人	表面健康的人
试验阳性者的处理	大多数要给予治疗	做进一步的诊断或干预
对试验的要求	科学、准确、特异度高	快速、简便、价廉、安全、灵敏度高

三、实施原则

（一）诊断的应用原则

1. 灵敏度、特异度高。
2. 快速、简单、价廉、容易进行。
3. 安全、可靠、尽量减少损伤和痛苦。

（二）筛检的应用原则

1. 被筛检的疾病或缺陷是影响当地居民健康的重大公共卫生问题。
2. 有进一步确诊的方法与条件。
3. 对确诊的病人及高危个体有条件进行有效的治疗或干预。
4. 疾病自然史明确，有可供识别的早期症状、体征或可测量的标志，且潜伏期较长。
5. 试验方法快速、简便、安全、可靠、价廉、有效，并易为群众接受。
6. 有连续而完整的筛检计划，并按计划定期进行。

第二节　诊断试验与筛检试验的评价

诊断试验和筛检试验的评价方法基本相同，均要通过与标准诊断方法即"金标准"进行比较、判断和评价，评价的具体方法如下：

一、评价的基本步骤

诊断试验和筛检试验评价的基本步骤包括确定金标准，选择研究对象，确定试验指标的临界值，同步盲法测试并比较试验与金标准的结果等。

（一）确定金标准

金标准（gold standard）是指当前医学界公认的诊断某种疾病最可靠的方法。金标准用于正确区分"有病"或"无病"，待评价的试验结果将与金标准诊断的结果进行比较。临床中常用的金标准包括活检、手术发现、尸检、细菌培养、影像诊断、特殊检查以及长期临床随访的结果。正确选择金标准，可避免造成疾病分类错误而影响试验的正确评价。

（二）选择研究对象

研究对象包括两组，一组是用金标准确认为"有病"的病例组，应包括目标疾病的各型病例，如典型和不典型的病例，早、中、晚期的病例，轻、中、重型以及有和无并发症的病例等，以使病例组对该病患病群体有较好的代表性，使诊断试验的结果更具有临床实用价值；另一组是用金标准证实为"无病"的对照组，应选择用金标准判断无目标疾病的其他疾病患者，特别是与该病有相似的临床表现，容易和该病混淆的其他病例，目的是明确其鉴别诊断价值。而只选择正常人作为对照是不妥当的，因为试验的诊断和筛检价值不仅取决于是否能区分正常人、可疑病人与典型病例，更重要的是能否区分容易混淆的疾病或疾病的严重程度。

（三）估计样本量

根据设计类型、资料特征及预期灵敏度与特异度等估计试验所需的样本含量，计算公式如下：

$$n = \frac{u_\alpha^2 p(1-p)}{\delta^2} \tag{19-1}$$

式中为所需样本量；δ 为容许误差，一般取值在 $0.05 \sim 0.10$；u_α 为双侧累积概率为 α 的值 u，可由 u 界值表中查得；p 为灵敏度或特异度的估计值，病例组样本量由灵敏度估计，对照组样本量由特异度估计。

应注意，上述公式只适用于预期的灵敏度或特异度不小于20%或不大于80%的情况。

例 19-1　某待评价诊断试验的估计灵敏度为85%，估计特异度为60%，试计算病例组和对照组需要的样本量。

设 $\alpha = 0.05$，$\delta = 0.05$，则

$$\text{病例组样本量为：} n = \frac{1.96^2 \times 0.85 \times (1-0.85)}{0.05^2} = 196 \text{ 例}$$

$$\text{对照组样本量为：} n = \frac{1.96^2 \times 0.60 \times (1-0.60)}{0.05^2} = 369 \text{ 例}$$

（四）确定临界值

试验评价需把研究对象按试验结果分为阳性和阴性两类，对于连续性计量指标需要确定一个区分阳性（表示患病）与阴性（表示未患病）的临界值。常用的确定临界值的方法有以下几种：

1. 正态分布法　测定值的频数分布服从正态分布或近似正态分布，而且样本的均数和标准差趋于稳定，样本含量足够大时，可采用该法。当指标过高、过低均属异常

时，一般以"均数±2倍标准差"作为临界值，凡超出该范围视为阳性，在该范围内者视为阴性。

2. 百分位数法 测定值的频数分布为非正态分布或分布类型尚不能确定时，可用百分位数法来确定临界值。当指标过高、过低均属异常时，一般以"第2.5百分位数～第97.5百分位数"范围内者为阴性，超出该范围者为阳性。

3. 受试者工作特征曲线（receiver operator characteristic curve，ROC 曲线） 将诊断试验观察指标的测量值按从小到大顺序排列，并设定多个不同的临界值，计算出一系列灵敏度和特异度的值，再以灵敏度为纵坐标，1 − 特异度为横坐标绘制曲线，即ROC 曲线。选择曲线上尽量靠近左上角那一点（A 点）所对应的界值作为临界值（见图 19 − 1）。如按双侧检验，确定某指标过高或过低属于异常，则将大于或小于该临界值判断为阳性。

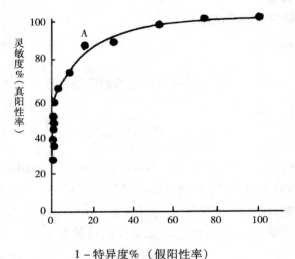

1 − 特异度%（假阳性率）

图 19 − 1　受试者工作特征曲线（ROC 曲线）示意图

（引自 Medical Epidemiology. Greenberg RS. 2002）

（五）同步盲法测试，比较诊断试验与金标准的结果

对所确定的研究对象，用金标准和待评价试验进行同步盲法测试。同步测试是为了保证两种诊断方法的可比性。盲法测试是指判断试验结果的人，预先不知道该病例用金标准判断为"有病"还是"无病"，以免发生信息偏倚。研究对象经金标准和待评价试验测试后，可出现四种情况：①用金标准诊断为"有病"而试验判断为阳性的病例数，即真阳性；②用金标准诊断为"有病"而试验判断为阴性的病例数，即假阴性；③用金标准诊断为"无病"而试验判断为阳性的病例数，即假阳性；④用金标准诊断为"无病"而试验判断为阴性的病例数，即真阴性。整理成配对四格表，见表 19 − 2。

表19-2 金标准与诊断试验结果

试验结果	金标准结果		合计
	有病	无病	
阳性	a（真阳性）	b（假阳性）	$a+b$
阴性	c（假阴性）	d（真阴性）	$c+d$
合计	$a+c$	$b+d$	$a+b+c+d=n$

二、试验评价指标

试验评价指标主要包括真实性、可靠性和收益即临床意义三个方面。

（一）评价真实性的指标

真实性（validity），是指诊断试验测定值与真实值相符合的程度，用于评价某试验判别有病和无病的识别能力。评价试验真实性的指标包括灵敏度与假阴性率、特异度与假阳性率及正确诊断指数等。

1. 灵敏度（sensitivity，Sen） 指采用金标准方法已确诊为"有病"的病例组中，用诊断或筛检试验判断为阳性者所占的比例。它反映了诊断试验检出患者的能力，即将实际患某病的人正确地判断为患该病的能力。灵敏度只与病例组有关，诊断试验灵敏度的理想值为100%。灵敏度的计算方法见（19-2）：

$$Sen = [a/(a+c)] \times 100\% \qquad (19-2)$$

2. 假阴性率（false negative rate，FNR） 指采用金标准方法已诊断为"有病"的病例组中，诊断或筛检试验将其错判为阴性（假阴性）所占的比例，亦称为漏诊率。灵敏度与漏诊率互为补数，即漏诊率 = 1 - 灵敏度。诊断试验的灵敏度愈高，则漏诊率愈低。

$$FNR = [c/(a+c)] \times 100\% \qquad (19-3)$$

3. 特异度（specificity，Spe） 指采用金标准方法确诊为"无病"的对照组中，诊断或筛检试验判断为阴性者所占的比例。它反映了诊断试验鉴别非患者的能力，即将实际未患某病的人正确地判断为未患该病的能力。特异度只与非病例组有关，诊断试验特异度的理想值为100%。

$$Spe = [d/(b+d)] \times 100\% \qquad (19-4)$$

4. 假阳性率（false positive rate，FPR） 指采用金标准方法已确诊为"无病"的对照组中，诊断或筛检试验将其错判为阳性，即假阳性者所占的比例，亦称为误诊率。特异度与误诊率互为补数，即误诊率 = 1 - 特异度。诊断试验的特异度愈高，则误诊率愈低。

$$FPR = [b/(b+d)] \times 100\% \qquad (19-5)$$

5. 约登指数（Youden's index，YI） 亦称为正确诊断指数，指灵敏度与特异度之和减去1。约登指数结合了灵敏度、特异度信息，是一项综合指标，反映了诊断试验发现真正病例与真正非病例的能力。约登指数越接近1，该试验的真实性越好。

$$YI = Sen + Spe - 1 \tag{19-6}$$

理论上理想试验的灵敏度与特异度均为100%，但事实上是不可能或无法实现的。在临床医疗实践中最好选择灵敏度与特异度均高的诊断试验，因此灵敏度与特异度的高低是选择诊断试验时首先要考虑的问题。此外，诊断试验的选择还应该结合临床实际。

高灵敏度的试验方法适用于：①某些危害严重但却是可治疗的疾病，漏诊可能造成不良后果。②有几个诊断假设，为了排除某病的诊断。③用于筛检无症状患者而该病的发病率又较低时。高特异度的试验方法适用于：①某些预后不良，且治疗本身会给病人造成很大的危害的疾病，如恶性肿瘤。②要肯定诊断时，高特异度诊断试验的阳性结果临床价值更大。

一项诊断试验的灵敏度与特异度均高当然好，但临床实践中很难达到这种理想的结果，特别是当诊断试验是通过计量指标判定结果时，需要确定一个划分阳性与阴性的临界值，随着临界值的改变，灵敏度与特异度呈现反向变化的关系，提高灵敏度必然以降低特异度为代价，反之亦然。

6. 粗 - 致率（crude agreement） 又称符合率或准确度（accuracy，AC），指诊断或筛检试验中的真阳性例数与真阴性例数之和占受试对象的比例，见 19 - 7。表示诊断试验结果与金标准结果的符合程度。

$$AC = [(a+d)/(a+b+c+d)] \times 100\% \tag{19-7}$$

例19 - 2 为评价平板运动试验在冠心病诊断中的价值，某医院对 269 例静息心电图均为 ST - T 异常且伴有胸闷、胸痛、心前区不适感的患者，除外心肌病、高血压性心脏病、心脏瓣膜病、急性心肌梗死及心功能不全等情况，分别做平板运动试验及冠状动脉造影，结果如表 19 - 3（冠状动脉狭窄≥50%者，诊断为冠心病）。

表 19 - 3　某院 268 例疑诊冠心病者平板运动试验结果

平板运动试验结果	冠状动脉狭窄≥50%		合计
	是	否	
阳性	86	30	116
阴性	24	129	153
合计	110	159	269

根据表 19 - 3 数据资料，计算得到：

灵敏度 = [86/110] ×100% =78.2%　假阴性率 = [24/110] ×100% =21.8%

特异度 = [129/159] ×100% =81.1%　假阳性率 = [30/159] ×100% =18.9%

约登指数 =0.782 +0.811 - 1 = 0.593　粗 - 致率 = [（86 +129）/269] ×100% =79.9%

（二）评价可靠性的指标

可靠性（reliability）是指一项诊断或筛检试验在完全相同的条件下，重复试验时获得相同结果的稳定程度，亦称可重复性或精密度。在研究中所有观察测量几乎都存在测量变异，试验可靠性评价主要用来评价测量变异的大小。研究资料的类型不同，选用的评价指标也不同。

1. 变异系数 当试验结果为计量指标时，可用变异系数来评价。变异系数越小，可靠性越好，诊断试验的精密度越高。

$$变异系数 = [测定值的标准差/测定值均数] \times 100\% \qquad (19-8)$$

2. 观察符合率 当实验结果为定性指标时，一般用观察符合率来评价。观察符合率是指同一批受试对象接受重复试验结果均为阳性与均为阴性的例数之和占受试对象人数的比例。表示两次重复试验，或两个医生对同一组病人的诊断，或同一医生对同一组病人前后两次诊断结果的一致性。两次诊断试验结果如表 19-4，观察符合率的计算方法见 19-9。

表 19-4 同一批受试对象两次诊断试验的结果

第二次诊断实验结果	第一次诊断试验结果		合计
	阳性	阴性	
阳性	a	b	$a+b=r_1$
阴性	c	d	$c+d=r_2$
合计	$a+c=c_1$	$b+d=c_2$	$a+b+c+d=n$

$$观察符合率 = [(a+d)/n] \times 100\% \qquad (19-9)$$

观察符合率往往不能排除机遇性影响，如用 *Kappa* 值就可克服这种不足。

3. Kappa 值 是判断两次重复诊断时，校正机遇一致率后观察一致率的指标。*Kappa* 值愈高表示一致性愈好。关于具体判断标准，一般认为 0.4~0.6 为中度一致，0.6~0.8 为高度一致，>0.8 为有极好的一致性。

$$Kappa = \frac{n(a+d) - (r_1 c_1 + r_2 c_2)}{n^2 - (r_1 c_1 + r_2 c_2)} \qquad (19-10)$$

4. 影响评价可靠性的因素及其控制

（1）试验条件：包括试验的环境条件，如温度、湿度等；试剂的质量及配置方法；仪器是否校准等。因此，必须严格规定试验的环境条件，保证试剂的标准化，仪器使用前必须先校准。

（2）观察者变异：包括由于同一观察者在不同条件下、不同时间重复观察同一样品时所得结果的不一致性，以及不同的观察者之间的变异。为此，观察者必须经过严格的培训、考核，统一判断标准。

（3）个体生物学变异：受试对象的个体差异及其各种生理、生化测量指标随着测量时间、环境条件的变化而变化。因此，需严格规定统一的测量时间和测量条件。

（三）评价收益性的指标

诊断或筛检试验的收益性可通过预测值（predictive value，PV）和似然比（likelihood ratio，LR）来评价。

1. 预测值 是表示试验结果判断正确的概率，它表明试验结果的实际临床意义。

根据试验结果的不同，预测值分为阳性预测值和阴性预测值。

（1）阳性预测值（positive predictive value，PPV 或 +PV）：即诊断试验结果为阳性的受试对象中真病人（用金标准确诊患某病）所占的比例。阳性预测值越大，诊断试验结果为阳性的受试对象真正患该病的可能性越大。

$$PPV = [a/(a+b)] \times 100\% \qquad (19-11)$$

（2）阴性预测值（negative predictive value，NPV 或 -PV）：即诊断试验结果为阴性的受试对象中真正的非病人（用金标准确诊未患某病）所占的比例。阴性预测值越大，诊断试验结果为阴性的受试对象真正未患该病的可能性越大。

$$NPV = [d/(c+d)] \times 100\% \qquad (19-12)$$

根据表 19-3 数据资料，计算得到：

阳性预测值 = [86/116] × 100% = 74.1%

阴性预测值 = [129/153] × 100% = 84.3%

（3）预测值的影响因素：诊断试验的预测值首先受诊断试验本身的特性，即灵敏度和特异度的影响。一般在其他情况不变时，灵敏度越高，阴性预测值越大；特异度越高，阳性预测值越大。此外，预测值还受患病率的影响。在不同患病率的人群中，阳（阴）性结果的预测值不同。当患病率很低时，即使一个特异度很高的试验也会检出相当多的假阳性。预测值与患病率及灵敏度和特异度的关系可用 19-13 和 19-14 表示。

$$阳性预测值 = \frac{患病率 \times 灵敏度}{患病率 \times 灵敏度 + (1-患病率)(1-特异度)} \qquad (19-13)$$

$$阴性预测值 = \frac{(1-患病率) \times 特异度}{(1-患病率) \times 特异度 + 患病率 \times (1-灵敏度)} \qquad (19-14)$$

2. 似然比　即病人中出现某种试验结果的概率与非病人中出现该试验结果的概率之比。因试验结果有阳性与阴性之分，所以似然比也分为阳性似然比与阴性似然比。

（1）阳性似然比（positive likelihood ratio，+LR）：是真阳性率与假阳性率之比，说明病人中出现某种试验结果阳性的概率是非病人的多少倍。其值越大，说明试验结果阳性者患病的概率越大。

$$阳性似然比 = \frac{真阳性率}{假阳性率} = \frac{灵敏度}{1-特异度} \qquad (19-15)$$

（2）阴性似然比（negative likelihood ratio，-LR）：是假阴性率与真阴性率之比，说明病人中出现某种试验结果阴性的概率是非病人的多少倍。其值越小，试验结果阴性者未患病的概率越大。

$$阴性似然比 = \frac{假阴性率}{真阴性率} = \frac{1-灵敏度}{特异度} \qquad (19-16)$$

根据前述表 19-3 数据资料计算的灵敏度和特异度，计算得到：

阳性似然比 = 0.782/（1-0.811）= 4.14

阴性似然比 = （1-0.782）/0.811 = 0.27

似然比的大小只与试验本身的灵敏度和特异度有关，不受患病率的影响，是一个相对稳定的综合性评价指标。

三、提高试验效率的方法

（一）选用较高患病率的受检人群

诊断试验预测值的大小受其灵敏度、特异度及待诊疾病的患病率的影响。当敏感度与特异度一定时，主要受患病率影响。在不同等级医院的就诊人群中，待诊疾病的患病率可能差别很大。当患病概率为 50% 左右时，最需要应用诊断试验以达到确诊或排除诊断的目的。专科门诊或专科医院中选择受检人群，某些疾病的患病率较高；另外，通过实行逐级转诊制度，上级医院经常有许多从下级医院转诊来的患者，需要上级医院予以确诊的人群亦具较高的患病率。由此可相应提高试验效率。

（二）采用联合试验

为了提高试验效率，可根据客观需要和可能性，采用联合试验的方法。

联合试验方法通常有两种，即平行（并联）试验（parallel test）及系列（串联）试验（serial test）（如表 19 – 5）。

表 19 – 5　联合试验方法

联合方式	试验1	试验2	判断结果
	+	+	+
平行试验	+	−	+
（并联试验）	−	+	+
	−	−	−
系列试验	+	+	+
（串联试验）	+	−	−
	−	不必做	−

1. **平行（并联）试验**　当几个试验平行使用时，任何一个试验结果为阳性即判断为阳性，只有全部实验结果均为阴性才判断为平行试验阴性。平行试验提高了灵敏度和阴性预测值，减少了漏诊率，但特异度有一定程度的降低。当漏掉一个患者后果严重，或再进行检查需花费较多的人力物力时，要尽量减少漏诊率，则可采取平行试验。如果A、B 两个试验彼此完全独立，则两种试验平行使用时，其灵敏度与特异度的计算方法为：

平行试验的灵敏度 = A 灵敏度 + [（1 − A 灵敏度）× B 灵敏度]　　　　　（19 – 17）

平行试验的特异度 = A 特异度 × B 特异度　　　　　　　　　　　　　　（19 – 18）

2. **系列（串联）试验**　当几个诊断试验系列使用时，前一个试验结果为阳性时才进行下一个试验，一旦出现阴性结果即判断为系列试验阴性，只有全部诊断试验结果均为阳性时才判断为系列试验阳性。系列试验提高了特异度和阳性预测值，减少了误诊率，但灵敏度降低。当目前使用的几种试验的特异度均较低，而误诊又会造成严重后果时，应采用系列（串联）试验。另外，某些试验本身价格昂贵或有一定的危险性，为确诊某病又不得不做，可以选择几种虽特异度不高但简单安全的方法进行系列试验。临床实践中一般先做简单、安全、特异度高的试验。A、B 两种系列试验的灵敏度与特异度的计算方法为：

系列试验的灵敏度 = A 灵敏度 × B 灵敏度　　　　　　　　　　　　　　（19 – 19）

系列试验的特异度 = A 特异度 + ［（1 – A 特异度）× B 特异度］　　　　（19 – 20）

思考题：

1. 简述诊断试验与筛检试验评价的意义。
2. 简述如何提高诊断试验和筛检试验的效率。

第二十章 循证医学

循证医学（Evidence – Based Medicine，EBM）是 20 世纪 90 年代初发展起来的一门新兴交叉学科，已经被广泛应用于医疗卫生事业服务和科学决策管理等领域。

第一节 循证医学概述

一、循证医学定义

循证医学即遵循证据的医学实践，是指在从事医疗卫生服务活动过程中，有意识地、明确地、审慎地利用当前所获得的现有最好的研究证据进行科学决策的医学实践过程。循证医学为医疗卫生工作实践构建了一种新的思维模式、网络平台和追求最佳效率的桥梁。

循证医学的核心思想是，任何医学决策实施应尽量以客观科学研究结果为依据，包括临床医疗方案的确定和处理、临床实践指南及医疗卫生决策的制定都应依据当前最好、最新的研究结果，同时结合专业医学经验，充分考虑患者的权利、期望和价值取向，兼顾医疗卫生环境的实际情况。

二、循证医学的产生与发展

（一）循证医学的产生

1. **疾病谱的改变** 20 世纪中叶，随着免疫接种的普及，传染性疾病发病率逐年下降，健康问题已从传染病和营养缺乏等，转变为与环境、心理和社会因素有关的肿瘤、心脑血管疾病和糖尿病等多因素慢性非传染性疾病。人类疾病谱从单因性疾病向多因性疾病改变，使得对疾病的认识、诊疗和预防的方法也由简单性向综合性转变。

2. **现代流行病学证据** 随着临床流行病学原理方法在临床研究中被广泛应用，随机对照试验被确立为评价临床疗效最有效方法，产生了大量临床随机对照试验研究结果。但是，尽管使用的都是随机对照试验，不同研究者针对同一个问题得出的结果仍大相径庭，即研究结果的多样性，这又给医务工作者带来新的挑战。

3. **Meta 分析统计方法** Meta 分析是 1976 年由心理学家 Glass 首次提出的统计学方

法，并首次将其运用于教育学研究领域中对多个研究结果的综合定量。后来，这一研究方法被应用于医学领域。

4. 计算机和网络技术　计算机和网络技术、国际 Cochrane 协作网和世界各国 Cochrane 中心网的建立与发展，为临床医生快速地从光盘数据库及网络中获取医学证据，提供了现代化技术手段。

以上几个基础条件的出现，促使了循证医学的形成。1992 年，加拿大 McMaster 大学的 David L Sackett 教授及其同事，生物医学系教授 Guyatt GH 博士在美国医学会杂志（JAMA）撰文，首次提出"循证医学"这一术语。随之，该学科得到国内外学者的广泛认同，相应机构的成立，应用领域不断扩大，从而进入发展期。

（二）循证医学的发展

1. 国外循证医学发展　1992 年，David L Sackett 教授首次正式提出："循证医学是指医疗实践和卫生决策与实践（甚至包括其他类型的社会决策）应该基于对证据效能的系统检索和严格评价"。同年英国 Cochrane 中心注册成功，国际 Cochrane 协作网正式成立，欧洲和北美洲相继成立了协作网属下的 Cochrane 中心。1995 年成立了澳大利亚 Cochrane 中心。1996 年 David Sachett 领导的循证医学中心在英国医学杂志上明确提出一个改进了的循证医学概念，即"循证医学是医务人员应该认真、明智、审慎地运用在临床研究中得到的最佳科学研究证据来诊治病人"。循证医学是最好的研究证据与医师的临床实践及病人的价值和期望三者之间完美的结合，是"明确、明智、审慎地应用最佳证据做出临床决策的方法"。尔后，巴西、加拿大、荷兰、法国、意大利、西班牙、德国、挪威、南非、美国等国亦相继成立了 Cochrane 中心。2000 年，David Sackett 教授在新版《怎样实践和讲授循证医学》中，再次将循证医学定义为"慎重、准确和明智地应用当前所能获得的最好的研究依据，同时结合临床医师个人专业技能和多年临床经验、考虑病人价值和愿望，将三者完美地结合制定出对病人的治疗措施"。至今，全世界已经有 15 个 Cochtane 中心，约 50 个专业协作网，约 100 多个协作组织分布在 20 多个国家中。

2. 中国循证医学发展　从 20 世纪 80 年代起，我国连续派出数批临床医师到加拿大、美国、澳大利亚学习临床流行病学，有多名医师跟随 Dr. Sackett 查房，学习如何用流行病观点解决临床问题（循证医学的雏形），并在上海医科大学和华西医科大学分别建立了临床流行病培训中心，开展这方面的工作。1996 年，上海医科大学中山医院王吉耀教授在《临床》杂志上发表了我国第一篇关于"循证医学的临床实践"的论文；1997 年，四川大学华西医院神经内科医生刘鸣教授，在 Cochrane 图书馆发表第一篇 Cochrane 系统综述"循证医学最好的证据"；1996 年四川大学华西医院（原华西医科大学附属第一医院）引进循证医学和 Cochrane 系统评价，创建了中国循证医学/Cochrane 中心（网址 http：//www. chinacochrane. org），1997 年 7 月获卫生部正式批准；1999 年 3 月正式注册成为国际 Cochrane 协作网的第 14 个成员国之一，是中国和亚洲的第一个中心，也是中国与国际协作网的唯一接口，2001 年 10 月成立中国循证医学香港分中心。

三、循证医学与传统医学的区别

循证医学来自传统医学，但又有别于传统医学。区别主要体现见表20-1

表20-1　传统医学（经验医学）与循证医学的区别

比较类别	传统医学	循证医学
证据来源	实验室研究	临床研究
搜集证据	不系统、不全面	系统、全面
评价证据	不重视	重视
判效指标	中间指标	终点指标
诊治依据	基础研究，结合医生个人临床技能和经验	最佳临床研究证据，结合医生个人临床技能和经验
医疗模式	疾病/医生为中心	患者为中心

四、循证医学证据分类及分级

（一）证据分类

根据研究和应用的不同需要，证据分为以下几种类型：

1. 按照研究方法分类　分为原始研究证据；二次研究证据。

2. 按照研究问题分类　分为病因研究证据；诊断研究证据；治疗研究证据；预后研究证据；不良反应研究证据。

3. 按照用户需求分类　分为临床证据手册；临床实践指南；临床决策分析；系统综述；卫生技术评估；健康教育资料。

4. 按照获得渠道分类　分为公开发表的研究证据；灰色文献；在研究中的证据；网络信息。

（二）证据分级

证据分级是按照论证强度将证据定性分成多个级别，以进一步定量评价证据质量的系列方法。证据论证强度是指证据的研究质量高低及结果真实性和可靠性程度。

1979年，加拿大预防保健工作组（CTFPHC）的Fletche等人首次按临床研究设计将证据强度分为Ⅲ级5等，推荐强度分为Good、Fair和Poor 3级。之后，1996年美国预防服务工作组（USPSTF）评估系统将证据分Ⅲ级5等，推荐强度分5级。1996年美国卫生与政策研究机构（AHCPR）将证据分7级，推荐强度分3级。1998年英国约克大学"北英格兰循证指南制订计划"将证据分6级，推荐强度分4级。他们均将随机对照的临床研究（RCT）的Meta分析或系统综述定为最高级别的证据，将专家意见定为最低级别的证据。1999年，CTFPHC重新将证据分为5级。2001年英国Cochrane中心联合循证医学和临床流行病学领域权威专家，将证据分5级，并对每个级别进行了细化。2002年，英国牛津循证医学中心（oxford centre for evidence based medicine）制定了证据水平评价标准，得到了世界范围广泛认可和采纳，见表20-2。

表 20 – 2 2001 年牛津证据水平分级与推荐强度

推荐级别	证据水平	治疗有效的/有用的/有害的	治疗某药物较另一同类药物更优	预 后	诊 断
A	1a	多个 RCT 的 SR（同质性好）	多个比较传统治疗与新的治疗的 RCT 的 SR（同质性好）	多个起始队列研究的 SR（同质性好）在不同人群中证实的 CDR	多个证据水平为 1 的诊断性研究的 SR（同质性好）；来自多个临床中心的多个证据水平为 1b 研究的 CDR
	1b	单个 RCT（可信区间窄）	单个比较传统治疗与新的治疗的 RCT（重要临床指标的分析）	随访率 > 80% 的单个队列起始研究：在某个人群中证实的 CDR	经确认的具有好的参考标准的队列研究，或经单个临床中心检验的 CDR
	1c	全或无		全或无的病例系列报告	绝对 SpPins 和绝对 SnNouts
B	2a	多个队列研究的 SR（同质性好）	单个比较传统治疗与新的治疗的 RCT（使用了经验证的替代指标）	多个回顾性队列研究或 RCT（对照组未接受干预）的 SR（同质性好）	多个证据水平 >2 的诊断性研究的 SR（同质性好）
	2b	单个队列研究（包括低质量 RCT，如随放率 <80%）	比较相似或不同的患者接受不同药物和接受安慰剂处理的 RCT（使用临床上重要的或经验证的替代指标）	回顾性队列研究包含有未处理的对照组的一个 RCT 的随访：来自 CDR 或仅经分样验证	根据好的参考标准的探索性队列研究：推导出 CDR，或仅经分样或数据库验证
	2c	结局研究；生态学研究		结局研究	
	3a	病例对照研究的 SR（同质性好）	比较相似或不同的患者接受不同药物和接受安慰剂处理的 RCT 的亚组分析（使用临床上重要的或经验证的替代指标）		3b 及更好的研究 SR（同质性好）
	3b	单个病例对照研究	比较相似或不同患者接受不同药物和接受安慰剂处理的 RCT（使用未经验证的替代指标）		非连续性研究，或未始终应用同一参考标准

推荐级别	证据水平	治疗有效的/有用的/有害的	治疗某药物较另一同类药物更优	预 后	诊 断
C	4	病例系列研究（及低质量队列研究和低质量病例对照研究）	使用主要临床指标的非随机研究（观察性研究和管理数据库研究）	病例系列研究（和低质量的预后队列研究）	病例对照研究，低质量的或非独立的参考标准
D	5	未经明确阐述的批判性评价的专家观点，或基于生理学、实验室研究或按"优先原则"得出的推论	未经明确阐述的批判性评价的专家观点，或基于生理学、实验室研究或按"优先原则"得出的推论，或使用未经证实的替代指标的非随机研究	未经明确阐述的批判性评价的专家观点或基于生理学、实验室研究或按"优先原则"得出的推论	未经明确阐述的批判性评价的专家观点或基于生理学、实验室研究或按"优先原则"得出的推论

注：①CDR：临床决策规则；②绝对SpPins：特异性很高的检测手段，根据阳性结果即可确诊某病；③绝对SnNouts：敏感性很高的检测手段，根据阴性结果即可排除疾病；④分样验证：在一个单一群组分档中收集所有信息，然后人为地将之分为"衍生"和"有效"样本来实现。

五、系统综述与 Meta 分析

（一）基本概念

1. 系统综述（systematic review，SR） 是文献综述的一种，指采用一套规范的方法，针对某一具体问题，全面收集、认真选择、严格评价和科学分析所收集的相关资料，通过统计分析得出综合结论的文献综述。

2. Meta 分析 又称荟萃分析或汇总分析，是一种统计方法，指将多个来自独立的、可以合并的研究数据综合起来进行统计分析。

（二）系统综述、叙述性文献综述和 Meta 分析的区别

三者区别见表 20 - 3。

表 20 - 3 系统综述、叙述性文献综述和 Meta 分析的特点比较

系统综述	Meta 分析	叙述性文献综述
必须预定先制订详细、周密的研究计划书	可以有研究计划书	不包括研究计划书
根据系统综述目的研究采用不同设计类型的研究，文献来源广，有检索策略	纳入的研究可以是各种设计类型	不规定纳入研究类型 不规定文献来源 无详细的检索策略
严格评价纳入研究文献质量并根据质量决定结论	不一定进行质量评价	不评价纳入研究的质量

系统综述	Meta 分析	叙述性文献综述
定量系统综述包含多个研究资料，需要重新计算并合并分析的，用 Meta 分析；定性系统综述不包含 Meta 分析	可对多个研究结果进行合并分析；也可以是系统综述的定量分析的一部分	对研究结果进行描述性的地形分析

第二节 循证医学实践

循证医学实践包括循证基础实践、循证公共卫生实践和循证临床实践，现仅以循证临床实践为例说明。

一、循证临床实践基础

医生、患者、证据和医疗环境构成循证医学临床实践的基础。

1. 医生 临床医生是循证临床实践的主体。需要具备：①系统的专业医学理论知识和基本技能。②临床医疗实践经验。③严谨科学态度。④敬业精神和良好的职业道德。

2. 患者 患者是医疗卫生服务实践的对象，循证医学临床实践必须要取得患者的合作，并对诊疗过程有良好的依从性，形成医生与患者的诊治联盟。医生任何诊治决策的实施，都必须通过患者的接受和合作，才会取得相应的效果，因此，患者平等友好的参与与合作是循证医学临床实践的关键之一。

3. 证据 证据是指当前所能够获得的最好证据，是解决患者临床实际问题的依据。循证医学临床实践应用的证据必须具有真实性、可靠性、适用性和临床价值。

4. 医疗环境 循证医学临床实践要在具体的医疗环境下进行，由于医疗环境不同（如不同的国家地区、不同级别的医院、同一级别不同的设备条件和医务人员的业务水平等），针对同一个患者，医生选择最好证据（最佳的治疗措施）不同。因此，循证临床实践必须结合当地、当时具体的医疗环境。

医生、患者、证据和医疗环境构成循证医学临床实践的基础，缺一不可。

二、循证临床实践方法

循证临床实践的方法，实际上是针对某一具体问题所进行的个体化决策，包括三方面：要解决什么问题，如何找证据和如何利用证据。实践过程包括五个步骤：提出问题，检索证据，评价证据，应用证据和后效评价。见表20-4。

表 20 −4　循证临床实践"五部曲"

第一步	确定临床实践中的问题：准确找出临床存在而需解决的疑难问题
第二步	循证检索证据：从证据中寻找相关资料，分析评价
第三步	评价证据：应用循证医学质量评价标准，从证据的真实性、可靠性、适用性和临床价值作出具体评价
第四部	应用最佳证据：指导临床决策，进行临床实践
第五部	后效评价：总结经验，提高医疗质量和临床学术水平

（一）提出问题

1. 确定临床问题　根据患者病情和需求，提出一个明确的、急需解决的临床问题。提出问题不但是循证证据检索的第一步，而且提出一个好的问题本身就是循证医学实践的第一步。对于临床研究人员，提出一个好的问题，用可靠的方法回答该问题有助于保障临床研究质量；对于临床医师，提出一个好的问题，有助于制定循证检索证据的策略，提高解决临床问题的针对性。

2. 构建临床问题　一个理想的临床问题被提出后，应根据 PICO 原则建立临床问题解决框构或分步解决程序，同时考虑解决问题的关键所在、可答性和相关性等。国际上常用的 PICO 原则格式包括的 4 个要素为：P 指患者或人群 patient/population、I 指干预措施或暴露 intervention/expose、C 指结局指标与对比措施 outcome/comparison、O 指结局指标 outcome。

例如，临床问题：糖尿病高血压患者口服氯沙坦能否既降低血压，又减少尿蛋白。其中 P：糖尿病高血压患者，I：口服氯沙坦，C：其他药物，O：降低血压，减少尿蛋白。明确临床问题类型并按 PICO 原则构建临床问题，有助于正确选择数据库资源、合理选择检索词和制订检索策略，进而保证循证检索的查全率和查准率。

（二）循证检索

循证检索，即检索现有的最佳研究证据。

1. 循证检索"5S"模型　2006 年，加拿大 McMaster 大学临床流行病学与生物统计学教授 Haynes R. Brian 将循证医学证据资源分为 5 级结构，提出循证资源"5S"模型，即：原始研究（Studies），系统综述（Syntheses），证据摘要（Synopses），综合证据（Summaries）、证据系统（System），形成了以原始研究为基础，以证据系统为终端的金字塔模型（Pyramid of Evidence）（图 20 −1）。

（1）证据系统：即计算机决策支持系统（computerized decision support system，CDSS），是指针对某个临床问题，概括总结所有相关和重要的研究证据，并通过电子病例系统与特定患者的情况自动联系起来，为医生提供决策信息。如果电子病历系统已经整合了计算机决策支持系统，能可靠地将病人的特征与当前的循证治疗指南相连接，就无需检索其他证据。证据系统是证据总结、整理、整合和提供过程的终端，也是证据提供系统的最高形式。现有的数据库尚不能达到如此高智能化程度，只有一些循证医学数据库具有部分功能。

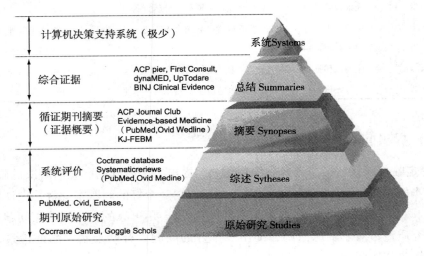

图 20 - 1　循证医学资源的 "5S" 模型

（2）综合证据：综合证据是总结、整合了较低层次的当前可得的最佳证据，针对某一具体疾病提供有关其治疗选择的全面证据。因此，综合证据相对于单个证据概要、系统综述或原始研究，更具优势。

（3）证据概要：即循证杂志摘要（evidence – based journal abstracts），是经过临床专家对原始文献和系统综述进行严格评估后，对所收集整理的信息资源作出综合、简洁的描述，以概要形式发表。

（4）系统综述：是针对某一具体临床问题（如疾病的病因、诊断、治疗、预后）系统、全面收集所有相关的原始研究，并对原始研究的方法学质量进行评估，进而对其结果进行整理、分析和综合，得出可靠的综合结论。

（5）原始研究：是产生和提供证据的基本单位，是所有其他证据衍生品的原始材料。通常只有在上述数据库资源中未能检索到所需要的文献时，才检索原始研究数据库。

一般情况下，检索文献原则上应遵循证据金字塔自上而下的顺序逐级检索。

2. 常用循证医学证据资源　根据 "5S" 模型，介绍一些常用的各类数据库资源。

（1）证据系统：Map of Medicine 是一个正在建设和发展的临床决策证据系统，是疾病诊治的临床路径和相关证据的结合。Map of Medicine 的建设是以临床医师可能遇到的临床问题为切入点，以诊治病人的程序作为线索，连接各种类型的研究证据，同时提供当地诊断及治疗指南，并与病人的病情及其他相关信息连接。目前只有英国部分医疗卫生服务机构在使用。

（2）综合证据：综合证据资源一般可分为临床证据和临床指南两类。临床证据包括：①Clinical Evidence（http：//www. clinicalevidence. com/ceweb/conditions/index. jsp）：由英国医学杂志出版集团（Publishing Group Limited，BMJ）出版，是世界上最具权威性

的医学数据库之一，主要集中汇总疾病预防和治疗方面的证据，共收录了关于 260 种常见疾病的几千种治疗的科学证据，每年更新一次并在不断拓展新的题目和领域（如疾病诊断）。该数据库针对每种疾病，严格评估每种治疗方法的疗效和安全性，将总结的治疗措施分为六类，即肯定有益、很可能有益、益害相当、不太可能有益、很可能无益或有害、效果不明确。Clinical Evidence 方便易用，为繁忙的医学实践者提供了全面、及时、综合、简明、可靠的综合性证据资源。Clinical Evidence 具有中文导航界面，还提供电子邮件提醒服务等，但除其成员和中低收入的发展中国家外，均需付费。北京大学的循证医学中心曾将其 15 版翻译为中文《临床证据》于 2008 年出版，方便国内读者。②UpToDate（http：//www. uptodate. com/index. asp）：覆盖了 14 个医学专业的 7000 多个临床主题，并与 MEDLINE 摘要、参考文献和一个药物数据库链接。UpToDate 为临床医生提供推荐意见，方法严谨，采用统一的结构提出问题、较全面收集相关的循证医学文献、采用 GRADE 分级评价证据质量和提出推荐意见，并明确承认患者价值观和选择权在临床决策中的重要性。由于其使用方便、覆盖面广和根据疾病分类收集信息，深受全科医生、专科医生和家庭医师青睐。UpToDate 每 4 个月更新一次，使用方便，但缺乏规范检索，需要付费。③PIER（Physicians' Information and Education Resource）（http：//pier. acponline. org/index. html）：是美国内科医师学会建立的，采用多层次结构指导临床医生应用研究证据，所有问题均采用同样结构，所有推荐意见均与研究证据紧密相连。PIER 提供的推荐意见是基于严格的循证医学方法，包括精心构建问题、全面收集所有干预措施和以病人为中心的结局指标、评估单个研究质量、采用高质量分级系统、充分考虑患者的价值观和选择。PIER 主要涉及内科和初级保健方面的治疗问题，覆盖疾病诊治、筛查与预防、伦理与法律问题、质量测量和药物资源等领域。PIER 方便易用，但需付费，只有 APC 成员免费。临床指南包括：①美国国家指南数据库（US National Guidelines Clearinghouse Database，NGC）（http：//www. guideline. gov/）：收集了美国和全世界数千个指南并提供结构性摘要，涉及所有主题，指南制订严格遵循循证医学原则和方法。NGC 检索简单，可同时比较多个指南；对指南的参考文献、指南制作方法、指南的评价、指南使用等提供有链接、说明或注释等功能。NGC 每周更新，更新的内容为新的或已修改的指南，并通过 E-mail 提供每周指南更新服务。②SIGN（Scottish Intercollegiate Guideline Network）（http：//www. sign. ac. uk/guidelines）：是英国皇家学会于 1993 年建立的英国国家卫生服务系统（NHS）苏格兰地区的指南网络，是基于证据的临床实践指南。在 SIGN 的网络中列出了历年来制作的指南，并注明这些指南是否是当前的、需要更新的或已被撤销等质量控制措施。免费提供的指南为 "Full Guideline" 和 "Quick Reference Guide" 两种类型，以方便指南的传播。③中国临床指南文库（China Guideline Clearinghouse，CGC）（http：//cgc. bjmu. edu. cn：820）：2011年 9 月 2 日正式上线，由中国医师协会循证医学专业委员会和中华医学杂志社共同发起建设，收录中国医学期刊近 5 年内发表的临床实践指南，为临床工作者、管理机构和社会大众提供查询临床指南的平台。本文库可以直接链接到北京大学循证医学中心、NGC、SIGN、NICE 等网站，方便进一步查寻。CGC 检索简单易行，可浏览某一领域的多个指南。

　　需要指出的是，由于受证据、需求、资源、价值取向、实践条件等因素的影响，为一个地区或人群制定的指南，对其他地区有借鉴意义，但不能死搬硬套，必须根据具体情况进行修正，方能应用。例如 2010 年 ADA 提出的美国糖尿病指南中，2 型糖尿病诊断标准中增加了糖化血红蛋白（HbA1c）≥6.5%一项，该试验检测应经过 NGSP 认证，且由 DCCT 试验标化的方法在实验室内测定。但是我国目前 HbA1c 检测尚不能达到指定的标化标准，因此 2010 年中国糖尿病指南并没有加入此项诊断指标。

　　（3）证据概要：①APC Journal Club（http：//www.acpjc.org/）：是由美国内科医师协会创办的，先由工作人员从 130 种世界最具影响力的临床医学杂志中筛选出那些方法学严谨、涉及临床问题、报告了重要临床结局指标的高质量原始研究和系统综述，再由国际上熟悉研究方法的资深临床专家，针对每项研究质量、结果和应用注意事项等，进行一个简明扼要、通俗易懂总结和述评，整理成证据概要（synopsis of evidence），并以期刊的方式发表。APC Journal Club 主要针对内科及其亚专业，有助于临床医生了解内科领域新进展，但需付费。②Bandolier（http：//www.medicine.ox.ac.uk/bandolier/）：是一种登载使用循证医学方法制作的，为临床工作者提供诊治信息等的印刷型和电子版刊物，收集包括以临床研究为基础制作的系统综述以及从二级研究杂志（sencond journals）中选择的信息等。该出版物的特点是收集内容广泛，选择的主题涉及各临床专业，全国均可使用，评估的证据包括评论或推荐意见。

　　对于繁忙的医学工作者，订阅与自己专科相关的证据概要，是一种主动追踪新知识的好方法。但这类期刊的缺点是题目有限、缺乏系统性，目前最需要的未必能读到。

　　（4）系统综述：①CDSR（Cochrane Database of Systematic Review）：常用的中文名称为 Cochrane 系统综述数据库，发表在 Cochrane 图书馆（http：//www.thecochranelibrary.com），是现今最重要的系统综述文献库。Cochrane 系统综述是 Cochrane 协作网的评价员按照统一工作手册（Cochrane Handbook for Systematic Reviews of Interventions），在相应 Cochrane 评价小组编辑部的指导和帮助下所完成的系统综述。Cochrane 协作网有严密的组织管理和质量控制系统，严格遵循 Cochrane 系统综述者手册，采用固定格式和内容，统一的系统综述软件（RevMan）录入和分析数据、撰写系统综述计划书和报告，发表后根据新的研究定期更新，有完善的反馈和修改机制。Cochrane 系统综述可从 Ovid、Pubmed、光盘和 Wiley 网站获取。CDSR 检索方便，摘要免费，但是全文需要付费。②DARE（Database of Reviews of Effects）：常用的中文名称为效果评价文摘库，是评价干预措施疗效的免费系统综述数据库。DARE 涉及的领域较为广泛，除与健康相关的治疗干预措施外，还包括诊断性试验、公共卫生、健康促进、药理学、外科、心理学等，补充提供了一些 Cochrane 系统综述尚未涉及（或涉及较少）领域的相关信息。DARE 可通过 CRD Database（http：//www.york.ac.uk/CRDWeb）和 Cochrane Library（http：//www.thecochranelibrary.com）等检索库免费获取。DARE 检索简单方便，对没有充足时间评价文献或不能获取系统综述全文的临床医生非常实用。

　　（5）原始研究：①MEDLINE 是原始研究最权威的文献库之一，是卫生研究和医疗实践的首要数据库。它包含的内容十分全面，而且索引和检索系统完善，是其他所有高级文献库的基础。但是，MEDLINE 包含的内容太多太杂，从上千万的文献中找几篇或几十篇有关的文献，犹如大海捞针。检索 MEDLINE 的途径很多，多数通过 Ovid（http：//gateway. ovid. com）和 Pubmed（http：//www. ncbi. nlm. nih. gov/PubMed/）进行检索。② PubMed Clinical Queries（http：//www. ncbi. nlm. nih. gov/entrez/query/static/clinical. shtml）可直接获得与临床应用相关的文献资料。PubMed 在此部分采用了检索过滤器，即由有关专家在检索系统中预设了针对有关临床问题的检索策略，因此，通过此方式检索可快速了解涉及临床的病因、诊断、治疗、预后及临床预防五个方面的内容。随着循证医学的发展，"Clinical Queries" 于 2001 年又新增加了系统综述方面的内容。该检索简单、快捷，是一个常用的文献检索数据库。③ Embase（http：//www. embase. com/）又称生物医学信息库，是欧洲的大型医学文献数据库，存储了超过2300 万条索引记录，涵盖了超过 7500 部经同行评审的近期期刊，重点在药物和卫生领域。由于 Embase 数据库费用高，可及性差，约 70% 条目未包括在 MEDLINE 中，临床医生少采用此数据库。④Cochrane 临床对照试验中心注册数据库（Cochrane Central Register of Controlled Trails），简称 CENTRAL 或 Clinical Trails，是随机对照试验和半随机对照试验的数据库，该数据库由 Cochrane 协助网组织、协调和编制，采用计算机和手工检索相结合的方法，从医学杂志、会议论文集、MEDLINE、Embase 及其他文献数据库收集随机对照试验（Randomized Controlled Trails，RCT）或对照临床试验（Controlled Clinical Trails，CCT）信息，并对 RCT 和 CCT 按统一规范鉴别及质控，为进行系统综述提供系统、全面和准确的原始资料库。⑤中国生物医学文献数据库（CBM）（http：//sinomed. imicams. ac. cn/index. jsp）是中国医学科学院医学信息研究所开发研制的，是目前中国内地生物医学领域收录期刊齐全、更新速度快的大型专业综合文献数据库。该数据库收录了 1978 年以来 1600 余种中国生物医学期刊及汇编、会议论文的文献题录，收录范围涉及基础医学、临床医学、预防医学、药学、中医学等生物医学的各个领域。该数据库与 MEDLINE 光盘检索系统有兼容性，其检索过程中使用的运算符号及功能与MEDLINE 光盘相似。该检索系统具有兼容性好、深度加工、数据规范、检索入口多、功能强大、方便易用等特点，并为用户提供了个性化服务——"我的空间"，用户需事先注册。⑥CNKI（http：//www. cnki. net/index. htm）是中国知识基础设施工程（China National Knowledge Infrastructure，CNKI）中最重要的数据库。CNKI 是目前世界上最大的连续动态更新的中国期刊全文数据库。收录了 1994 年以来（部分可追溯到 1979 年或创刊年）国内 8200 余种期刊，内容覆盖了自然科学、工程技术、农业、哲学、医学、人文社会科学等各种领域，涉及近 4000 个学科专业。本数据库集题录、文摘、全文文献信息于一体，实现一站式文献信息检索；具体知识分类导航、众多见多入口等功能。⑦中文生物医学期刊文献数据库（Chinese Medical Current Contents，CMCC）是解放军医学图书馆研制开发的中文生物医学文献书目型数据库，也是目前检索国内生物医学文献最常用的光盘数据库之一。涉及了基础医学、临床医学、预防医学、药学、医学生物学、中医学、中药学、医院管理及医学信息等生物医学的各个领域，是国家和军队医药卫生科技查新的必备工具。CMCC 数据库的数据与 CBM 的数据自 1994 年后大部分是相同的，因此检索 1994 年后的中文医学文献选用其中之一即可。

3. 循证检索步骤　依据"5S"模型由高到低，依次检索和搜集证据，基本步骤，如图 20 – 2 所示。

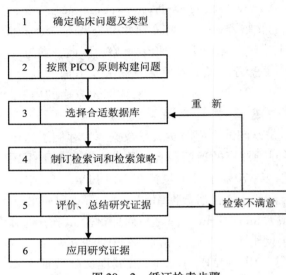

图 20 – 2　循证检索步骤

（三）评价证据

对按照"5S"模型循证检索出的证据进行评价和总结。

1. 综合性研究文献评价　主要从证据级别和临床适用性来评价检索结果的临床实践意义，可信的有意义的结果未必会在所有病人中得到重复，还必须就具体病人的外推性进行判断，进而才能利用这些证据进行临床决策。综合性研究文献的评价要点主要有：

（1）临床指南（clinical guideline）：包括：①指南的选题是否正确，设计是否科学。②指南中的推荐意见的证据来源如何，证据等级是如何划分的。③指南是否全面、有伸缩性，是否考虑了患者的接受程度？

（2）临床经济分析（clinical economic analysis）：包括：①是否提供了完整的经济分析，从什么角度出发来考虑成本和效益的。②进行比较的干预措施其临床效果是否已被确定。③经济学分析的方法是否正确。

（3）临床决策分析（clinical decision analysis）：包括：①研究设计是否合理，分析结果是否真实可靠。②是否是对临床上重要的决策进行了可靠的决策模型分析，模型中所需的各种参数是否真实可靠。③分析是否包括了所有重要的临床收益和风险。

（4）系统综述（systematic review）：包括：①是否集中回答了重要的临床问题。②是否全面检索了有关的数据库，重要的相关文献是否被遗漏。③文献纳入和排除的标准是否合适，是否充分分析了可能的偏倚。

2. 如果发现检索结果不能满足需要，应分析原因，是数据库选择不当，抑或检索词和检索策略制定不合理、还是该临床问题确实尚无相关研究证据，必要时应再次选择新数据库和/或制定新的检索词及检索策略重新进行检索，评估总结新检索出的研究证据。

3. 如果是从未经评价的数据库中检索的信息，尚需对检索的文献从证据的真实性（Validity）、可靠性（Reliability）、适用性（Applicability）及其临床价值作出具体评价，得出确切结论以指导临床决策，不能盲目相信。按照病因学研究、诊断性试验、临床疗效、疾病预后分别介绍。

（1）病因学研究文献评价：病因学研究的文献评价内容，见表 20 – 5。

表20－5　病因学研究的文献评价内容

1. 研究的真实性

（1）研究设计类型是什么？

（2）研究对象是否明确？组间基线是否可比？

（3）研究的样本量是否合适？

（4）是否充分说明了研究过程中可能产生的偏倚及其控制方法？

（5）研究的观察时间是否足够长？

（6）是否有因果效应的先后顺序？

2. 研究的价值

（1）暴露和结果的联系强度多大？即 RR、OR 或病因分值（EF）多大？

（2）暴露和结果间有无剂量－效应关系？

（3）对有害作用的危险性估计的精度如何（95%可信区间）？

3. 临床实用性

（1）研究结果是否能应用于自己的患者？

（2）有害因素的危险性的大小如何？

（3）此暴露因素是否可控制？

（2）诊断性试验研究文献评价：诊断性试验研究文献的评价内容，见表20－6。

表20－6　诊断性试验研究文献的评价内容

1. 研究的真实性

（1）诊断试验是否与金标准进行了独立的盲法比较？

（2）所选择的患者样本中是否包括了临床实践中应该使用该诊断试验的各种患者？

（3）诊断试验的参考值是否合理、可靠？

（4）对诊断试验的实施方法的描述是否详细？

2. 研究结果的临床价值

（1）诊断试验的验前概率（患病率）是多大？

（2）诊断试验的灵敏度、特异度和似然比是多少？

3. 临床实用性

（1）诊断试验的重复性如何？

（2）研究结果是否适应于自己的患者？

（3）诊断试验结果是否能改变治疗措施？

（3）临床疗效性研究文献评价：治疗性研究文献的评价内容，见20－7。

表 20 - 7　治疗性研究文献的评价内容

1. 研究的真实性

（1）研究对象是否被随机分配进入治疗组和对照组？

（2）报告结论时是否包括了所有进入试验的患者？随访是否完整？

（3）治疗的实施是否采用了盲法？

（4）各治疗组在治疗开始时是否可比？

2. 研究结果大小

（1）治疗的效果有多大？

（2）治疗效果的精确性如何？

3. 临床实用性

（1）是否报告了临床上所有的重要结果？

（2）研究结果是否能应用于自己的患者？

（3）治疗可能得到的益处、害处及费用如何？

（4）疾病预防研究文献评价：预后研究文献的评价内容，见表 20 - 8。

表 20 - 8　预后研究文献的评价内容

1. 研究的真实性

（1）是否有一个具有代表的、定义明确的患者样本群，且在病程的相同起点开始随访？

（2）随访时间是否足够长？随访是否完整？

（3）结果的判断是否采用了客观指标？

（4）是否校正了重要的预后影响因素？

2. 临床价值

（1）在一段特定时间内，所研究结果发生的可能性有多大？

（2）对所研究结果发生的可能性的估计是否精确？

3. 临床实用性

（1）研究对象是否与自己的患者相似？

（2）研究结果是否能改变治疗决策？

（3）研究结果是否可以直接用于临床？是否对患者有益？

（四）应用最佳证据，指导临床决策

将经过评价的循证检索文献，从中获得的真实可靠并有临床应用价值的最佳证据，结合临床专业知识、患者的选择，解决临床问题用于指导临床决策，服务于临床。即评价结果为最好证据则可结合临床经验与患者个体情况进行应用，作出临床治疗决策，并对应用效果进行评估。如评价结果不理想，则应进行再检索。反之，对于经严格评价为无效甚至有害的治疗措施则否定；对于尚难定论并有希望的治疗措施，则可为进一步研究提供信息。

　　值得注意的是：研究证据并不能取代临床判断，文献所获得的结果是所有研究对象的"平均效应"，由于主管的患者与临床试验中病例存在性别、年龄、并发症、疾病严重程度、病程、依从性、社会因素、文化背景、生物学及临床特征的差别，因此真实、可靠且具有临床价值的研究证据并不一定能直接应用于每一个医生主管的患者，医务人员必须结合临床专业知识、患者的具体情况、患者的选择进行综合考虑，作相应的调整。

（五）后效评价，通过实践，提高临床学术水平和医疗质量

　　完成临床循证实践后，对成功或不成功的经验和教训进行具体分析和评价，发现存在的问题，积累经验教训，从中获益，达到提高自身认识水平，促进学术水平和医疗质量的提高，或开展新的高质量的临床研究。此为自身进行继续教育的过程。

思考题

　　1. 如何理解循证医学的概念、核心思想。
　　2. 传统经验医学与循证医学有何不同？系统综述、叙述性文献综述和 Meta 分析区别和联系？
　　3. 证据水平分级与推荐强度如何制定？
　　4. 如何认识循证临床实践的基础？如何进行循证临床实践？
　　5. 如何理解循证检索的"5S"模型？

附　　篇

实习一　生活饮用水的消毒与评价

一、目的要求

1. 掌握漂白粉消毒饮用水的基本方法。
2. 了解漂白粉有效氯含量及余氯的测定原理和方法。

二、实习内容

（一）漂白粉中有效氯含量的测定（碘量法）

1. 原理　漂白粉［$Ca(ClO)_2$］在酸性溶液中能氧化碘化钾（KI）析出碘，再用硫代硫酸钠（$Na_2S_2O_3$）标准溶液滴定析出的碘，根据 $Na_2S_2O_3$ 标准溶液的用量，即能计算出漂白粉中的有效氯含量。

$$2KI + 2CH_3COOH \longrightarrow 2CH_3COOK + 2HI$$

$$2HI + [Ca(ClO)_2] \longrightarrow CaCl_2 + H_2O + I_2$$

$$I_2 + 2Na_2S_2O_3 \longrightarrow 2NaI + Na_2S_4O_6$$

2. 主要器材　250ml 碘量瓶 1 个；100ml 容量瓶 1 个；研钵 1 个；100ml 量液瓶 1 个；50ml 烧杯 1 个；10ml 吸管 2 支；2ml 吸管 1 支；碱性滴定管 1 支。

3. 主要试剂　0.05N/L 硫代硫酸钠溶液；1% 淀粉液；10% 碘化钾；36% 冰醋酸。

4. 测定方法

（1）将漂白粉放于称量瓶中，用减量法称出 0.71g，置于研钵中，加入少量蒸馏水研磨，倾入 100ml 容量瓶中，用蒸馏水冲洗研钵 3 次，将全部洗液倾入容量瓶中，加蒸馏水至刻度，不断振荡容量瓶，使合合均匀。

（2）在 250ml 碘量瓶中加入 0.75g（或 10% 的碘化钾溶液 7.5ml）碘化钾，再加 80ml 蒸馏水使之溶解，然后再加入 2ml 冰醋酸。

（3）用吸管从容量瓶中吸出 25ml 漂白粉悬浮液，注入 250ml 碘量瓶内，此时立刻产生棕色，混和均匀，静置 5 分钟。

（4）用 0.05N/L 硫代硫酸钠标准溶液滴定碘量瓶中释放出的碘，并不断振荡，直至变成淡黄色，然后加入 1ml 左右淀粉溶液，此时溶液呈蓝色，继续滴定至蓝色刚褪去为止，记录 $Na_2S_2O_3O_3$ 溶液总用量。

5. 计算

有效氯以氯（Cl）的质量分数 χ_1 计，数值以% 表示，按下式计算：

$$X_1 = \frac{(V/1000) \times cM}{m \times 25/100} \times 100 = \frac{(V/1000) \times 0.05 \times 35.453}{0.71 \times 25/100} \times 100 \approx V$$

式中：

V – 硫代硫酸钠标准滴定溶液体积的数值，单位为 ml；

c – 硫代硫酸钠标准滴定溶液浓度的准确数值，单位为 mol/L（$c = 0.05 mol/L$）；

m – 漂白粉样品质量的数值，单位为 g（$m = 0.71 g$）；

M – 氯的摩尔质量的数值，单位为 g/mol（$M = 35.453$）。

因此，滴定时用去的 0.05mol/L 硫代硫酸钠的毫升数，即直接代表该种漂白粉所含有效氯的百分数。

（二）漂白粉加入量测定

1. 原理　用漂白粉消毒水时，要求加入一定量的漂白粉经消毒 30 分钟后，仍有适量余氯（0.3mg/L），为此可先取一定体积的水样数份，分别加入不同量的已知浓度的漂白粉稀释液，30 分钟后观察余氯，取其余氯最适合（0.3mg/L）的水样，计算出漂白粉的加入量。本法较简便实用，漂白粉中有效氯含量在 15% 以上时，即可用本法测定加入量。

2. 主要器材　研钵 1 个；100ml 烧杯 3 个；100ml 量筒 2 只；2ml 刻度吸管 1 支；玻璃棒 1 根。

3. 主要试剂　0.01% 漂白粉溶液：称取 0.1 克漂白粉（含有效氯 15% 以上）置于研钵中，加少许蒸馏水，研磨后倒入 1000ml 量筒内，再加蒸馏水稀释至 1000ml，此溶液 1ml ≈ 0.1mg 漂白粉。

4. 测定方法

（1）将三个烧杯依次编号，每个杯中加入 100ml 水样。

（2）用吸管吸取 0.01% 漂白粉溶液 1.0ml、1.5ml、2.0ml，分别依次加入以上各杯中，用玻璃棒搅拌均匀，静置 30 分钟。以上各杯中所含有效氯 15% 以上的漂白粉分别为 1.0ml、1.5ml、2.0mg/L。

（3）30 分钟后，用甲土立丁法测定各杯中余氯含量（见余氯测定法）。选择余氯在 0.3mg/L 左右的一杯，计算此杯中的漂白粉加入量，即为消毒水样所需的加入量。如果以上各杯中都不含余氯，说明水样的需氯量较大，所加的漂白粉量不够，应按比例再依次加大 0.01% 漂白粉溶液的量，重复上述实验，找到有适宜的余氯为止。

5. **计算** 水样漂白粉加入量（mg/L）＝ 相当于余氯 0.3mg/L 一杯中所加入 0.01% 漂白粉溶液的毫升数。例如第二杯所呈现的余氯相当于 0.3mg/L 时，则该水样的漂白粉加入量即为 1.5mg/L。

（三）水中余氯的测定（邻联甲苯胺比色法）

1. **原理** 水中余氯与邻联甲苯胺（O－tolidine）作用产生黄色的联苯醌化合物，根据其颜色的深浅进行比色定量，亦称为甲土立丁法。

2. **主要器材** 余氯比色测定器 1 个；10ml 小试管 3 支；1ml 吸管 2 支；滴管 1 支。

3. **主要试剂** 0.1% 邻联甲苯胺（甲土立丁）溶液：称取甲土立丁 1g 于研钵中，加入 5ml 的 3：7 盐酸调成糊状，稀释成 1000ml（或按以上比例少量配制），存于棕色瓶中，在室温下可保存 6 个月，如溶液变黄则不能使用。

4. **测定方法** 取 10ml 刻度试管，加入 0.5ml 甲土立丁溶液，加水样至 10ml 刻度处混匀，放置 3～5 分钟后在余氯比色器中与标准色列进行比色，测出水样中余氯含量（mg/L）。

如基层无余氯比色计可根据呈色和氯臭味，按附表 1－1 估计水样中余氯的大致含量。

附表 1－1　余氯含量的目测估计表

估计余氯含量 mg/L	呈现颜色	氯臭程度
0.3	淡黄色	刚能嗅出氯臭
0.5	黄色	容易嗅出氯臭
0.7～1.0	深黄色	明显嗅出氯臭
2.0 以上	棕黄色	有较强刺激味

如加入甲土立丁溶液后水呈绿色或蓝色，说明水中有石灰或锰含量过高，或水样碱度过高，可加入 1：2 的稀盐酸 1ml，再比色。

若无甲土立丁试剂，可用淀粉碘化钾法测定余氯。即：取消毒过的水样 10ml 注入试管中，加碘化钾 2～5 粒，1% 淀粉溶液 5 滴和 1：3 盐酸 2 滴，摇匀后由上口向下观察，如有微蓝色出现时，其余氯相当于 0.2～0.4mg/L 之间；若呈蓝色，相当于 0.5mg/L；无蓝色出现，说明加入漂白粉量不足。

5. **注意事项**

（1）水样温度维持 15℃～20℃，此温度时显色最好。如水温低，可适当加温再比色。

（2）漂白粉含有效氯低于 15% 时，不宜做饮水消毒用。

（3）测余氯时，如水样有颜色和浊度，应向水样中加脱色剂 1～2 滴，消除颜色和浊度。常用的脱色剂有：巯基琥珀酸溶液、0.1mol/L 硫代硫酸钠溶液和 10% 亚硫酸钠溶液。

（4）生活饮用水的余氯标准：含氯消毒剂与水接触 30 分钟后，水中余氯含量不应低于 0.3mg/L，集中式给水的出厂水应符合此标准。管网末梢水不应低于 0.05mg/L。

（四）农村和基层井水消毒法

1. 消毒剂　目前农村和基层井水一般均采用漂白粉、漂白粉精消毒。

2. 圆形井水量的计算公式

井水量（m³）= 井水深（m）× ［水面直径（m）］² ×0.8

或井水量（m³）= 井水深（m）× ［水面半径（m）］² ×3.1416

3. 漂白粉投加量计算公式

$$漂白粉投加量（g）= 井水量（m³）× \frac{加氯量（mg/L）}{漂白粉含氯量}$$

通常情况下，漂白粉含氯量为 25% 左右，浅井水常规加氯量为 2mg/L。

例：现有一圆形水井的水深 5 米，水面直径 1.5 米，请计算该水井应加入多少漂白粉才能达到消毒效果。

井水量（m³）= 5×1.5² ×0.8 = 9m³

$$漂白粉投入量（g）= 9× \frac{2}{0.25} = 72g$$

将计算所得的漂白粉置于研钵中，先加少许井水调成糊状，加水冲淡后倒入井内，用吊桶混匀，30 分钟后测水中余氯应为 0.3mg/L。井水消毒，一般每天 2 次，即在早晨用水前及午后各 1 次，如井的用水量大，应增加消毒次数。

实习二　膳食调查的计算与评价

一、目的要求

膳食调查是营养调查的一部分，调查每人每日平均从膳食中所摄取的营养素能否满足需要，为设计合理膳食，改善营养提供依据，也是计划安排病人膳食的重要手段。通过本实习掌握膳食调查方法，运用合理膳食的基本卫生要求，对膳食进行正确分析评价及对膳食中存在的缺点提出修改意见。

二、实习内容

1. **记账法**　记录被调查单位每日各种食物消耗的数量共 1 个月，并仔细统计每日吃饭人数，得出平均每人每日各种食物消耗量，然后按食物成分表进行膳食计算。缺点：就餐人数变动较大，难以开展。

2. **称重法**　将伙食单位每餐各种食物消耗的数量都加以称量记录共七天，分类综合后（在团体调查中应计算各年龄、性别的人口数），再求得每人每日平均食物消耗量，然后查食物成分表，作膳食调查计算（附表 2 - 1 及附表 2 - 2）。

附表 2 - 1　食物消耗量登记表

日　期	餐　别	食物名称	总重量（斤）	可食量（斤）	熟食量（斤）	剩余量（斤）	净含量（斤）	备　注

附表 2-2 食物量计算表

类别	品名	每日每种食品共计（g）							总计（g）	每人每日消耗食物量（g）
		第1天	第2天	第3天	第4天	第5天	第6天	第7天		

3. 膳食调查分析 对个人膳食调查时，可用称重法算出个人食用每份菜中所用的各种食物量，再加上主食中所用的食物量，连续调查 7 天，分类综合求得每天平均食物消耗量。

（1）按食物成分表计算所消耗的每种食物所能供给的热能和各种营养素数量，称重法按百克食物计算。所求得的总量即为在调查期间平均每人每日的各种营养素量（附表 2-3）。

附表 2-3 每人每日营养素摄取量计算表

食物名称	重量（g）	蛋白质（g）	脂肪（g）	碳水化合物（g）	热能（kcal）	钙（mg）	磷（mg）	铁（mg）	维生素A（IU）	胡萝卜素（mg）	硫胺素（mg）	核黄素（mg）	尼克酸（mg）	抗坏血酸（mg）
总计														

（2）计算每人每天所得三大营养素发热量百分比（附表 2-5）。

（3）计算蛋白质来源百分比（附表 2-6）。

（4）膳食调查结果评价：将膳食调查结果与我国"每日膳食中营养素供给量"标准进行比较，评价膳食中热能及各种营养素的摄取量是否满足需要；评价三大营养素占热能来源比例是否合适。一般认为，热量可有 ±5% 出入，其他营养素允许有 ±10% 的出入，即摄入量占供给量的百分比在 90%~110% 范围内均正常；若低于 80%，说明体内贮存量降低，可能出现缺乏症状；若低于 60%，说明严重不足，易引起缺乏症。

4. 课题计算评价

刘某，男，15 岁，轻体力劳动，24h 膳食记账调查的内容及结果见附表 2-4。

附表 2-4 刘某 24 小时膳食调查数据（原料质量均为可食部位重量）

食物名称	原料名称	原料质量（g）	进餐时间	进餐地点
鸭蛋	鸭蛋	50	早餐	家
花卷	小麦粉	150	早餐	家
米饭	大米（粳，标一）	100	午餐	家
炒鱼片	草鱼	150	午餐	家

续表

食物名称	原料名称	原料质量（g）	进餐时间	进餐地点
米　饭	大米（粳，标一）	100	晚　餐	家
炒豆干	豆干	80	晚　餐	家
烹调油	花生油	25	全　日	家
水　果	香蕉	150	早　餐	家

（1）将该食谱按"食物成分表"及附表2-3格式计算各种食物的热能和各种营养素，然后与DRIs2000标准进行比较，评价摄入的热能和各种营养素是否达到要求。

（2）按附表2-5计算全天三大营养素所产生的热能占总热能的百分比，看其比例是否符合要求。

（3）按附表2-6计算蛋白质来源的百分比，分析动物蛋白、豆类蛋白、其他植物蛋白的比例是否合理。

（4）按附表2-7计算早、午、晚三餐所得热能的比例是否合理。

（5）最后进行综合评价，提出改善食谱的意见。

附表2-5　每人每日所摄入的三大营养素提供的热能占总热能百分比

类　别	摄入量（g）	生理卡价（kcal）	$\dfrac{\text{所发热量}}{\text{卡数（kcal）}}$	要求热量百分比（%）
蛋白质		4		10~15
脂　肪		9		20~30
碳水化合物		4		55~65
总　计				

附表2-6　蛋白质来源百分比

分　类	蛋　白　质		
	摄取量（g）	百分比（%）	要求百分比（%）
动物性			
大豆类			动物类和大豆类应占50
植物性			
其　他			
合计			

附表2-7　一日三餐摄入热能百分比

餐　别	$\dfrac{\text{每餐摄入能量}}{\text{一日摄入总能量}}\times100\%$	要求热量百分比（%）
早　餐		30
午　餐		40
晚　餐		30
合　计		100

附表 2-8　常见食物主要营养成分表*（每100g可食部的含量）（一）

食物类别	食物名称	食部	能量	水分	蛋白质	脂肪	膳食纤维	碳水化合物	灰分	胡萝卜素	视黄醇当量	硫胺素	核黄素	尼克酸	维生素C	维生素E	钾	钠	钙	镁	铁	锌	磷
谷类	稻米（粳米，标一）	100	343	13.7	7.7	0.6	0.6	76.3	0.6	—	—	0.16	0.08	1.3	—	1.01	97	2.4	11	34	1.1	1.45	121
	稻米（早籼，标一）	100	351	12.3	8.8	1	0.4	76.8	0.7	—	—	0.16	0.05	2	—	—	124	1.9	10	57	1.2	1.59	141
	稻米（晚籼，标一）	100	345	13.5	7.9	0.7	0.5	76.8	0.6	—	—	0.17	0.05	1.7	—	0.22	112	1.5	9	53	1.2	1.52	140
	黑米	100	333	14.3	9.4	2.5	3.9	68.3	1.6	—	—	0.33	0.13	7.9	—	0.22	256	7.1	12	147	1.6	3.8	356
	小麦粉（标准粉）	100	344	12.7	11.2	1.5	2.1	71.5	1	—	—	0.28	0.08	2	—	1.8	190	3.1	31	50	3.5	1.64	188
	小米	100	358	11.6	9	3.1	1.6	73.5	1.2	100	17	0.33	0.1	1.5	—	3.63	284	4.3	41	107	5.1	1.87	299
	燕麦片	100	367	9.2	15	6.7	5.3	61.6	2.2	—	—	0.3	0.13	1.2	—	3.07	214	3.7	186	177	7	2.59	291
	玉米面（黄）	100	340	12.1	8.1	3.3	5.6	69.6	1.3	40	7	0.26	0.09	2.3	—	3.8	249	2.3	22	84	3.2	1.42	196
干豆类及制品	蚕豆（去皮）	93	342	11.3	25.4	1.6	2.5	56.4	2.8	300	50	0.2	0.2	2.5	—	6.68	801	2.2	54	94	2.5	3.32	181
	豆腐	100	81	82.8	8.1	3.7	0.4	3.8	1.2	—	—	0.04	0.03	0.2	—	2.71	125	7.2	164	27	1.9	1.11	119
	豆腐干	100	140	65.2	16.2	3.6	0.8	10.7	3.5	—	—	0.03	0.07	0.3	—	—	140	76.5	308	102	4.9	1.76	273
	黄豆（大豆）	100	359	10.2	35.1	16	15.5	18.6	4.6	220	37	0.41	0.2	2.1	—	189	1503	2.2	191	199	3.2	3.34	465

续表

食物类别	食物名称	食部	能量	水分	蛋白质	脂肪	膳食纤维	碳水化合物	灰分	胡萝卜素	视黄醇当量	硫胺素	核黄素	尼克酸	维生素C	维生素E	钾	钠	钙	镁	铁	锌	磷
二 蔬菜	扁豆(鲜)	91	37	88.3	2.7	0.2	2.1	6.1	0.6	150	25	0.04	0.07	0.9	13	0.24	178	3.8	38	34	1.9	0.72	54
	绿豆芽	100	18	94.6	2.1	0.1	0.8	2.1	0.3	20	3	0.05	0.06	0.5	6	0.19	68	4.4	9	18	0.6	0.35	37
	四季豆(菜豆)	96	28	91.3	2	0.4	1.5	4.2	0.6	210	35	0.04	0.07	0.4	6	1.24	123	8.6	42	27	1.5	0.23	51
	胡萝卜(红)	96	37	89.2	1	0.2	1.11	7.7	0.8	4130	688	0.04	0.03	0.6	13	0.41	190	71.4	32	14	1	0.23	27
	马铃薯	94	76	79.8	2	0.2	0.7	16.5	0.8	30	5	0.08	0.04	1.1	27	0.34	343	2.7	8	23	0.8	0.37	40
	藕	88	70	80.5	1.9	0.2	1.2	15.2	1	20	3	0.09	0.03	0.3	44	0.73	243	44.2	39	19	1.4	0.23	58
	花菜(花椰菜)	82	24	92.4	2.1	0.2	1.2	3.4	0.7	30	5	0.03	0.08	0.6	61	0.43	200	31.6	23	18	1.1	0.38	47
	大白菜(青白口)	83	15	95.1	1.4	0.1	0.9	2.1	0.4	80	13	0.03	0.04	0.4	28	0.36	90	48.4	35	9	0.6	0.61	28
	大蒜(蒜头)	85	126	66.6	4.5	0.2	1.1	26.5	1.1	30	5	0.04	0.06	0.6	7	1.07	302	19.6	39	21	1.2	0.88	117
	洋葱	90	39	89.2	1.1	0.2	0.9	8.1	0.5	20	3	0.03	0.03	0.3	8	0.14	147	4.4	24	15	0.6	0.23	39
	圆白菜(卷心菜)	86	22	93.2	1.5	0.2	1	3.6	0.5	70	12	0.03	0.03	0.4	40	0.5	124	27.2	49	12	0.6	0.25	26

* 各指标单位:可食部为%;能量为 kcal;蛋白质、脂肪、膳食纤维、碳水化合物、灰分为 g;胡萝卜素、视黄醇当量、硒为 μg;其他维生素、矿物质为 mg。

附表 2-9 常见食物主要营养成分表*（每100g可食部的含量）（二）

食物类别	食物名称	食部	能量	水分	蛋白质	脂肪	膳食纤维	碳水化合物	灰分	胡萝卜素	视黄醇当量	硫胺素	核黄素	尼克酸	维生素C	维生素E	钾	钠	钙	镁	铁	锌	磷
二 蔬菜（续）	芹菜	66	14	94.2	0.8	0.1	1.4	2.5	1	60	10	0.01	0.08	0.4	12	2.21	154	73.8	48	10	0.8	0.46	103
	菠菜，	89	24	91.2	2.6	0.3	1.7	2.8	1.4	2920	487	0.04	0.11	0.6	32	1.74	311	85.2	66	58	2.9	0.85	47
	冬瓜	80	11	96.6	0.4	0.2	0.7	1.9	0.2	80	13	0.01	0.01	0.3	18	0.08	78	1.8	19	8	0.2	0.07	12
	黄瓜	92	15	95.8	0.8	0.2	0.5	2.4	0.3	90	15	0.02	0.03	0.2	9	0.46	102	4.9	24	15	0.5	0.18	24
	西瓜	59	34	91.2	0.5	微	0.2	7.9	0.2	80	13	0.02	0.04	0.4	7	0.03	79	4.2	10	11	0.5	0.1	13
	辣椒（尖、青）	84	23	91.9	1.4	0.3	2.1	3.7	0.6	340	57	0.03	0.04	0.5	62	0.88	209	2.2	15	15	0.7	0.22	3
	番茄（西红柿）	97	19	94.4	0.9	0.2	0.5	3.5	0.5	550	92	0.03	0.03	0.6	19	0.57	163	5	10	9	0.4	0.13	2
三 水果和坚果	桔（芦柑）	77	43	88.5	0.6	0.2	0.6	9.7	0.4	520	87	0.02	0.03	0.2	19	—	54	1.3	45	45	1.4	0.1	25
	草莓	97	30	91.3	1	0.2	1.1	6	0.4	30	5	0.02	0.03	0.3	47	0.71	131	4.2	18	12	1.8	0.14	27
	苹果	76	52	85.9	0.2	0.2	1.2	12.3	0.2	20	3	0.06	0.02	0.2	4	2.12	119	1.6	4	4	0.6	0.19	12
	香蕉	59	91	75.8	1.4	0.2	1.2	20.8	0.6	60	10	0.02	0.04	0.7	8	0.24	256	0.8	7	43	0.4	0.18	28
	枣（鲜）	87	122	67.4	0.3	1.1	1.9	28.6	0.7	240	40	0.06	0.09	0.9	243	0.78	375	1.2	22	25	1.2	1.52	23
	核桃（干）	43	627	5.2	14.9	58.8	9.5	9.6	2	30	5	0.15	0.14	0.9	1	43.21	385	6.4	56	131	2.7	2.17	294
	花生仁（生）	100	563	6.9	25	44.3	5.5	16	2.3	30	5	0.72	0.13	17.9	2	18.09	587	3.6	39	178	2.1	2.5	324

续表

食物类别	食物名称	食部	能量	水分	蛋白质	脂肪	膳食纤维	碳水化合物	灰分	胡萝卜素	视黄醇当量	硫胺素	核黄素	尼克酸	维生素C	维生素E	钾	钠	钙	镁	铁	锌	磷
四 蛋奶	鸭蛋	87	180	70.3	12.6	13	—	3.1	1	—	261	0.17	0.35	0.2	—	4.98	135	106	62	13	2.9	1.67	226
	鸡蛋	88	156	73.8	12.8	11.1	—	1.3	1	—	194	0.13	0.32	0.2	—	2.29	121	125.7	44	11	2.3	1.01	182
	牛奶(鲜)	100	54	89.8	3	3.2	—	3.4	0.6	—	24	0.03	0.14	0.1	1	0.21	109	37.2	104	11	0.3	0.42	73
	牛奶粉(全脂)	100	478	2.3	20.1	21.2	—	51.7	4.7	—	141	0.11	0.73	0.9	4	0.48	449	260.1	676	79	1.2	3.14	469
	酸奶	100	72	84.7	2.5	2.7	—	9.3	0.8	—	26	0.03	0.15	0.2	1	0.12	150	39.8	118	12	0.4	0.53	85
五 油脂	豆油	100	899	0.1	—	99.9	—	0	—	—	—	—	微	微	—	93.08	3	4.9	13	3	2	1.09	7
	菜籽油	100	899	0.1	—	99.9	—	0	—	—	—	—	—	微	—	60.89	2.4	7	9	2.9	3.7	0.54	9
	花生油	100	899	0.1	—	99.9	—	0	0.1	—	—	—	微	微	—	42.06	1	3.5	12	2	2.9	8.48	15

* 各指标单位:可食部为%;能量为kcal;蛋白质、脂肪、膳食纤维、碳水化合物、灰分为g;胡萝卜素、视黄醇当量、硒为μg;其他维生素、矿物质为mg。

附表2-10 常见食物主要营养成分表*(每100g可食部的含量)(三)

食物类别	食物名称	食部	能量	水分	蛋白质	脂肪	膳食纤维	碳水化合物	灰分	胡萝卜素	视黄醇当量	硫胺素	核黄素	尼克酸	维生素C	维生素E	钾	钠	钙	镁	铁	锌	磷
六 畜禽肉类	猪肉(腿)	100	190	67.6	17.9	12.8	—	0.8	0.9	—	3	0.53	0.24	4.9	—	0.3	295	63	6	25	0.9	2.18	185
	羊肉(瘦)	90	118	74.2	20.5	3.9	—	0.2	1.2	—	11	0.15	0.16	5.2	—	0.31	403	69.4	9	22	3.9	6.06	169
	牛肉(瘦)	100	106	75.2	20.2	2.3	—	1.2	1.1	—	6	0.07	0.13	6.3	—	0.35	284	53.6	9	21	2.8	3.71	172
	鸭	68	240	63.9	15.5	19.7	—	0.2	0.7	—	52	0.08	0.22	4.2	—	0.27	191	69	6	14	2.2	1.33	122
	鸡	66	167	69	19.3	9.4	—	1.3	1	—	48	0.05	0.09	5.6	—	0.67	251	63.3	9	19	1.4	1.09	156
	猪肝	99	129	70.7	19.3	3.5	—	5	1.5	—	4972	0.21	2.08	15	20	0.86	235	68.6	6	24	22.6	5.78	310
	猪血	100	55	85.8	12.2	0.3	—	0.9	0.8	—	—	0.03	0.04	0.3	—	0.2	56	56	4	5	8.7	0.28	16

续表

食物类别	食物名称	食部	能量	水分	蛋白质	脂肪	膳食纤维	碳水化合物	灰分	胡萝卜素	视黄醇当量	硫胺素	核黄素	尼克酸	维生素C	维生素E	钾	钠	钙	镁	铁	锌	磷
七 鱼虾贝类	草鱼	58	112	77.3	16.6	5.2	—	0	1.1	—	11	0.04	0.11	2.8	—	2.03	312	46	38	31	0.8	0.87	203
	带鱼	76	127	73.3	17.7	4.9	—	3.1	1	—	29	0.02	0.06	2.8	—	0.82	280	150.1	28	43	1.2	0.7	191
	鲤鱼	54	109	76.7	17.6	4.1	—	0.5	1.1	—	25	0.03	0.09	2.7	—	1.27	334	53.7	50	33	1	2.08	204
	小黄鱼	63	99	77.9	17.9	3	—	0.1	1.1	—	—	0.04	0.04	2.3	—	1.19	228	103	78	28	0.9	0.94	188
	河虾	86	84	78.1	16.4	2.4	—	0	3.9	—	48	0.04	0.03	—	—	5.33	329	133.8	325	60	4	2.24	186
	蟹（河蟹）	42	103	75.8	17.5	2.6	—	2.3	1.8	—	389	0.06	0.28	1.7	—	6.09	181	193.5	126	23	2.9	3.68	182
	花蛤	46	45	87.2	7.7	0.6	—	2.2	2.3	—	23	微	0.13	1.9	—	0.51	235	309	59	82	6.1	1.19	126
	二锅头（58度）	—	352	—	—	—	—	—	0.2	—	—	0.05	—	—	—	—	—	0.5	1	1	0.1	0.04	—
八 其他类	啤酒	—	31	—	—	—	—	—	—	—	—	0.01	0.05	1.2	—	—	—	8.3	4	10	0.1	0.21	24
	红糖	100	389	1.9	0.7	—	—	96.6	0.8	—	—	—	—	0.3	—	—	—	18.3	157	54	2.2	0.35	11
	白糖	100	396	0.9	0.1	—	—	98.9	0.1	—	—	—	—	0.2	—	—	—	2	6	2	0.2	0.07	3
	酱油	100	63	67.3	5.6	0.1	0.2	9.9	16.9	—	—	0.05	0.13	1.7	—	—	—	5757	66	156	8.6	1.17	204
	味精	100	268	0.2	40.1	0.2	—	26.5	33	—	—	0.08	—	0.3	—	—	4	21053	100	7	1.2	0.31	4
	盐	100	0	0.1	—	—	—	0	99.9	—	—	—	—	—	—	—	14	25127	22	2	1	0.24	—

* 各指标后单位：可食部为%；能量为 kcal；蛋白质、脂肪、膳食纤维、碳水化合物、灰分、水分为 g；胡萝卜素、视黄醇当量、硒为 μg；其他维生素、矿物质为 mg。

实习三　儿童铅中毒病例讨论

一、目的要求

1. 掌握引起儿童铅中毒的主要原因及主要危害。
2. 熟悉儿童铅中毒的临床诊断及处理措施。
3. 了解儿童铅接触来源及铅在体内的代谢。

二、预习内容

1. 铅接触来源和铅中毒的高危人群。
2. 铅在体内的代谢过程、中毒作用机制以及临床表现。
3. 儿童铅中毒的预防原则和处理措施。

三、案例分析

某日，妈妈带着 8 岁的小明到医院就诊。妈妈对大夫述说：老师多次反映小明容易发脾气、记忆力减退、注意力难以集中、学习成绩不好；小明也对妈妈曾说过，他常感到头痛、头晕、睡不着觉、全身无力；妈妈还说他从小就好动、容易分神，而且最近小明经常感到肚子痛和便秘，用手压腹部时可使疼痛部分缓解；她曾经买药给小明吃，但没有效果。

问题 1　针对以上材料，请问小明的主要问题是什么？

问题 2　假如你遇到腹痛患者时，应考虑哪些病症？

问题 3　你认为还应该做哪些检查进行诊断？

检查发现：小明的视力正常，但听觉灵敏度稍差，而且语言能力比一般小朋友稍差。血细胞比容减少 30%。血红蛋白过少和小红细胞症，无失血，大便隐血试验阴性。平日小明饮食均衡，无挑食，无异食癖，免疫接种正常。诊断为"轻度缺铁性贫血"，补铁治疗 3 个月，疗效不明显。

问题 4　请列出几种贫血的病因。

问题 5　缺铁性贫血的临床表现有哪些？

返院复查时，经医生进一步询问，得知小明和姐姐、妈妈住在郊区的外公外婆家里。其爸爸是公司的司机。妈妈和外公都在蓄电池厂工作，小明和姐姐放学后经常到厂里玩。小明的姐姐也有注意力缺陷，外公患有痛风，且经常腹痛。经对小明尿铅、血铅等生化指标的检测，综合分析后，医生诊断为铅中毒。

问题6 你认为小明接触铅的主要来源是什么？

问题7 你觉得，对小明家庭中哪些成员还有必要进行铅中毒的风险评价？

问题8 针对此诊断结果，你认为该如何治疗？

通过对该病例的讨论，结合铅中毒理论知识，请你回答下列问题：

问题9 铅的毒作用表现主要有哪些？成人与儿童铅中毒有何区别？

问题10 请你谈一谈儿童铅中毒的预防措施有哪些？

实习四　疾病分布

一、目的要求

1. 掌握描述疾病分布常用的测量指标概念、应用条件及其计算方法。
2. 熟悉疾病在人群中的分布形式和特点。
3. 掌握运用描述性流行病学的基本原理（时间、地区和人群三间分布原理）解决实际的问题。达到能运用恰当的表格或图形来描述疾病流行特征，建立病因假设。

二、实习内容

课题1　附表4-1显示某地各年龄组的人口数和恶性肿瘤死亡数，请计算各年龄组的死亡构成比和死亡率及其总死亡率。并说明哪个年龄组的人死于恶性肿瘤的可能性最大及其可能原因？

附表4-1　某地某年各年龄组恶性肿瘤死亡情况

年龄组（岁）	人口数	死 亡 数	死亡构成比（%）	死亡率（1/10万）
0 ~	456780	12		
10 ~	282655	25		
30 ~	315045	135		
50 ~	221471	422		
65 及以上	40068	115		
合计	1316019	709		

课题2　某地在1995年度有常住人口3658人，现观察其1995~1997年细菌性痢疾的发病情况如附图4-1，假设观察期间总人口中未出现死亡、迁走或其他原因失访者。

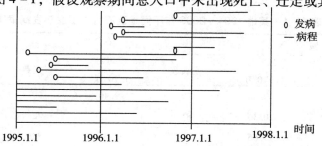

附图4-1　某地1995~1997年细菌性痢疾发病情况

问题：

1. 请计算该地区 1995 年 1 月 1 日、1996 年 1 月 1 日、1997 年 1 月 1 日该病患病率。

2. 请计算该地区 1995 年、1996 年、1997 年细菌性痢疾的发病率。

课题 3　为加强对 HBV 母婴传播的研究，作者对某单位孕妇 HBV 感染情况进行连续 4 年的监测，结果见附表 4 - 2。

附表 4 - 2　某单位不同年份孕妇 HBV 标志物检出情况比较

年　份	检测人数	阳性人数	感染率（%）
1995	585	138	
1996	556	172	
1997	543	217	
1998	472	205	
合计	2156	732	

问题：请计算不同年份 HBV 感染率，并将结果填入表中。

课题 4　某市 1950 ~ 2009 年甲、乙类传染病的发病率、死亡率和病死率情况如附表 4 - 3。

附表 4 - 3　某市 1950 ~ 2009 年甲、乙类传染病的发病率、死亡率和病死率

年　份	年平均发病率（1/10 万）	年平均死亡率（1/10 万）	年平均病死率（1/10 万）
1950 ~ 1959	1765. 78	36. 28	3. 26
1960 ~ 1969	1486. 65	24. 78	1. 35
1970 ~ 1979	131. 32	13. 62	0. 72
1980 ~ 1989	798. 64	3. 32	0. 26
1990 ~ 1999	389. 23	1. 23	0. 16
2000 ~ 2009	317. 72	0. 73	0. 12

问题：根据附表 4 - 3 提供的数据，试分析 1950 ~ 2009 年该市甲、乙类传染病的发病率、死亡率和病死率的长期趋势以及影响这种趋势的可能因素有哪些？

课题 5　某地 1994 ~ 2003 年不同地区流行性出血热发病率比较，见附表 4 - 4

附表 4 - 4　某地 1994 ~ 2003 年不同地区流行性出血热发病率比较

年　份	城　区		湖　区		丘　陵　区	
	发病数	发病率（1/10 万）	发病数	发病率（1/10 万）	发病数	发病率（1/10 万）
1994	19	30. 68	79	29. 46	90	22. 84
1995	13	20. 30	81	27. 13	72	18. 98
1996	13	19. 65	29	9. 69	22	5. 81
1997	8	12. 08	43	14. 34	49	12. 89

年 份	城 区		湖 区		丘 陵 区	
	发病数	发病率 （1/10 万）	发病数	发病率 （1/10 万）	发病数	发病率 （1/10 万）
1998	3	4.49	32	10.77	37	9.7
1999	0	0	17	5.62	18	4.71
2000	2	2.84	22	7.24	19	4.98
2001	0	0	11	3.62	24	6.09
2002	0	0	13	4.27	10	2.53
2003	0	0	5	1.66	5	1.31
合计	58	8.5	332	11.41	346	8.99

问题：请问该地 1994～2003 年流行性出血热地区分布特点及可能原因是哪些？

课题 6 案例分析：南卡罗莱纳州一起疾病流行的调查研究。

数年以前，美国东南部一个内科医生曾经报道过一种从没被认识到的疾病的发生，但是由于此篇报道的阅读人群只限于一个州，再者由于当时的卫生服务有限，因此导致这种疾病的发生率被完全的忽视了。关于这种疾病正在讨论中的是，虽然这种疾病靠临床症状可以轻易地被诊断，但当时病原学还不是很清楚。而且，发病机理、传播方式、免疫性以及社会和环境因素等都尚在争议中。关于这种疾病的不同原理和理论也很多。为了了解这种疾病的严重程度，我们将一份调查问卷寄给八个州的所有正在从事实际业务的医生，让其统计在过去五年里他们所见过的所有病例。其中，只有四分之一的医生有应答。据他们统计在过去一年里病例数从 622 增加到 7017。接下来一年，一位美国公共卫生服务的流行病学专家被指定来调查这种疾病。在通过简单的观察之后，一次领域性的调查随之进一步来了解这种疾病的本质和程度。调查工作在南卡罗莱纳西北部的 5 个郡县进行，那里正在流行该疾病。调查地区包括 24 个有磨坊的乡镇，人口为 500～1500 人。这些村庄的卫生状况差异比较大，有些地区有公共供应水系统，有些有污水处理系统，有些地区两者皆有，而有些地区两者都没有。调查主要聚焦在单一种族的家庭。在每一个村庄，调查员每一年中有两个星期前往各个户去寻找病例。每个调查对象的姓名、年龄、性别和婚姻状况均被记录。通过回忆或体检来确定疾病是否发生，若碰到有疑问的病例，可交于对诊断这种疾病有较多经验的专家来判断。

问题 1：我们可以将流行性疾病的病因分为哪几个范畴？

附表 4 – 5 24 个村庄一年来该疾病的分月发病情况（总人口 =22，653）

月　份	发病数	发病率（1/1000）
1	0	0.0
2	4	0.2
3	28	1.2
4	120	5.5
5	310	13.7
6	432	19.7
7	154	6.8
8	57	2.5
9	28	1.3
10	14	0.6
11	0	0.0
12	0	0.0

注：每个月调整为 31 天，个别村庄发病高峰在不同的月份。

问题 2：你需要哪些信息来描述该病的流行特征？

问题 3：观察附表 4 – 5 和附表 4 – 6 资料并分别将其编制成适合的统计图。

附表 4 – 6 24 个村庄一年来该疾病的分年龄、性别发病情况（总人口 =22，653）

年龄组（岁）	男　性			女　性		
	人口数	发病数	率（1/1000）	人口数	发病数	率（1/1000）
<1	327	0	0.	365	0	0.0
1 ~	233	2	8.6	203	1	4.9
2 ~	408	30	73.5	365	16	43.8
3 ~	368	26	70.7	331	28	84.6
4 ~	348	33	94.8	321	32	99.7
5 ~	1,574	193	122.6	1,531	174	113.7
10 ~	1,329	131	98.6	1,276	95	74.5
15 ~	1,212	4	3.3	1,510	17	11.3
20 ~	1,055	1	0.9	1,280	51	39.8
25 ~	882	1	1.1	997	75	75.2
30 ~	779	4	5.1	720	47	65.3
35 ~	639	4	6.3	646	51	78.9
40 ~	469	10	21.3	485	34	70.1
45 ~	372	7	18.8	343	18	52.5
50 ~	263	13	49.4	263	12	45.6

年龄组	男　性			女　性		
（岁）	人口数	发病数	率（1/1000）	人口数	发病数	率（1/1000）
55 ~	200	5	25.0	228	6	26.3
60 ~	164	9	53.6	153	3	19.6
65 ~	106	4	37.7	105	2	19.1
≥70	80	6	75.0	114	2	17.5
合计	10,812	483	44.7	11,238	664	59.1

问题4：通过看图对疾病的流行病学特征进行讨论。

附表4-7　该疾病的分年龄和婚姻状况发病率

年龄组	已婚女性			未婚女性		
（岁）	人口数	发病数	率（1/1000）	人口数	发病数	率（1/1000）
16 ~ 29	1,905	89	46.7	1,487	16	10.7
30 ~ 49	1,684	98	58.2	141	4	28.4
≥50	387	4	10.3	26	0	0
合计	3,976	191	48.0	1,654	20	12.1

问题5：利用附表4-7的资料，分析未婚女性和已婚女性发病率的差异。

附表4-8　该疾病的分职业、年龄和性别的发病率

性　别	是否磨坊工人	年龄组（岁）	病　例	健康者	合　计	罹患率（%）
女　性	是	<10	0	0	0	—
		10 ~ 19	2	330	332	0.6
		20 ~ 29	4	194	198	2.0
		30 ~ 44	2	93	95	2.1
		45 ~ 54	0	9	9	0.0
		≥55	0	5	5	0.0
	否	<10	28	577	605	4.6
		10 - 19	5	200	205	2.4
		20 - 29	12	204	216	5.6
		30 - 44	16	220	236	6.8
		45 - 54	4	91	95	4.2
		≥55	1	92	93	1.1
男　性	是	<10	0	0	0	—

性　　别	是否磨坊工人	年龄组（岁）	病　例	健康者	合　　计	罹患率（%）
		10 – 19	3	355	358	0.8
		20 – 29	1	361	362	0.3
		30 – 44	3	318	321	0.9
		45 – 54	0	93	93	0.0
		≥55	1	51	52	1.9
	否	<10	23	629	652	3.5
		10 – 19	4	161	165	2.4
		20 – 29	1	12	13	7.7
		30 – 44	0	10	10	0.0
		45 – 54	1	14	15	6.7
		≥55	4	26	30	13.3

附表 4 – 9　南卡罗莱纳 7 个村庄 9 个月内感染该疾病的人口数和家庭数

总人口	4, 399
感染家庭的人口数	424
非感染家庭的人口数	3, 975
总病例数	115
感染家庭的首发病例数	77
感染家庭的续发病例数	38
总家庭数	
	798

问题 6：利用附表 4 – 8 的资料，计算以下各项的罹患率：

（1）工厂工人和非工厂工人（不分性别）

（2）女性工人和非工厂工人

（3）男性工人和非工厂工人

问题 7：利用附表 4 – 9 的资料，计算在所有人群中总的罹患率；以户为单位的罹患率。

问题 8：如果一个家庭中已有一个病例，那家庭中其他成员患同样疾病的危险度是多少？

问题 9：解释问题 7 和问题 8 的结果。

附表 4 – 10　24 个村庄一年间该疾病分经济状况发病情况（总人口 = 22，653）

家庭社会经济状况	发病数	人口数	发病率（1/1000）
层 1（最低）	99	796	124.4
层 2	240	2，888	83.1
层 3	260	4，868	53.4
层 4	177	5.035	35.2
层 5	132	5，549	23.8
层 6	23	1，832	12.6
层 7（最高）	2	769	2.6
合计	933	21，737	42.9

问题 10：利用附表 4 – 10 的资料：

（1）描述社会经济状况和疾病发病的关系。

（2）一般来说，哪些因素会影响社会阶层低人群的疾病发生率？

在本次调查中亦包括卫生情况的调查。在调查中，每一个村庄作为一个单位，对一般卫生质量、排泄物的处理和饮用水的供应进行评分。下面的图形就利用一张散点图来反应 24 个村庄的卫生评分和疾病发病率之间的关系（在散点图中，卫生质量评分高即代表卫生质量好）。

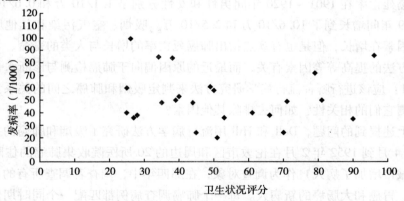

图 4 – 2　南卡罗莱纳州 24 个村庄不明原因疾病发病率与卫生状况的关系图

问题 11：讨论卫生质量和疾病发病率之间的关系。

问题 12：总结一下这种疾病的重要的流行病学特征。

实习五　病例对照研究

一、目的要求

1. 掌握病例对照研究的基本原理。
2. 掌握整理资料和分析资料的基本方法。
3. 掌握病例对照研究常用指标的计算方法和意义。

二、实习内容

课题 1　案例分析：吸烟与肺癌关系研究

许多国家尤其是工业国家报道自从 20 世纪 20 年代以来，肺癌的年死亡率正在逐年升高。肺癌死亡率在 1901～1920 年间男性和女性分别是 1.1/10 万和 0.6/10 万，而到 1936～1939 年间增长到了 10.6/10 万和 2.5/10 万。吸烟、空气污染和其他原因引起肺癌的危险因素在增长，但是也有观点指出肺癌死亡率的增长与人类的寿命、污染的年龄或者诊断方法的提高等等因素有关，而最近的原因偏向于肺癌检测与诊断水平的提高。

问题 1：应该进行哪种流行病学研究方法来判定吸烟和肺癌之间的关系？如何用这种方法检测它们的相关性？如何去排除其他因素？

针对上述提到的问题，Doll 和 Hill 用流行病学方法研究了吸烟和肺癌的关系。他们从 1948 年 4 月到 1952 年 2 月在伦敦市区和周边的 20 所医院收集肺癌的住院病人（以后从别的城市增加了病人）作为调查对象，在那四年中，调查者调查所有的在那些医院中的肺癌、胃癌和大肠癌的新病人。每一个肺癌调查病例都匹配一个同时期住院的其他癌症病人作为对照。拟定一个简洁的调查表来研究肺癌的导致因素。病例组和对照组都被详细的调查既往史和现病史，并填写相同的问卷（附表 5-1）。无论是针对病例组还是对照组进行调查的调查员都要有四年的调查经历，同时用相同的方法和态度去调查这两组对象。

问题 2：他们为什么调查相同时期的胃癌和大肠癌病人？

问题 3：当调查对象从肺癌住院病人中抽取的时候，他们能够代表目标人群吗？当我们在住院病人中选择对照组时，如何确保他们和肺癌组之间的均衡可比性？

附表 5 - 1　吸烟与肺癌关系调查问卷

病例＿＿＿对照＿＿＿　　　　　　　　　　　　　　　　　　编号＿＿＿＿

姓名＿＿＿性别＿＿＿年龄＿＿＿岁

职业＿＿＿民族＿＿＿家庭住址＿＿＿＿＿＿＿＿＿＿＿＿

何时迁来＿＿＿＿＿＿年 工作单位＿＿＿＿＿＿＿＿＿＿＿

工种（职务）＿＿＿＿＿＿从事该工作年限＿＿＿＿＿＿年

工作中曾否接触过有毒有害物质：有/无（如果有接触请填写下项，可多选）

① 铀；② 石棉尘；③ 放射性物质；④ 水泥；⑤ 锯末；⑥ 芥子气；⑦ 二氧化硫；⑧ 氯气＿＿＿＿

在何时（年），多长时间＿＿＿＿＿＿＿＿

疾病诊断

1. 曾否患肺癌：有，无，确诊时间＿＿＿＿＿年＿＿＿＿＿月

2. 曾否患其他癌症：有，无，患癌部位＿＿＿＿确诊时间＿＿＿＿＿年＿＿＿＿＿月

3. 确诊单位＿＿＿＿＿住院日期＿＿＿＿＿年＿＿＿＿＿月，病历号＿＿＿＿＿

4. 确诊依据：①临床；　　②X 线；　　③手术；　　④病理

5. 诊断＿＿＿＿＿＿＿组织类型＿＿＿＿＿＿＿＿

生 活 史

1. 曾否吸过烟：曾，否；吸烟＿＿＿＿＿年　　现在吸烟：吸，不吸

2. 开始经常吸烟后，曾否戒过烟一个月以上，以后又吸：有，无＿＿＿＿＿

　　每次戒烟一个月以上总共戒烟多长时间＿＿＿＿＿＿＿

　　第一次在＿＿＿＿＿年，有＿＿＿＿月，第四次在＿＿＿＿年，有＿＿＿＿月

　　第二次在＿＿＿＿＿年，有＿＿＿＿月，第五次在＿＿＿＿年，有＿＿＿＿月

　　第三次在＿＿＿＿＿年，有＿＿＿＿月，总 计＿＿＿＿年

3. 开始经常吸烟时年龄＿＿＿＿＿岁

4. 曾否吸烟达六个月以上：曾，否；吸烟量的变化：

　　从＿＿＿＿年至＿＿＿＿年，平均每日吸烟＿＿＿＿支，共＿＿＿＿年

　　从＿＿＿＿年至＿＿＿＿年，平均每日吸烟＿＿＿＿支，共＿＿＿＿年

　　从＿＿＿＿年至＿＿＿＿年，平均每日吸烟＿＿＿＿支，共＿＿＿＿年

5. 经常吸：纸烟＿＿＿＿牌，烟叶

6. 吸烟时是否吸入：吸入（深），不吸入（浅），吸入有＿＿＿＿年

7. 吸非滤嘴烟：吸，不吸；吸＿＿＿＿年。吸滤嘴烟：吸，不吸；吸＿＿＿＿年

均吸，从＿＿＿＿年开始由吸＿＿＿＿烟改吸＿＿＿＿烟

8. 曾否吸过雪茄：吸，不吸；每周吸＿＿＿＿支，吸＿＿＿＿年

9. 曾否吸过烟斗烟：吸，不吸；每周吸＿＿＿＿次，吸＿＿＿＿年

10. 你爱人是否吸烟：吸，不吸；吸＿＿＿＿烟，每天平均吸＿＿＿＿次，吸＿＿＿＿年

调查者＿＿＿＿调查日期＿＿＿＿年＿＿＿＿月＿＿＿＿日

　　肺癌病人大多是经病理组织学/或痰的细胞学检查，少部分病人依据肺部 X 线检查或支气管镜检查确诊的。事先规定 75 岁以上的病人不作为调查对象，并去除了误诊为肺癌最后订正诊断的病人 80 例，因故未能调查的肺癌病例 408 例（包括调查时已出院者 189 例，病危者 116 例，死亡者 67 例，耳聋者 24 例，不会英语者 12 例），被调查的

肺癌病人大约占当时这些医院里肺癌病人总数的 85%，共计 1465 例。

肺癌组和对照组配对的条件是：①年龄相差不超过 5 岁，性别相同；②居住地区相同；③家庭经济条件相似；④同期入院并住同一医院；⑤民族、职业等相同或者相似。对照可以与肺癌病人同一个医院选择，并注意不将病因可能相同的疾病作为对照。在资料分析之前或分组以后要测定对比病例组与对照组的均衡性，可分层测定，包括年龄、性别、职业、社会阶层、居住地区等，两组不应有显著性差异。只有均衡性的两组才有可比性。对确有统计学显著性差异的因素，在分析时应考虑到它对其他因素可能的影响。其均衡性测定见附表 5-2。

问题 4：肺癌组与对照组病人为什么要考虑这些配对条件？还应考虑哪些干扰因素？

附表 5-2　肺癌病人和配对对照病人的均衡性

比较项目（年龄）	肺癌组		对照组		比较项目（访问地区）	肺癌（女男总数）	对照（男女总数）
	男	女	男	女			
25 ~	17	3	17	3	伦敦	1035	1035
35 ~	116	15	116	15	布里斯托尔	73	73
45 ~	493	38	493	38	剑桥	36	36
55 ~	545	34	545	34	利兹	58	58
65 ~ 74	186	18	186	18	纽卡斯尔	263	263
合计	1357	108	1357	108	合计	1465	1465
(社会阶层)					(居住地区)		
1		39		53	伦敦	791	900
2		165		172	其他地区自治城市	225	181
3		750		720	其他都市区	275	213
4		172		198	农村	155	164
5		231		214	外国	19	7
合计		1357		1357	合计	1465	1465

研究者对各项调查内容均有明确规定，其中吸烟者的定义是：每日吸一支或以上纸烟，持续一年之久者。不满足此标准者为非吸烟者。为了检验调查对象对吸烟史回答的可靠性，研究人员随机抽查了 50 例调查对象，在问过吸烟史 6 个月后，再次询问吸烟史，两次回答的结果见附表 5-3。

附表5-3 两次询问吸烟量（支/日）的结果

第一次询问	第二次询问						
	0 ~	1 ~	5 ~	15 ~	25 ~	50 ~	合计
0 ~	8	1	0	0	0	0	9
1 ~	0	4	1	0	0	0	5
5 ~	0	1	13	3	0	0	17
15 ~	0	0	4	9	1	0	14
25 ~	0	0	0	1	3	0	4
50 ~	0	0	0	0	1	0	1
合计	8	6	18	13	5	0	50

问题5：在病例对照研究中，为什么要进行一致性检验？你对研究中调查对象回答吸烟情况的准确性如何评价？

1. 一致性检验 *Kappa* 统计量及显著性检验：

（1）对于一个 $R = C$ 的 $R \times C$ 表，计算公式为：

$$Kappa = \frac{p_0 - p_e}{1 - p}$$

$$p_0 = \frac{\sum_{i=1}^{c} A_{ii}}{N}$$

式中 p_0 为实际一致率：

p_e 为期望一致率：

$$p_e = \sum_{i=1}^{c} p_i \cdot p_{.i}$$

A_{ii} 为 $R \times C$ 表主对角线上的实际值；$p_i \cdot p_{.i}$ 为 $R \times C$ 表第 i 行或第 i 列的边际概率。

参考评价原则：$Kappa > 0.75$，重现性极好；$0.75 \leqslant Kappa > 0.4$，重现性好；$0.4 \leqslant Kappa > 0$，重现性差。

（2）显著性检验：H_0：总体 $Kappa = 0$；H_1：总体 $Kappa > 0$

$$\delta_e^2 = \frac{1}{N(1 - p_e)^2} \left\{ p_e + p_e^2 - \sum_{i=1}^{c} \left[p_i \cdot p_{.i} (p_i \cdot + p_{.i}) \right] \right\}$$

2. 非匹配资料分析整理表格式

附表5-4 病例对照研究资料整理表

暴露或特征	疾病		合计
	病 例	对 照	
有	A	b	$a + b = n_1$
无	C	d	$c + d = n_0$
合计	$a + c = m_1$	$b + d = m_0$	$a + b + c + d = t$

课题2 案例分析：美国 Framingham 心血管病研究

心血管疾病是危害人类健康的严重疾病，在美国它是造成死亡的重要原因。为此，

Friedman 等人在美国弗明汉地区针对心血管系统疾病的病因作了一项世界著名的预防心血管疾病的研究。该研究始于 1948 年，通过对同一批人群的长期随访观察，以分析心血管病及其影响因素。1971 年该研究随访了第二代人群；2002 年 4 月，该研究进入了一个新阶段，调查随访了第一代队列的孙辈人群——第三代人群。弗明汉心血管病研究经过两代研究者的努力，过去 50 年发表了 1000 多篇科学论文，识别出了高血压、高胆固醇、吸烟等心血管疾病危险因子，因此美国开展了胆固醇教育计划、戒烟、控制血压等措施，随后美国的心血管疾病的发病率及死亡率开始下降。弗明汉研究针对心血管系统疾病的病因作了一项病例对照研究，所获资料见附表 5 -5。

附表 5 -5　美国弗明汉地区男性居民血胆固醇水平与冠心病的关系

暴露或特征	至第六次检查时 冠心病现患病人	至第六次检查时 无冠心病者	合　　计
胆固醇水平高于上四分位数	38	34	72
胆固醇水平低于下四分位数	113	117	230
合计	151	151	302

问题 6：根据上表资料请分别计算 χ^2、P 值、OR 及 OR 的 95% CI，计算结果说明了什么问题？

3. 非匹配分层资料分析整理表格式

附表 5 -6　病例对照研究分层资料整理表

暴露或特征	I 层的发病情况		合　　计
	病　例	对　　照	
有	a_i	b_i	n_{1i}
无	c_i	d_i	n_{0i}
合计	m_{1i}	m_{0i}	n_i

课题 3　在研究吸烟和肺癌关系的研究中，Doll 和 Hill 用回顾性的调查分析了 649 名男性和 60 名女性肺癌病人，以及 649 名男性和 60 名女性对照组的吸烟习惯。结果见附表 5 -7。

附表 5 -7　吸烟和不吸烟者在肺癌病人中的比例

	分　组	人　数	不吸烟者（%）	吸烟者
男　性	病　人	649	2（0.3%）	647
	对　照	649	27（4.2%）	622
女　性	病　人	60	19（31.7%）	41
	对　照	60	32（53.5%）	28

问题 7　根据上表资料请分别计算 χ^2、P 值、OR 及 OR 的 95% CI，区分吸烟和肺癌的关系？

4. 分级暴露资料分析整理表格式

附表5-8 病例对照研究分级资料整理表

	暴露分级						
	0	1	2	3	4	……	合计
病 例	a_0 ($=c$)	a_1	a_2	a_3	a_4	……	m_1
对 照	b_0 ($=d$)	b_1	b_2	b_3	b_4	……	m_0
合 计	n_0	n_1	n_2	n_3	n_4	……	n

课题4 1357名男性肺癌病人和相同数目的对照者被 Doll 和 Hill 进行了关于自从生病以来的10年间平均吸烟数量的深入调查和分析，结果见附表5-9。

附表5-9 病后10年间平均每日吸烟数量

	总人数	不吸烟人数	每日吸烟支数				
			<5	5~14	15~24	25~49	50+
肺癌病人	1357	7	55	489	475	293	38
非肺癌病人	1357	61	129	570	431	154	12

问题8：请计算不同暴露水平的 OR、χ^2、$OR95\%CI$、总的 χ^2 检验及趋势 χ^2 检验。

问题9：从本次吸烟与肺癌的病例对照研究资料中可得出什么结论？尚需进一步做何种研究以判断因果关系？

5. 1:1配对资料的分析整理表格式

附表5-10 1:1配对病例对照研究资料整理表

对 照	病 例		对子数
	有暴露史	无暴露史	
有暴露史	a	b	$a+b$
无暴露史	c	d	$c+d$
对子数	$a+c$	$b+d$	T

课题5 通过调查，Doll 和 Hill 得到了男性肺癌和非呼吸道癌症（对照）的吸烟信息，见附表5-11。

附表5-11 男性肺癌病人和对照组吸烟状况

对 照	病 例		合 计
	吸 烟	不 吸 烟	
吸 烟	1287	7	1294
不 吸 烟	61	2	63
合 计	1348	9	1357

问题10：根据上表资料请分别计算 χ^2、P 值、OR 及 OR 的 $95\%CI$，进一步说明吸烟和肺癌的关系？

实习六 诊断与筛检试验的评价

一、目的要求

1. 掌握评价诊断与筛检试验指标的计算及其含义。
2. 了解提高诊断与筛检试验效率的方法。

二、实习内容

1. 某医院对 498 例有排尿障碍的病人，经前列腺穿刺活体病理组织检查（作为金标准），确诊 49 例为前列腺癌病人。为了评价直肠指诊检查诊断前列腺癌的真实性和价值，分析比较 498 例病人在进行前列腺穿刺检查前的直肠指诊检查结果，在 49 例前列腺癌病人中，直肠指诊检查阳性者 38 例，449 例非前列腺癌病人中，直肠指诊检查阳性者 42 例。

（1）列出四格表。

（2）计算直肠指诊检查的灵敏度、特异度、假阳性率、假阴性率、约登指数、粗 – 致率、似然比和预测值，并说明各指标的意义。

2. 对 2682 名 30～70 岁的妇女进行乳腺癌筛检，将触诊与红外线扫描联合使用，结果见附表 6 – 1。

附表 6 – 1 触诊检查和红外线检查的结果

试验结果		乳腺癌	
触诊检查	红外线检查	有	无
+	+	11	14
+	−	2	10
−	+	38	20
−	−	30	2557
合　　计		81	2601

（1）分别计算触诊、红外线检查及两种检查方法并联和串联使用时的灵敏度、特异度、阳性预测值及阴性预测值。

（2）与单项试验相比，联合试验的灵敏度与特异度有何变化？

实习七　慢性病自我管理

一、目的要求

慢性病已经成为全世界所有国家成人的最主要死因。慢性病自我管理已作为常见慢性病管理的一种手段而被广泛重视。医学生有必要掌握病人自我管理的基本方法。

二、实习内容

（一）病人健康教育简介

慢性病自我管理的项目是病人健康教育方法之一。病人健康教育可以有不同的目的、内容、形式和场所，附表 7 - 1 概述了常见的病人教育类型。这些分类不是绝对的，实际工作中往往综合运用多种类型。本实习以教授技能、培养信心为目的，可以在任何场所实施，以小组授课形式对病人进行健康教育（由两位授课者互相配合组织 15 ~ 30 个病人按既定的指导手册进行讨论学习，授课者也可以是经培训的非卫生专业志愿人员），使患者学会自我管理慢性病。

附表 7 - 1　病人教育的分类

分类标准	类　型
目　　的	传授知识、教授技能、培养信心
场　　所	医院，社区
方　　式	医生 - 病人个体咨询、指导，专家讲大课，小组讨论

（二）慢性病自我管理的教学技巧

慢性病病人几乎都是成年人，所以慢性病自我管理应多用成人教学技巧。此实习将主要应用小讲课、头脑风暴法、小组讨论、示范与练习、角色扮演等方式。

（三）自我管理实例

社区慢性病自我管理健康教育课程共 7 课。此处只以其中的自我介绍、目标设定、制订行动计划、改善呼吸四个内容为例实践病人健康教育的几种技巧。

1. 课前准备 此实习课应将学生分组进行，每组 15~30 人。由 2 位老师两两配合根据下述指导内容来指导一个小组的学生进行活动。两位老师即是小组长，学生为组员。上课前要写好课程安排并张贴在墙上。参加课的人都要制作 1 张名字卡，以便能随时叫出名字。

2. 本课目的 至本课结束，大家将能够：

（1）说出至少 4 种引起气短的原因；

（2）进行腹式呼吸和缩唇呼吸；

（3）能为下一周订一份周行动计划。

3. 材料 挂图（活动前将各表制成挂图），黑板，粉笔，行动计划合同表、空白名字卡片。

4. 课程安排 （在课程一开始就张贴此安排）

活动 1	组员自我介绍、鉴定出共同的问题	（30 分钟）
活动 2	介绍目标设定及制订周行动计划	（30 分钟）
	休息	（10 分钟）
活动 3	改善呼吸	（25 分钟）
活动 4	结束	（5 分钟）

（1）活动 1：自我介绍。

方法：小讲课和组员介绍。

①当组员到来时，发给名字卡。让他们填写其愿被称呼的名字。

②欢迎组员并解释我们都将进行自我介绍和讲述自己所患的慢性病以及这些疾病给您日常生活带来了什么问题。

自我介绍：在你的自我介绍中，说出一个您所患慢性病的病名以及由此带来的 2~3 个问题（不要超过 40 秒）。注意您的用词，您是在向组员示范他们应该怎样介绍他们自己（小组长有必要在每一次内容开始前做示范）。可以这样说："我是 ×××，我有肺气肿。肺气肿给我带来的问题是：我必须减慢我的行走速度，而且不知以后将会如何发展。"

③组员自我介绍。让每一个人自我介绍并交流他们所患慢性病及该病带来的 2~3 个问题。注意不要让他们详述自己的疾病。

两个小组长应配合好。一个负责主持组员介绍活动，另一个负责如附表 7-2 那样列出组员说出的各自因慢性病带来的后果。所列的问题被再次提及时即在问题上打钩。

④向全组指出虽然他们患有不同的慢性疾病，但他们关注和担心的大部分问题是相同的。

附表 7 – 2　慢性病带来的后果

疲　劳	√√√	担忧将来	√√√
灰心沮丧	√√√√	不能继续工作	
担心经济情况	√	家庭成员不理解	√√
呼吸短促	√√	疼　痛	√√
其　他		其　他	

（2）活动 2：介绍目标设定及制订周行动计划。

方法：小讲课、小组讨论。

①最重要的自我管理技能之一就是"目标设定"。所谓目标是我们在未来 3~6 个月中想要完成的事情。如将血压控制在 140/90mmHg 以下；将体重减轻 10kg。人生每个阶段都有一定的目标指引，没有目标，人生便失去方向。因此，慢性病患者也应该有目标来指引所患疾病的管理。现在，让我们花 1 分钟想一想我们最近 3~6 个月内要完成的 1 个或 2 个目标。

②和组内的其他成员讨论和交换各自的目标。

③目标往往较大，不能够一下完成。所以应该学会将目标分解为更小的、更具体的、更易操作的几个任务和步骤来执行。

利用一个组员的目标（或有必要的话准备一个您的目标）来作为例子讲解如何分解成几个步骤来做（例如，某人的目标是减重 10kg 可通过：每天散步 30 分钟；每周素食 3 天；控制睡眠时间等步骤来进行）。

④找到了实现目标的具体步骤之后，下一步就要马上行动！从中选定一个您本周要做的事情，制定一个周行动计划，参见附表 7 – 3。

附表 7 – 3　行动计划的组成部分

1. 是您想要做的事情（不是别人认为您应该做的，或您认为您不得不做的）
2. 合理（是本周您预计可以完成的事情）
3. 改变特定行为（如降低体重不是一个行为，散步是一个行为）
4. 需回答以下问题：
　　①做什么？（如散步）
　　②做多少？（散步 30 分钟）
　　③什么时候做？（晚饭后）
　　④一周做几次？（4 次）
5. 自信心 7 分或 7 分以上（您将完成整个行动计划的信心有多高，0 表示"一点也不自信"；10 表示"完全自信"）

⑤课前准备：小组长们应事先准备好各自的行动计划。请牢记：小组长们的行动计划是全组其他成员的榜样和示范。注意您的行动计划中，该行为应每周做 3~4 次，而不是做 5~7 次。

⑥小组长"A"问小组长"B"他或她本周的计划是什么？小组长"B"说出他或她的行动计划，接着小组长"A"询问小组长"B"完成全部计划的信心有多少（按照

附表 7 - 3 中的所述询问）。然后，交换角色，由小组长"A"讲述他或她的行动计划。

⑦把小组成员分成对。每一对应互相帮助，像小组长"A"和"B"示范的那样，制定出周行动计划。

⑧重新召集全组。让小成员朗读他们的行动计划并说出他们完成该行动计划的自信心有多高（10 分为非常自信，0 分为一点也不自信）。如果是 7 分及以下，便要分析和解决其不自信的原因并建议他（她）调整行动计划。让小组成员将他们的行动计划写下来，填写在行动计划合同表上。

⑨告诉成员，在小组中找一个伙伴在下一周完成所制定的行动计划过程中互相督促。

（3）活动 3：改善呼吸。

方法：讲课、头脑风暴法、示范表演。

①讲课：大多数人都能从改善或更有效的呼吸中获益。气短是一个可由多种原因引起的常见症状。这些原因有心脏病、肺部疾病、体质差、肥胖、过度紧张，氧耗的增加（如锻炼）、气道狭窄、细胞数量减少（贫血）等。

②头脑风暴法：您可以做些什么来避免或减轻气短症状？

讨论后确信要包括以下内容：使用更适当的呼吸技巧；积极锻炼，增强胸部肌肉的力量；避免在寒冷、干燥的空气中锻炼；避免接触烟雾、粉尘或其他刺激性气体。

③当我们发生气短时，有许多简单易学的技巧可用来帮助我们。最简单易行的技巧，是缩唇呼吸，它可在任何时候运用。当我们感到紧张，或当肺部疾病使我们的肺功能受限时，腹式呼吸则特别有帮助。

④示范缩唇呼吸和腹式呼吸。然后让组员自由配对，互相表演腹式呼吸和缩唇呼吸。小组长应四处查看每一个人这两个技巧是否做得正确。任何人都可应用这两个技巧来提高呼吸的耐力或在感到紧张时，进行有效的缓解和放松。

实习材料 1：缩唇呼吸指的是吸气时用鼻子，呼气时嘴呈缩唇状施加一些抵抗，满满呼气的方法。此方法气道的内压高，能防止气道的陷闭，使每次通气量上升，呼吸频率、每分通气量降低，可调节呼吸频率。方法见下图。

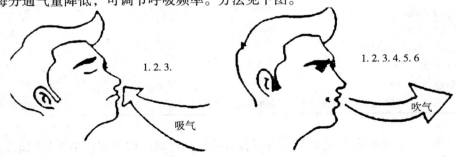

第1步：从鼻孔吸入
空气，嘴唇紧闭

第2步：撅起嘴唇，慢
慢呼气，如同吹口哨

实习材料2：腹式呼吸是让横膈膜上下移动。由于吸气时横膈膜会下降，把脏器挤到下方，因此肚子会膨胀，而非胸部膨胀。为此，吐气时横膈膜将会比平常上升，因而可以进行深度呼吸，吐出较多易停滞在肺底部的二氧化碳。呼吸方法如下图。

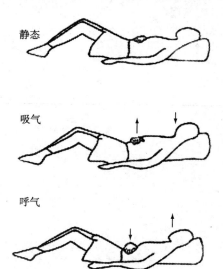

静态

吸气

呼气

附图7-2

（4）活动4：活动结束。

①请组员回顾一下今天所做的内容，并在一周内阅读辅导书中相关内容。

②提醒组员每天记录他们行动计划执行的情况并在下周上课时带来。

③谢谢他们的到来并收齐名字卡。小组长留几分钟答疑及清扫场地。

行动计划合同表见附表7-4。

附表7-4 行动计划合同表

在制订您的行动计划合同时，注意一定要包括如下四项内容：即您打算做什么？您打算做多少？您决定什么时候做？您打算一周做几天？

例如：这一周，我打算散步（做什么）500米（做多少），时间是早饭之前（何时做），1周做3次（做几次）。

我是_____，这一周我打算_____（做什么？）

_____（做多少？）

_____（何时做？）

_____（一周做几次）

您完成该计划的自信心有多高？（以0～10来衡量，0＝完全不自信，10＝完全自信，请在后面选项打钩） 0 1 2 3 4 5 6 7 8 9 10 。

如您对您行动计划自信度为7分或以下，请您重新设定您的行动计划！如自信度为8分或以上，请按照计划行动，并每天填写如下行动记录表。

验　收	评　语
星期一	
星期二	
星期三	
星期四	
星期五	
星期六	
星期日	

主要参考文献

1. 傅　华．预防医学．第5版［M］．北京：人民卫生出版社，2008.

2. 申　杰．预防医学．第1版［M］．上海：上海科学技术出版社，2008.

3. 孙要武．预防医学．第4版［M］．北京：人民卫生出版社，2009.

4. 王泓午．预防医学概论．第1版［M］．北京：中国中医药出版社，2010.

5. 刘紫萍．预防医学．北京：高等教育出版社，2009.

6. 黄子杰．预防医学．第2版［M］．北京：人民卫生出版社，2010.

7. 孙贵范．预防医学．北京：人民卫生出版社，2005

8. 叶葶葶．预防医学．第3版［M］北京：人民卫生出版社，2002.

9. 顾婉先，张永祥．预防医学概论．第2版．上海：上海科学技术出版社，1995.

10. 仲来福．卫生学．第6版［M］．北京：人民卫生出版社，2004.

11. 赵洪钧．武鹏（译）．希波克拉底文集．第1版［M］．北京：中国中医药出版社，2007.

12. 李立明．流行病学．第6版［M］．北京：人民卫生出版社，2007.

13. 沈洪兵．流行病学．北京：人民卫生出版社，2009.

14. 王家良．王滨有．临床流行病学．第3版［M］．北京：人民卫生出版社，2008.

15. 郭新彪．环境健康学．北京：北京大学医学出版社，2006.

16. 金泰廙．职业卫生与职业医学．第6版［M］．北京：人民卫生出版社，2007.

17. 孙长颢．营养与食品卫生学第．第6版［M］．北京：人民卫生出版社，2007.

18. 张胜利．公共营养实用教程．第1版［M］．北京：中国人口出版社，2010.

19. 中国营养学会．中国居民膳食营养素参考摄入量．第1版［M］．北京：中国轻工业出版社，2000.

20. 中国营养学会．中国居民膳食指南．第1版［M］．北京：西藏出版社，2010.

21. 王明旭．行为医学．北京：人民卫生出版社，2011.

22. 李　鲁．社会医学．北京：人民卫生出版社，2006.

23. 姜乾金．医学心理学．北京：人民卫生出版社，2005.

24. 陆守曾．医学统计学．第2版［M］．北京：中国统计出版社，2007.

25. 梁万年．医学科研方法学．北京：人民卫生出版社，2002.

26. Rose G. The strategy of preventive Medicine. New York：Oxford University Press，2005.

27. Merrill RM. Introduction to Epidemiology，5th. Boston：Jones and Bartlett Publishers，2010.